食事療法はじめの一歩シリーズ

おしりの痛みがラクになる

痔《ぢ》で悩む人の毎日ごはん

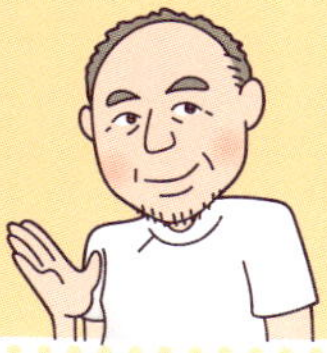

女子栄養大学出版部

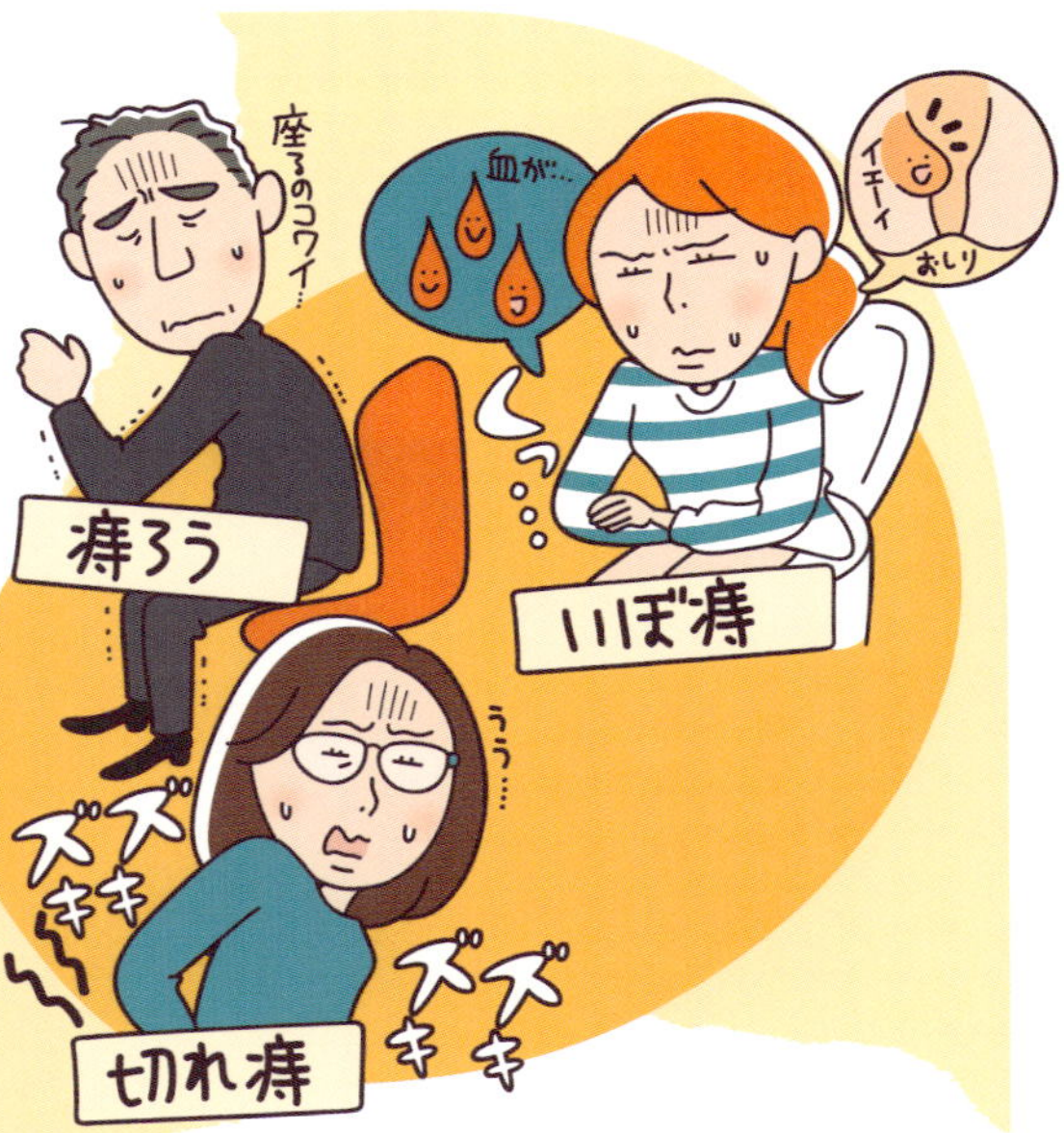

におすすめです

痔になったかもしれない……。でも、痔のことをよく知らないので不安

▼この本では、痔の種類やそれぞれの症状、治療法などを紹介しています。また、痔に似ていて間違いやすい病気についても解説しています。痔についての理解を深めるのに役立ちます。

痔を予防、改善できるならその方法が知りたい

▼痔の原因はさまざまありますが、そのなかでも便秘は大きな原因です。便秘が痔を引き起こす理由と便秘解消の方法を紹介します。

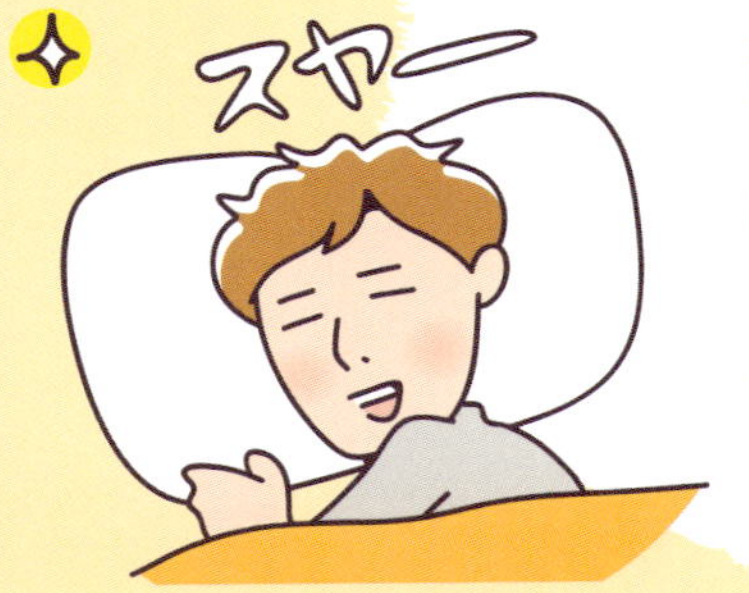

外食や市販品を使った手軽にできる料理が知りたい

▼食材の選び方や、料理をする時間がない人や苦手な人でもラクに続けられる情報とレシピが満載です。

人知れず悩んでいませんか？食事と排便と痔の深い関係を知ることからはじめましょう

日本人の3人に1人は〝痔〟で悩んだことがある、といわれるほど身近な病気ですが、「痔ぐらいで」とか「恥ずかしい」などの理由でその受診率（肛門科など医師に相談する）は50％ともいわれています。また、肛門疾患に関する正しい知識や情報が十分に認識されず、医師に相談しないまま日常生活を送ることによって、病状を悪化させることも少なくありません。

痔とは肛門の周囲におきる疾患の総称ですが、その代表的なものが痔核（いぼ痔）・裂肛（切れ痔）・痔ろうで、約80％を占めます。この3つのうち、痔核と裂肛は生活習慣の影響を大きく受けます。便秘で硬い便を長い時間いきんで排便することや、常に下痢状の便であることも、痔の大きな原因となります。

この本は、こんな人

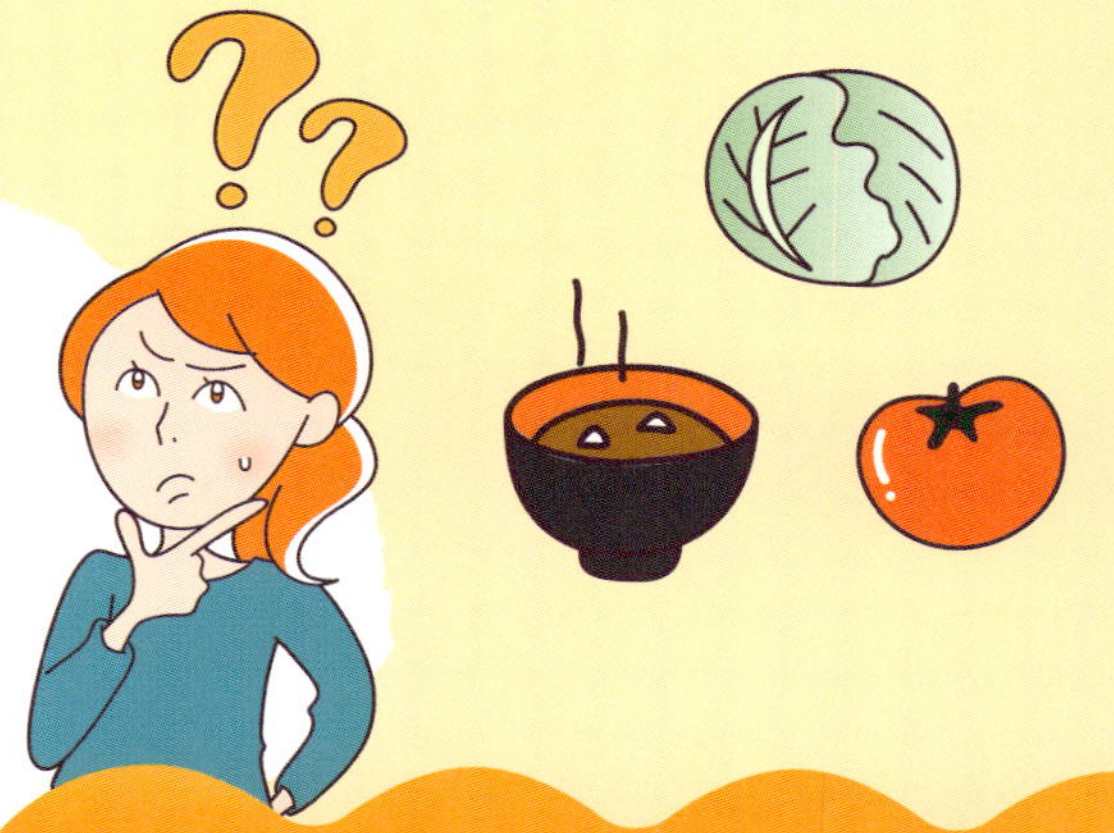

どんな料理を作ればよいのかわからない

▼痔の予防、改善のためには、まず便秘を解消することが大切です。腸内環境を整えて、便通をよくするのが第一目標です。食物繊維たっぷりのバランスのとれた料理やコツを紹介します。

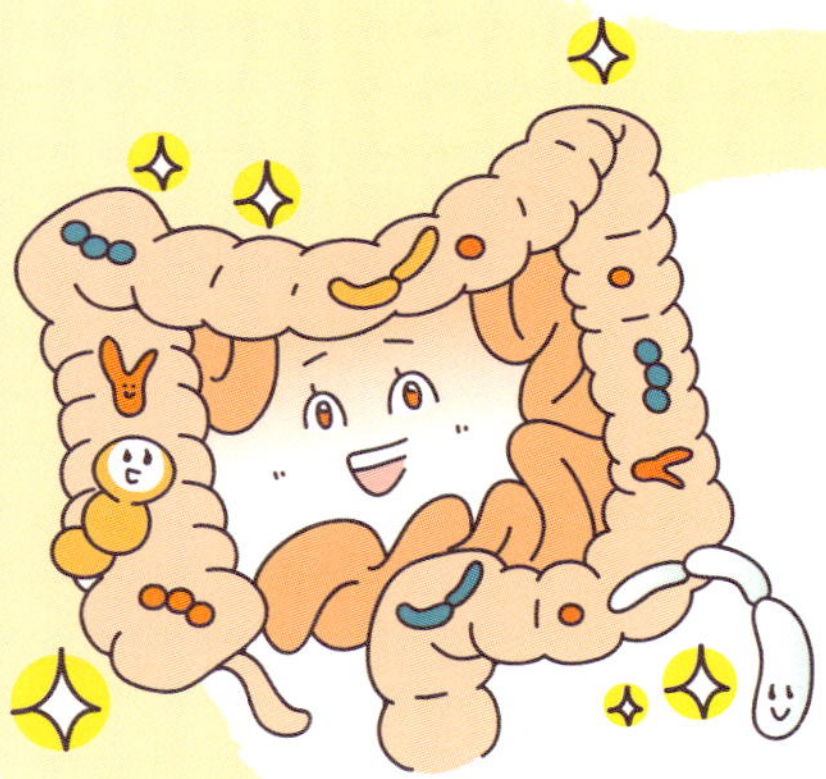

家族一緒に同じものを食べたい

▼痔のための安心ごはんは、痔でない人にとっても腸内環境を整えるのに役立つ料理です。栄養バランスのとれたレシピとなっていますから、家族みんなで安心して食べられます。

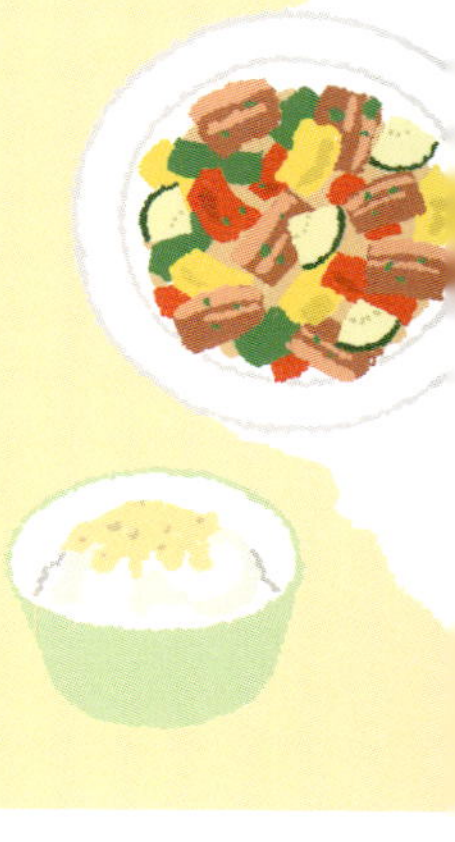

すなわち、肛門の症状が日常生活に影響をきたさない程度であれば、食生活を見直し排便を整えることで、症状の改善が期待できます。正しい排便に関する知識を得て実践することで、毎日の排便時の出血や痛みや排便直後の脱出などの症状が軽快していきます。

まずどのような便の状態が理想的であり、どのような排便の仕方が正しいのかを知ることが必要で、そのためにはどのような食事をしたらよいのかが、最も大切なことであります。

この本は、毎日の食生活と一生使う肛門との重要な関連性に目を向けた内容になっています。もし間違った排便に関する考え方を変えることができれば、肛門病だけでなく、食習慣が理由で発症する生活習慣病の予防や改善をはかることも期待できるのです。

松島病院 大腸肛門病センター
理事長 松島 誠

第3章 痔にやさしい一品料理

本書の使い方

レシピについて

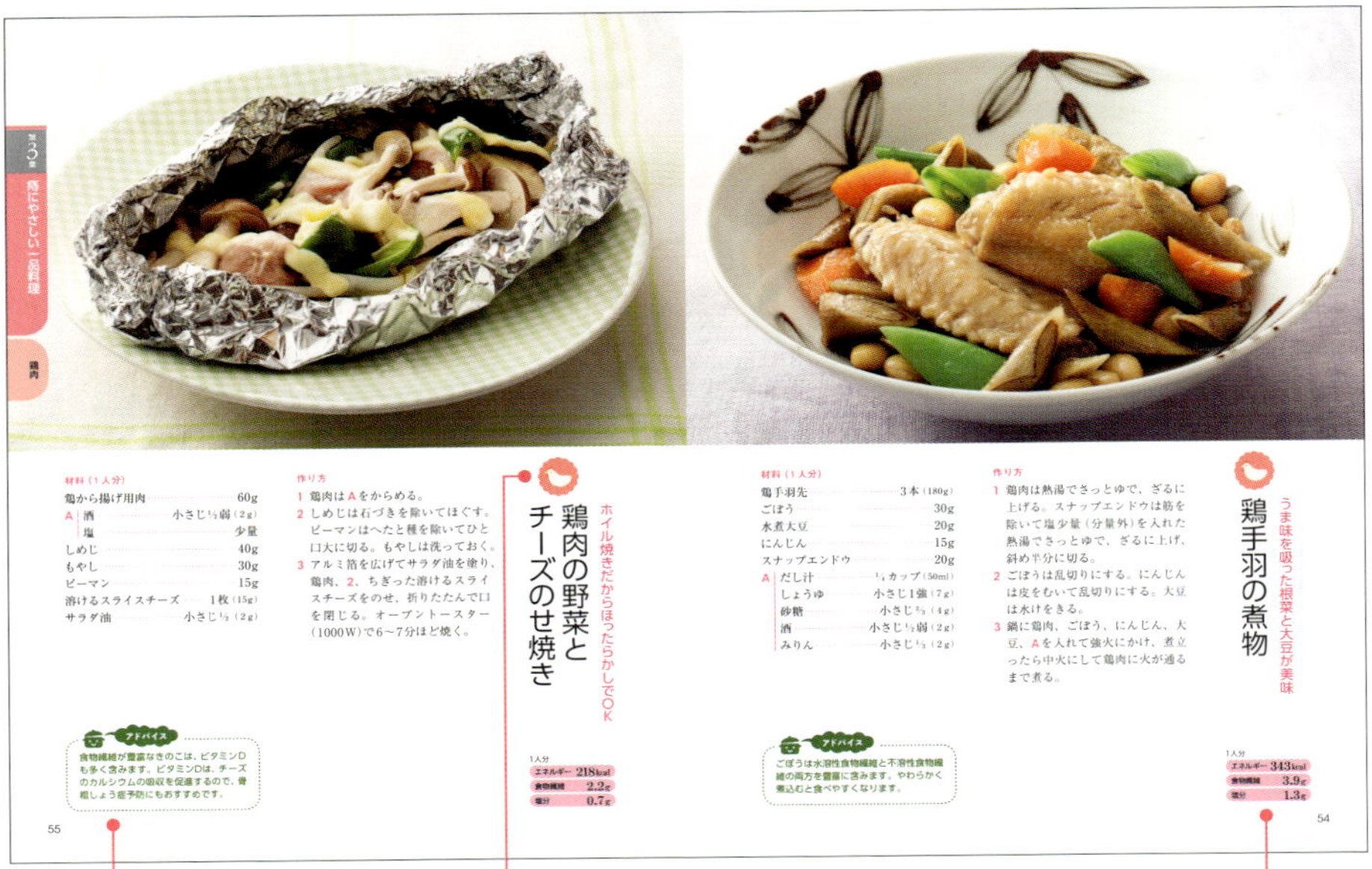

第3章 骨にやさしい一品料理

鶏肉

鶏手羽の煮物

うま味を吸った根菜と大豆が美味

材料（1人分）

鶏手羽先	3本（180g）
ごぼう	30g
水煮大豆	20g
にんじん	15g
スナップエンドウ	20g
A だし汁	1/4カップ（50ml）
しょうゆ	小さじ1強（7g）
砂糖	小さじ2/3（4g）
酒	小さじ1/2弱（2g）
みりん	小さじ1/3（2g）

作り方

1 鶏肉は熱湯でさっとゆで、ざるに上げる。スナップエンドウは筋を除いて塩少量（分量外）を入れた熱湯でさっとゆで、ざるに上げ、斜め半分に切る。

2 ごぼうは乱切りにする。にんじんは皮をむいて乱切りにする。大豆は水けをきる。

3 鍋に鶏肉、ごぼう、にんじん、大豆、Aを入れて強火にかけ、煮立ったら中火にして鶏肉に火が通るまで煮る。

アドバイス

ごぼうは水溶性食物繊維と不溶性食物繊維の両方を豊富に含みます。やわらかく煮込むと食べやすくなります。

1人分

エネルギー 343kcal

食物繊維 3.9g

塩分 1.3g

54

鶏肉の野菜とチーズのせ焼き

ホイル焼きだからほったらかしでOK

材料（1人分）

鶏から揚げ用肉	60g
A 酒	小さじ1/2弱（2g）
塩	少量
しめじ	40g
もやし	30g
ピーマン	15g
溶けるスライスチーズ	1枚（15g）
サラダ油	小さじ1/2（2g）

作り方

1 鶏肉はAをからめる。

2 しめじは石づきを除いてほぐす。ピーマンはへたと種を除いてひと口大に切る。もやしは洗っておく。

3 アルミ箔を広げてサラダ油を塗り、鶏肉、2、ちぎった溶けるスライスチーズをのせ、折りたたんで口を閉じる。オーブントースター（1000W）で6〜7分ほど焼く。

アドバイス

食物繊維が豊富なきのこは、ビタミンDも多く含みます。ビタミンDは、チーズのカルシウムの吸収を促進するので、骨粗しょう症予防にもおすすめです。

1人分

エネルギー 218kcal

食物繊維 2.2g

塩分 0.7g

55

レシピに関連した栄養知識や料理のコツを管理栄養士が**アドバイス**。

主材料がひと目でわかります。

1人分の**エネルギー**、**食物繊維**、**塩分**がひと目でわかります。

表記の基本

●炭水化物と糖質

炭水化物＝糖質+食物繊維。『日本食品標準成分表2015年版（七訂）』に「糖質」という項目はなく、本書の栄養成分値一覧にも、「糖質」という項目を設けていません。糖質の値は、「炭水化物」から「食物繊維」を差し引いた値で求めます。

●脂肪と脂質

「脂肪」は、動植物由来の油脂と同義語で、おもに中性脂肪を指します。常温で液体のものを「油」、常温で固体のものを「脂」といいます。一方、「脂質」は、中性脂肪、コレステロール、リン脂質、脂溶性ビタミンなどの総称です。本書では、栄養成分においては「脂質」とし、商品名の一部に「低脂肪乳」などの記述がある場合は、「脂肪」表記を用いています。

●エネルギーとカロリー

「カロリー」はエネルギーを表す単位の一つで、「kcal：キロカロリー」で表します。

●塩分

「塩分」は、食塩相当量を指します。『日本食品標準成分表2015年版（七訂）』における「食塩相当量」とは、食品に含まれるナトリウム量の合計に、2.54をかけて求めます。

●食品（魚介・肉・野菜・くだものなど）の重量は、特に表記がない場合は、正味重量です。正味重量とは、皮、骨、殻、芯、種などの食さない部分を除いた、実際に食べる重量のことを指します。『日本食品標準成分表2015年版（七訂）』において、食さない部分の割合は、食品ごとに廃棄率として提示されています。

●材料の計量は、標準計量カップ・スプーンを使用しています。ミニスプーン1＝1ml、小さじ1＝5ml、大さじ1＝15ml、1カップ＝200mlが基準となり、調味料等の比重により、重量は若干異なります。塩の分量はミニスプーン1/2（0.6g）までを明記し、それ未満を「少量」と表記しています。

●フライパンは、フッ素樹脂加工の製品を使用しました。

●電子レンジは、600Wにて調理をしています。ご使用の電子レンジのW数が、600Wより小さい場合は調理時間を長めに、大きい場合は調理時間を短めに調整してください。

●調味料は、特に表記のない場合は、塩＝精製塩（食塩）、砂糖＝上白糖、酢＝穀物酢、しょうゆ＝濃口しょうゆ、みそ＝淡い色のみそを使用しています。

●だしはこんぶや削りガツオなどでとったものです。市販の和風だしをといて使う場合は、塩分が多めなので、加える調味料を控えめにしましょう。

第1章

痔の基礎知識

よく耳にするのに、痔にはどのような種類や症状があるのかは、意外に知らないもの。もしかしたら痔になったかもしれないと不安な人、痔になって悩んでいる人にむけた痔の基礎知識を紹介します。予防と改善のために必要な便秘の解消法についても参考にしてください。

痔の基礎知識 ①

痔ってなに？

痔の三大疾患

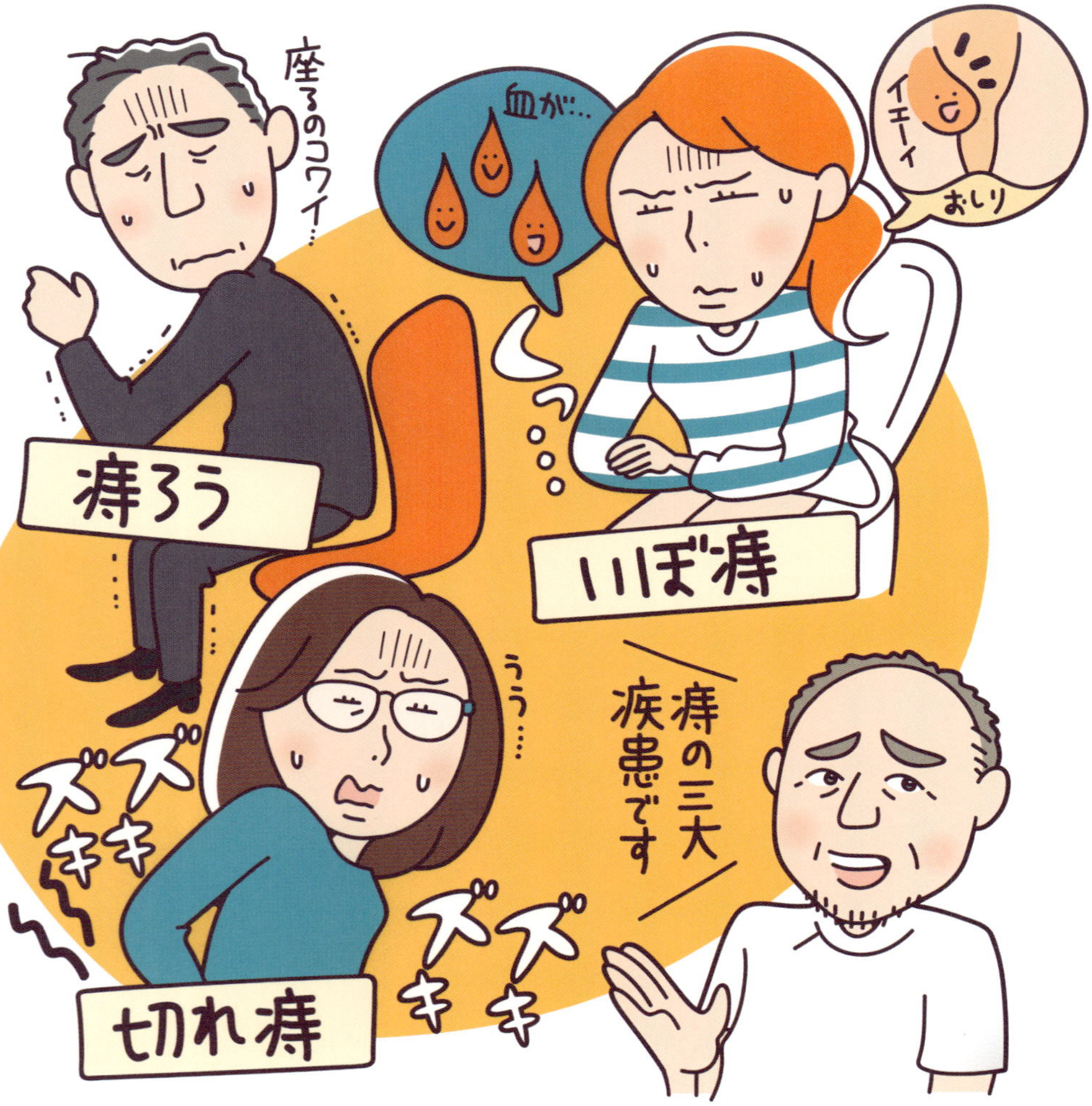

健康な肛門は、どこにもしこりや筋っぽさがない

痔とは「肛門に何らかの症状をきたす良性のもの」と定義できます。痔にはいくつか種類がありますが、「痔核（いぼ痔）」、「裂肛《れっこう》（切れ痔）」、「痔ろう」が痔の三大疾病です。

肛門周辺の疾病の60％を占めるのがいぼ痔で、次いで裂肛が15％、痔ろうは12〜13％で、この3種の痔（良性のもの）で全体の約90％を占めています。残りの10％は、悪性腫瘍や感染症など、いわゆる痔とは異なる疾病です。

痔になるのに男女差はほとんどないと考えてよいでしょう。日本人の3人に1人が痔を患っているともいわれています。

肛門は人体の構造でいうと、「身体の外側を覆う皮膚が、直腸の末端とつ

健康な肛門

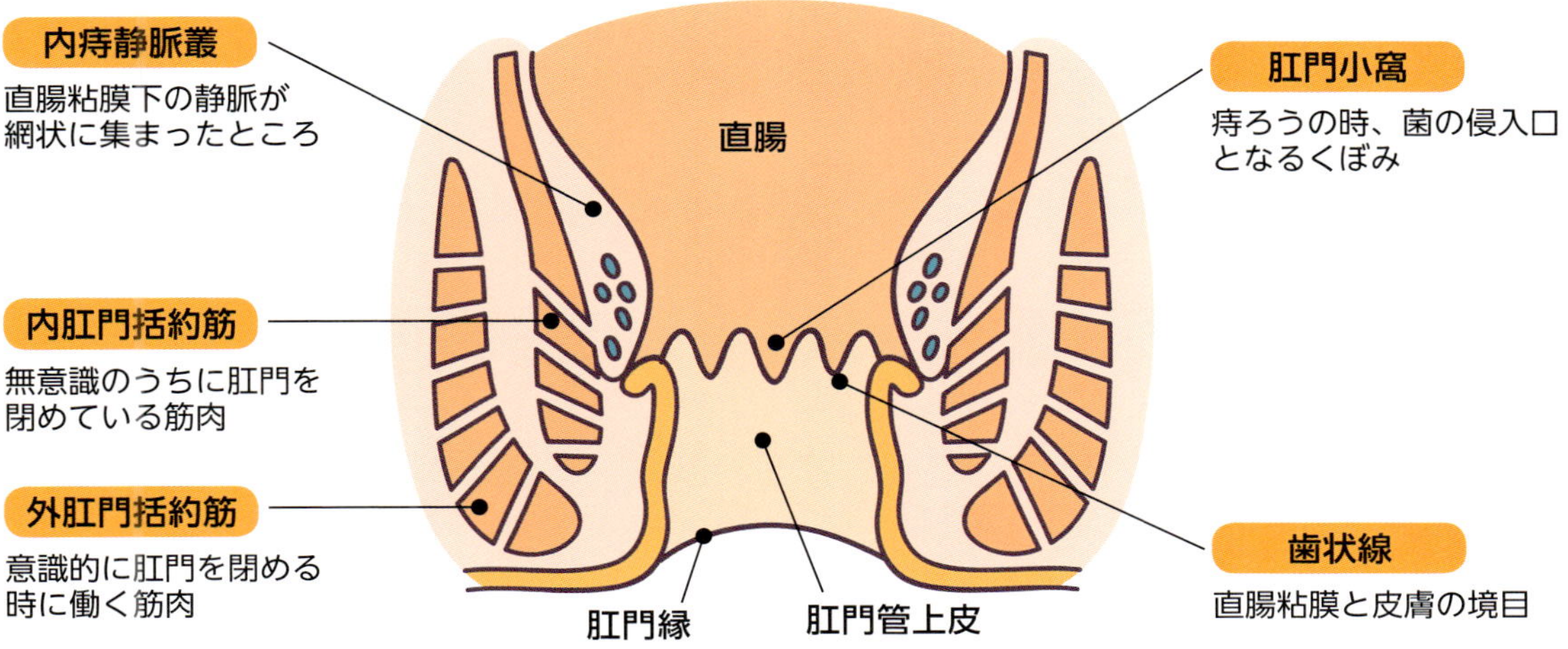

痔の種類

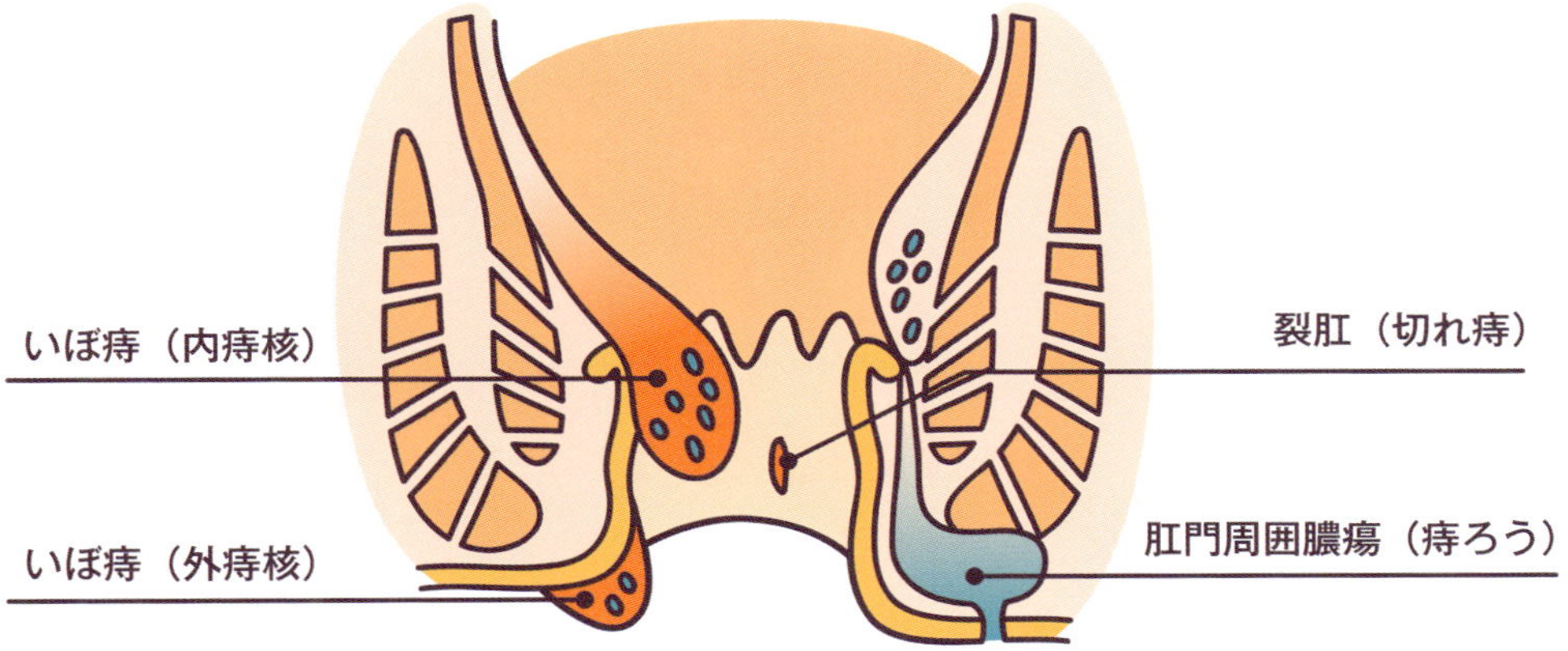

ながっているあたり」を指します（断面図参照）。いわゆる「おしりの穴」のところは、正確には「肛門縁」といって、肛門と呼ばれる部分のいちばん外側です。おしりの穴を形成する皮膚は、肛門縁から2〜4㎝ほど奥まで入ったところで直腸とつながります。その直腸粘膜とおしりの皮膚がつなぎ合わさる部分を「歯状線」といいます。

肛門縁から歯状線の間の皮膚の部分を「肛門管上皮」といい、普段は肛門括約筋という筋肉で閉じています。排便する際には、肛門括約筋が緩むことで便が通って、外に出すことができます。健康な状態の肛門括約筋は、非常になめらかな筋肉で、どこにもしこりや筋っぽいところがないのが特徴です。また、健康な肛門は、穴の中に引っ込んでいるものです。指でつまめたり、でっぱりがある場合は、なにかしらおしりの病気があると考えられます。

「痔＝手術」というイメージを持つ方がいますが、早期に治療をすれば、手術しなくてよいことが多いのです。

痔の原因は便秘？

無理な排便はNG

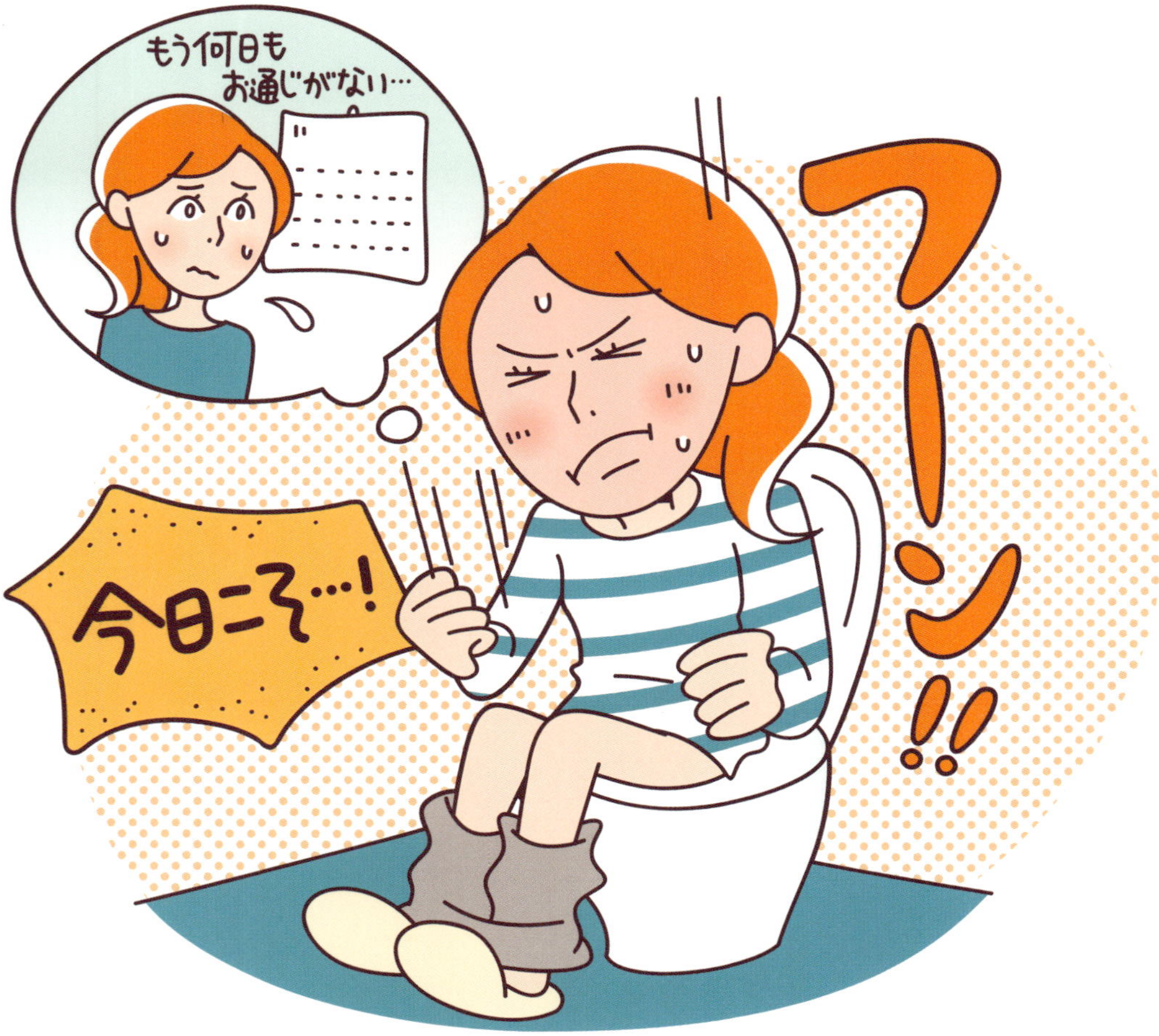

便秘や下痢で肛門に負担がかかるのが原因

痔の原因となるのが、悪い排便習慣です。具体的には、便が硬い、便が出ない、出にくいといった便通の異常を指します。ではなぜ、硬い便は痔の原因となるのでしょうか。まず、覚えておいていただきたいのは、硬い便＝太いということです。

排便は、腹圧をかけて直腸にたまった便を押し出します。肛門を形成する肛門括約筋は、最大で直径約4〜5㎝まで開くことができます。とはいえ、硬い便＝太い便が通るには、便が肛門を押し広げることになります。

このような排便で肛門周囲の皮膚が切れて裂肛になったり、過度にいきむことで肛門周囲の血管に負担をかけ、うっ血を繰り返すことで痔核ができた

血管のうっ血が痔核を作る

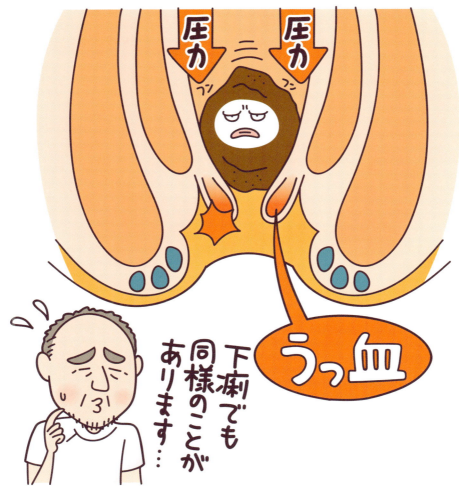

りします。硬い便が肛門の壁をこすることで傷がつき、そこから雑菌が入り込んで炎症を起こすこともあります。

逆に、下痢も痔の原因になります。水のような水様便や慢性的な下痢は、勢いよく排便されるために肛門に負荷をかけていることになり、肛門の粘膜の炎症を引き起こします。そのために、痔核や裂肛、さらには痔ろうが起こりやすくなります。痔になってからも、このような悪い排便習慣を続けていると、症状は悪化するばかりです。また、治療をしていったんはよくなっても、再発を繰り返すことになります。

便秘は、3食の食事を抜かない、食物繊維を1日20gを目安にとる、水分を1日1～1.5ℓとる、発酵食品をとる、よく噛んで食べるなどを注意すれば、治せる場合がほとんどです（34～40ページ参照）。

下痢を防ぐためには、食べすぎや冷えに注意し、ストレスをためないようにすることも大事です。

痔を予防、改善する 正しい排便とは？

正しい排便は３分以内

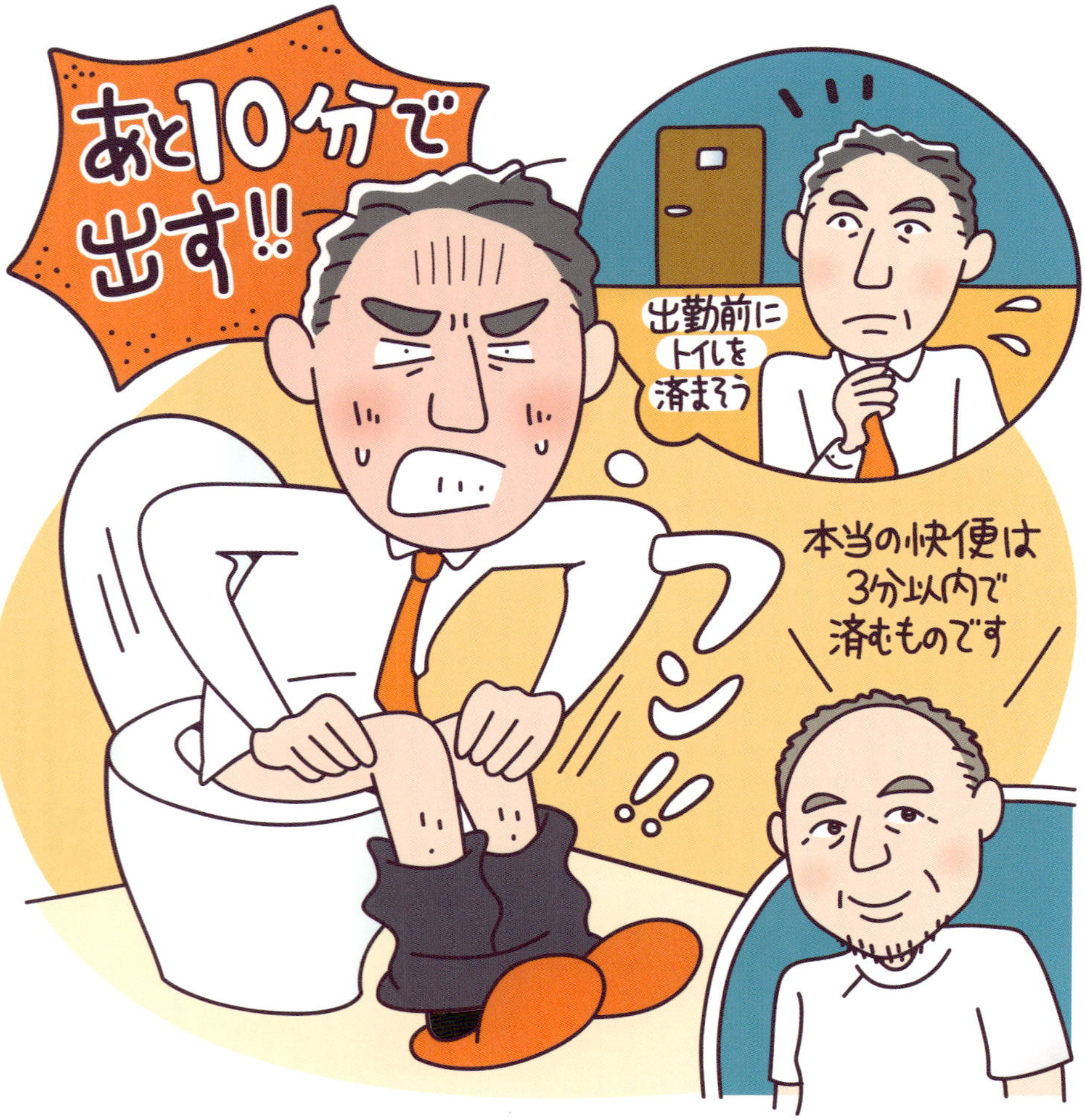
あと10分で出す!!
出勤前にトイレを済まそう
フン!!
本当の快便は3分以内で済むものです

適度なやわらかさの便がスルッと出るのが理想

便が肛門のすぐ上に位置する直腸までおりてきたらトイレに行き、便器に座って軽くいきむとスルッと出るのが正しい排便です。排便は数十秒から2～3分あればすむことなのです。

このような排便をするのにもっとも大事なことは、便が硬すぎずゆるすぎず、適度なやわらかさであることです。便意がないのに、毎日、決まった時間にトイレに行って、便が出ないからと無理にいきんで排便しようとすると、肛門に余計な負担をかけてしまい、それが痔の原因になります。トイレに長居するのは禁物です。

便意があるのに、時間がないからといってがまんすることを繰り返していると、だんだん便意を感じなくなりま

正しい排便とNGな排便

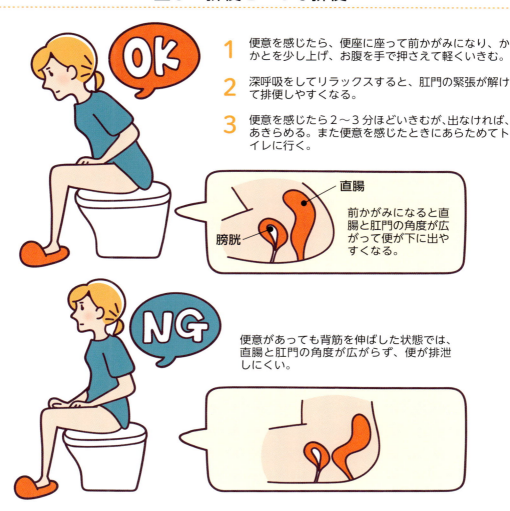

1 便意を感じたら、便座に座って前かがみになり、かかとを少し上げ、お腹を手で押さえて軽くいきむ。

2 深呼吸をしてリラックスすると、肛門の緊張が解けて排便しやすくなる。

3 便意を感じたら2～3分ほどいきむが、出なければ、あきらめる。また便意を感じたときにあらためてトイレに行く。

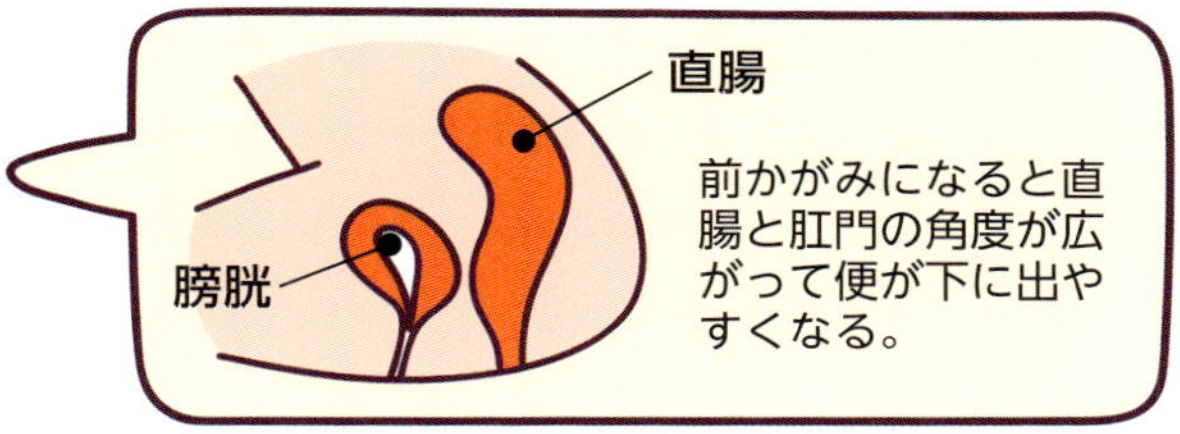

便意があっても背筋を伸ばした状態では、直腸と肛門の角度が広がらず、便が排泄しにくい。

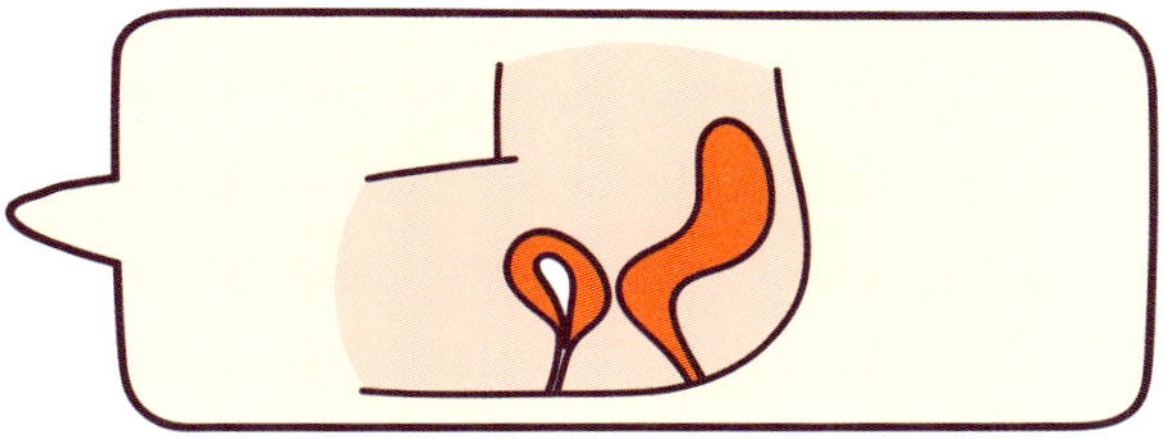

す。すると、直腸に長く便が留まることになり、便の水分が腸に吸収されて便が硬くなり、排便の際に肛門に負担をかけてしまいます。

排便後は、紙で拭いてもシャワーつきトイレでもかまいません。しかし、肛門付近の皮膚は薄くてデリケートです。ごしごし拭いたり、強い水圧で長時間洗うのは傷をつけたり炎症を起こす原因になるので避けましょう。

痔が気になる人は、シャワーつきトイレの緩やかな水流でさっと汚れを流し、紙で押さえて水気を取ります。紙に汚れがついてくるようなら、もう一度シャワーつきトイレでさっと流し、紙で水気を取ります。風で乾かすと皮膚が乾燥しすぎて、炎症の原因になるので使わないようにしてください。

また、毎日、排便があったとしても、硬い便で肛門に負担がかかっていては痔の原因となります。適度なやわらかさでスルッと排便できれば、2日に1回であっても、1日数回排便があってもよいのです。

痔の基礎知識④

便の状態をチェック！

あなたはどのうんち？

ブリストルスケール

消化管の通過時間
非常に遅い 約100時間 → 非常に早い 約10時間

コロコロ便	硬くてコロコロの便	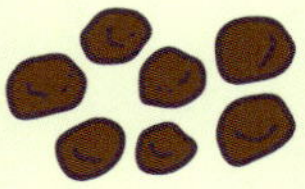
硬い便	短くかたまった硬い便	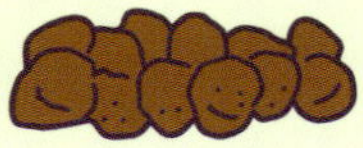
やや硬い便	水分が少なく、表面にひび割れのある便	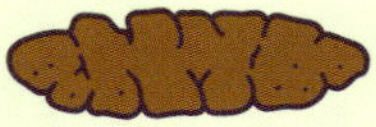
普通便	表面がなめらかで適度な軟らかさの便	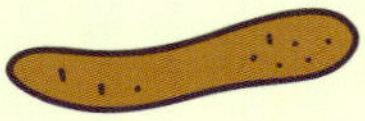
やや軟らかい便	水分が多い軟らかい便	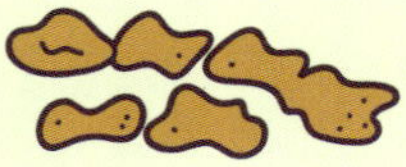
泥状便	形のない泥状の便	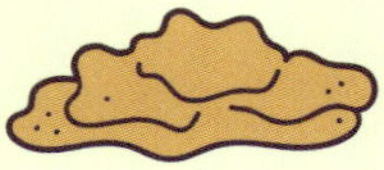
水様便	固形物を含まない液体状の便	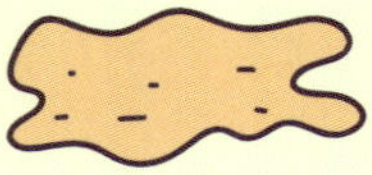

慢性便秘症の診断基準

「便秘症」の診断基準　以下の6項目のうち2項目以上を満たす

- ⓐ 排便の４分の１超の頻度で、強くいきむ必要がある。
- ⓑ 排便の４分の１超の頻度で、兎糞状便または硬便である。
- ⓒ 排便の４分の１超の頻度で、残便感を感じる。
- ⓓ 排便の４分の１超の頻度で、直腸肛門の閉塞感や排便困難感がある。
- ⓔ 排便の４分の１超の頻度で、用手的な排便介助が必要である（摘便・会陰部圧迫など）。
- ⓕ 自発的な排便回数が、週に３回未満である。

「慢性」の診断基準

６カ月以上前から症状があり、最近３カ月間は上記の基準を満たしていること。

「慢性便秘症診療ガイドライン2017」より

理想はバナナうんち

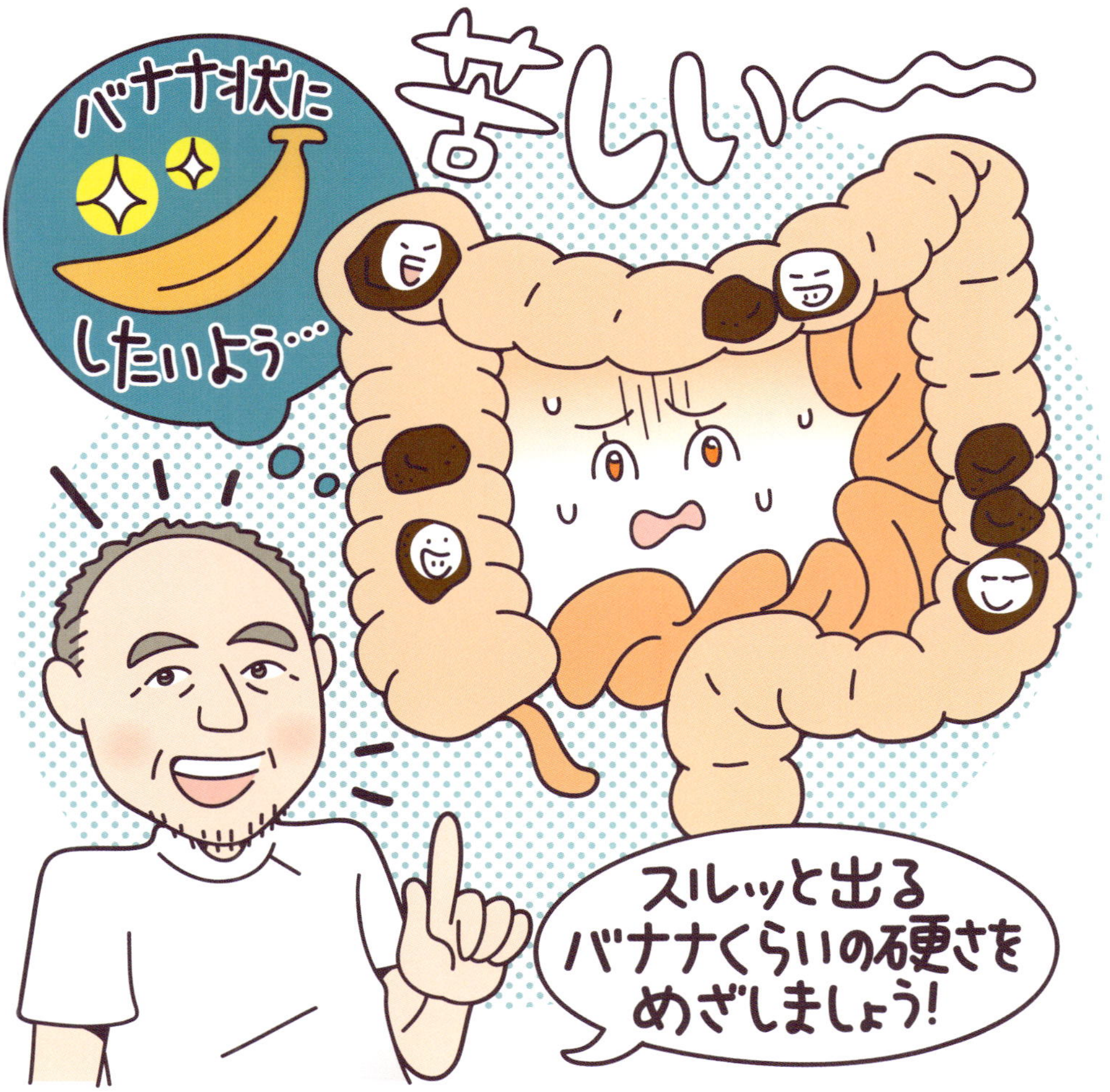

大腸での滞留時間が長いほど便は硬くなる

痔を予防、改善するには、便が適度なやわらかさで時間をかけずに排便できることが重要です。

理想的な便は、80％が水分で、あとは食べかす、腸内細菌、はがれた腸粘膜がそれぞれ6〜7％でできています。大腸などの消化管に長く留まるほど腸に水分が吸収されて、便は硬くなり、排出しづらくなります。便の硬さと消化管の通過時間の目安を表したのがブリストルスケールです(右図参照)。

便が硬い原因は、食生活や体質などさまざまですが、見落としがちなのが水分の摂取不足です。1日1〜1.5ℓの水分をとることを習慣づけることで、便秘が解消するケースも少なくありません(詳しくは36〜37ページ参照)。

また、ダイエットやストレスなども原因になることがあります。

痔核とは？

痔核（いぼ痔）の原因は？

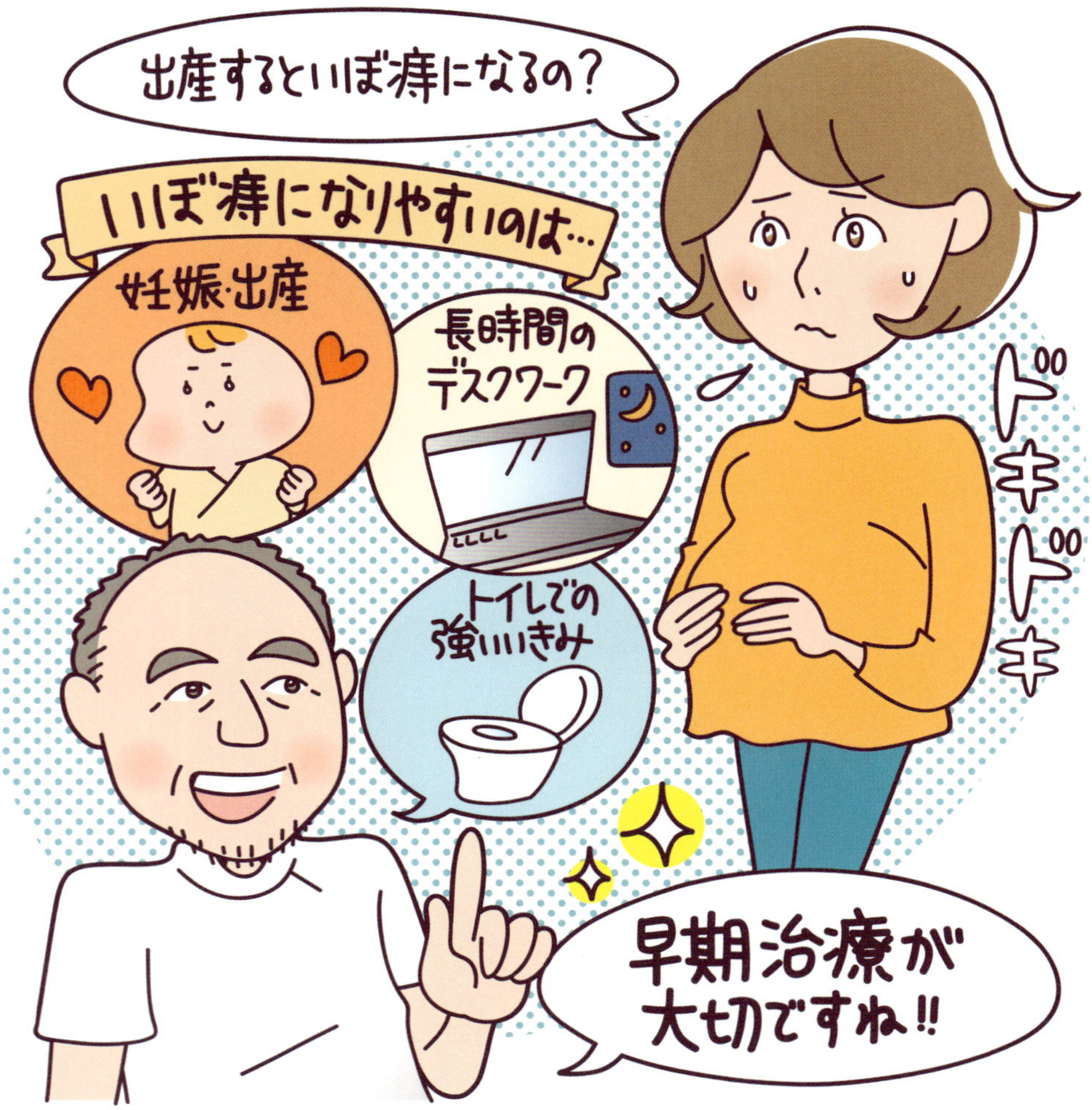
出産するといぼ痔になるの？
いぼ痔になりやすいのは…
妊娠・出産
長時間のデスクワーク
トイレでの強いいきみ
ドキドキ
早期治療が大切ですね!!

痔核（いぼ痔）には内痔核と外痔核の2種類があり、原因、症状が異なります。

内痔核

●状態

痔核は、直腸の下や肛門にある静脈や結合組織など肛門を閉じる役割をするクッション部分がうっ血してふくらんだものです。この痔核が歯状線より内側にできたものを内痔核といいます。痔の中でいちばん多く見られます。

●原因

便秘やトイレ時間が長くて排便時のいきみが強い、長時間同じ姿勢をとる、妊娠や出産などが原因になります。

●症状

痛みはほとんどなく、排便時に出血したり、肛門から脱出して気がつくケースが多いです。「紙につく、便器が赤くなるなどの出血をする」のが、内痔

内痔核の進行度

Ⅰ度

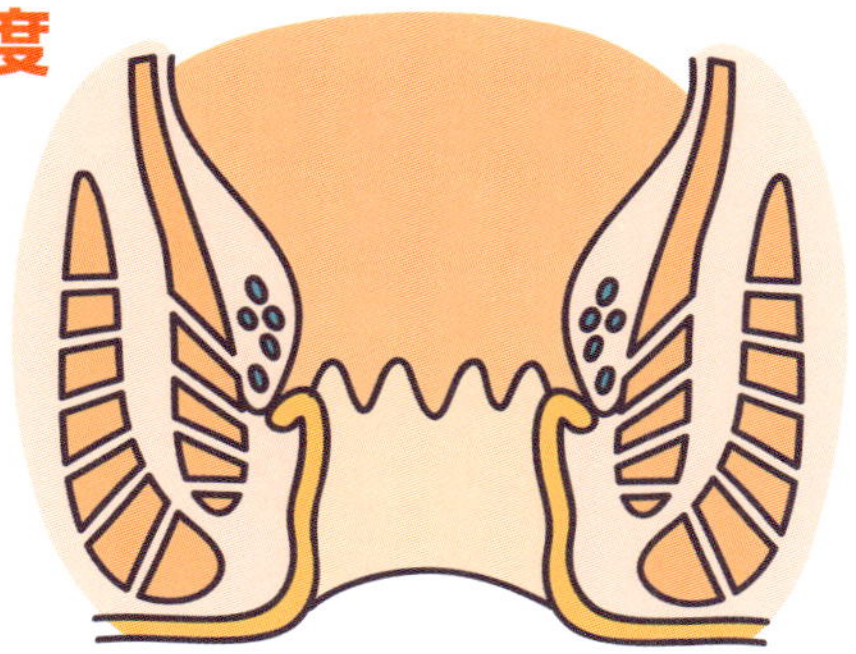

排便時に出血するが痛みはない。出血はトイレットペーパーにつく程度から、血がシューッとほとばしる場合まである。

Ⅱ度

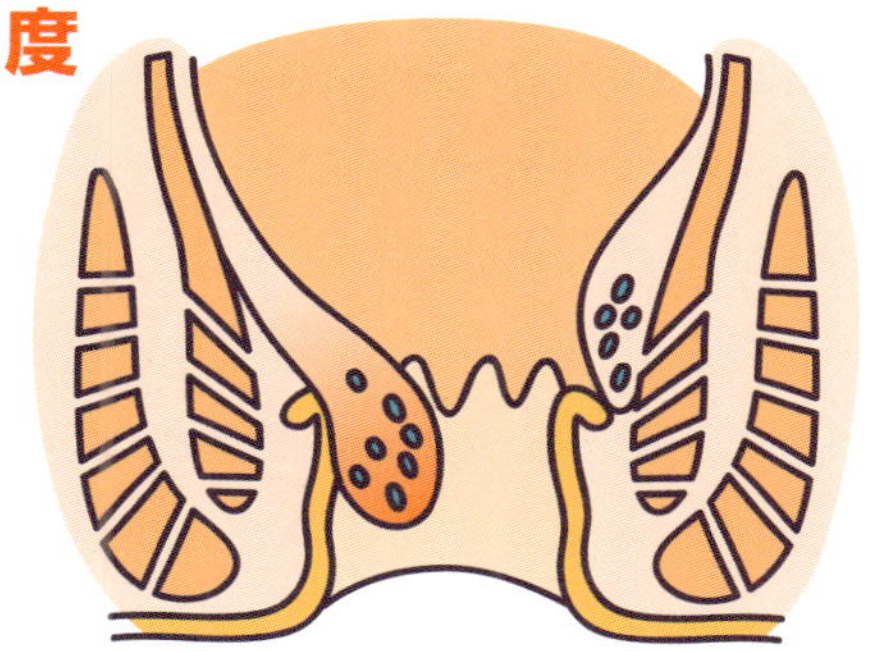

排便時に脱出するが、排便後は自然に戻る。痛みが出てくることもある。また、残便感があるのも特徴。

Ⅲ度

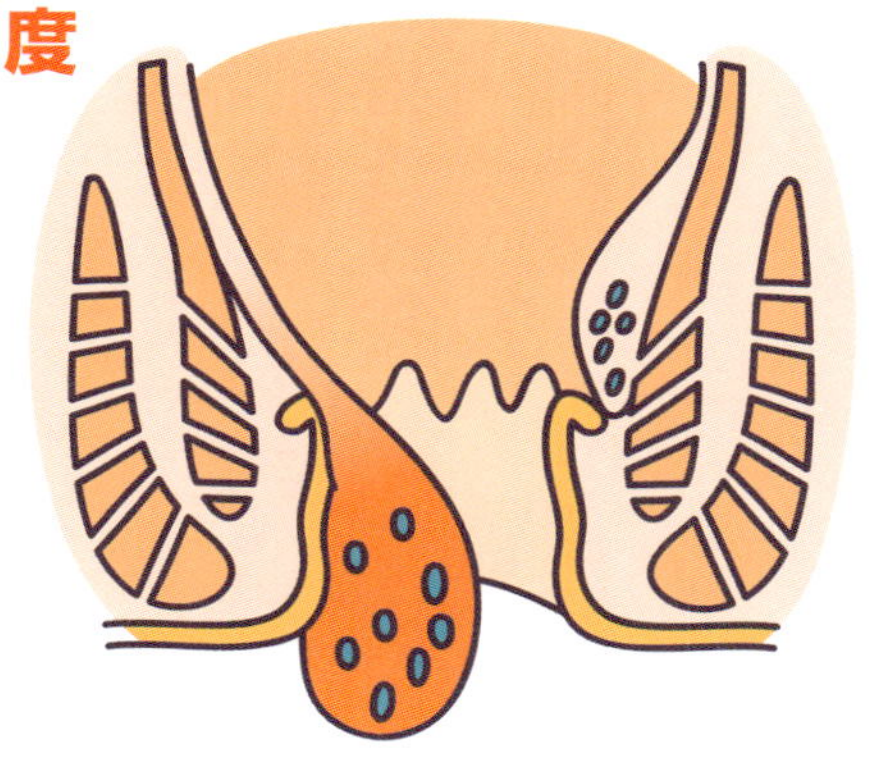

排便時に脱出し、指で押さえないと戻らない。重いものをもった拍子に脱出してしまうケースもある。

Ⅳ度

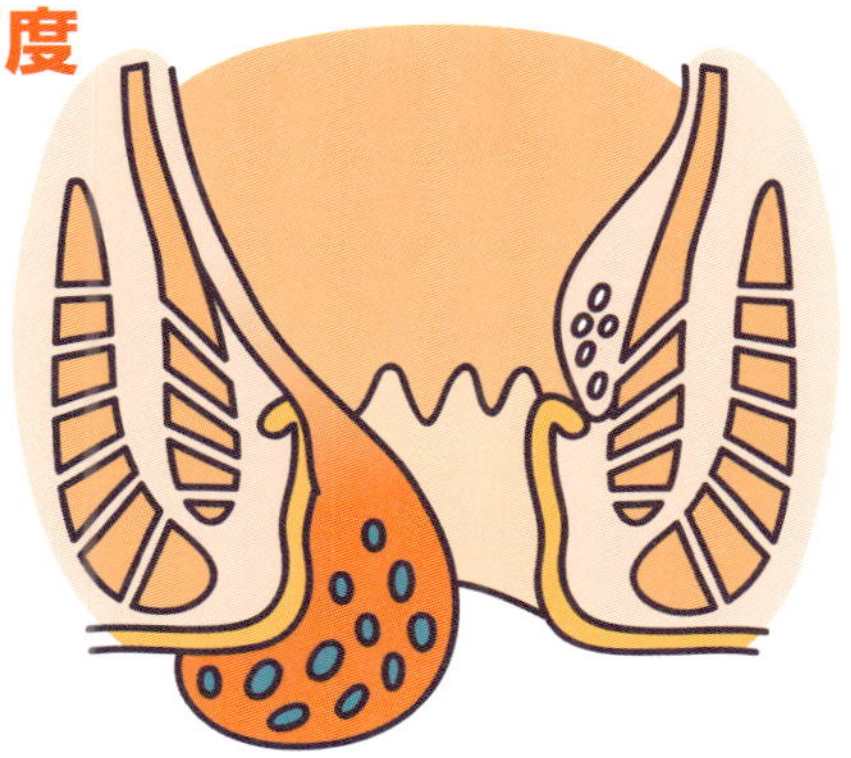

排便に関係なく立ったり歩いたりするだけで脱出して戻らない。痔核が常に肛門の外に出たままで、指などで押し込んでも戻すことができない状態。

核の大きさによる分類でいうところの「Ⅰ度の内痔核」に気づく症状です。内痔核は歯状線よりも奥(上)の直腸にできますが、直腸の粘膜表面には触覚や痛覚などがないために、痛みを感じないのです。

　肛門から脱出したときには、肛門から飛び出してくる感じや異物感があります。内痔核が少し大きくなると、排便で肛門が開いた時に、その中に痔核が落ち込んで挟まるという状態が起こってきます。肛門になにか挟まっている感じがしますが、排便が終わって肛門が閉まると奥に自然に戻っていく状態が「Ⅱ度の内痔核」です。

●進行すると

　もっと大きくなると、排便時に、腹圧や便によって、その内痔核が肛門の外へ押し出され、排便が終わっても外に出たままとなり、手で肛門の中に押し込まないと戻らなくなります。この状態が「Ⅲ度の内痔核」です。

　「Ⅳ度」は、手で押しても戻らない、戻ってもすぐに出てくる状態です。

内痔核の治療

内痔核は痛くない？

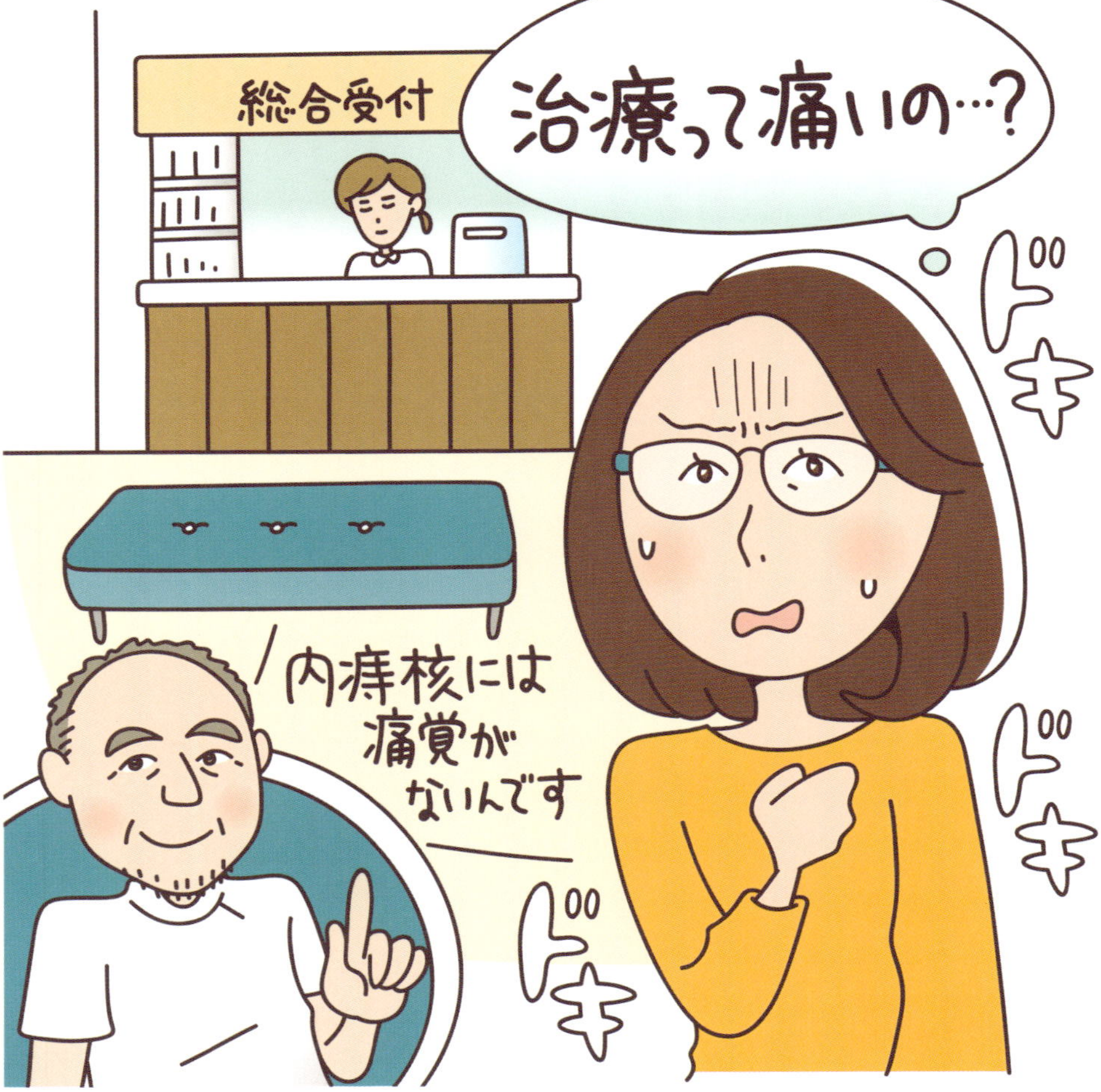
総合受付
治療って痛いの…？
ドキ
ドキ
ドキ
内痔核には
痛覚が
ないんです

普段、肛門は、肛門の縁から3～5cmほど奥までぴったり閉じています。この部分を肛門管といい、内痔核はここにできます。

診断や治療をするためには、まずは肛門管を開いた状態にする必要があります。内痔核そのものに痛覚はありませんが、肛門管には痛覚があるため、痛みを感じずに広げられるのは直径2cmほどまでと考えられます。通常診察はこの状態で十分に可能です。

大きさや症状によっては、「硬化療法」といって、注射をして痔核をかため、脱出や排便時に出血したりといった症状を抑える治療をすることがあります。内痔核には痛覚がないため、注射を打っても痛くはありません。つまり、進行度（17ページ図参照）がⅠ度やⅢ度までであれば、痛くない治療が可能です。

内痔核の手術例（結紮切除法：半閉鎖法）

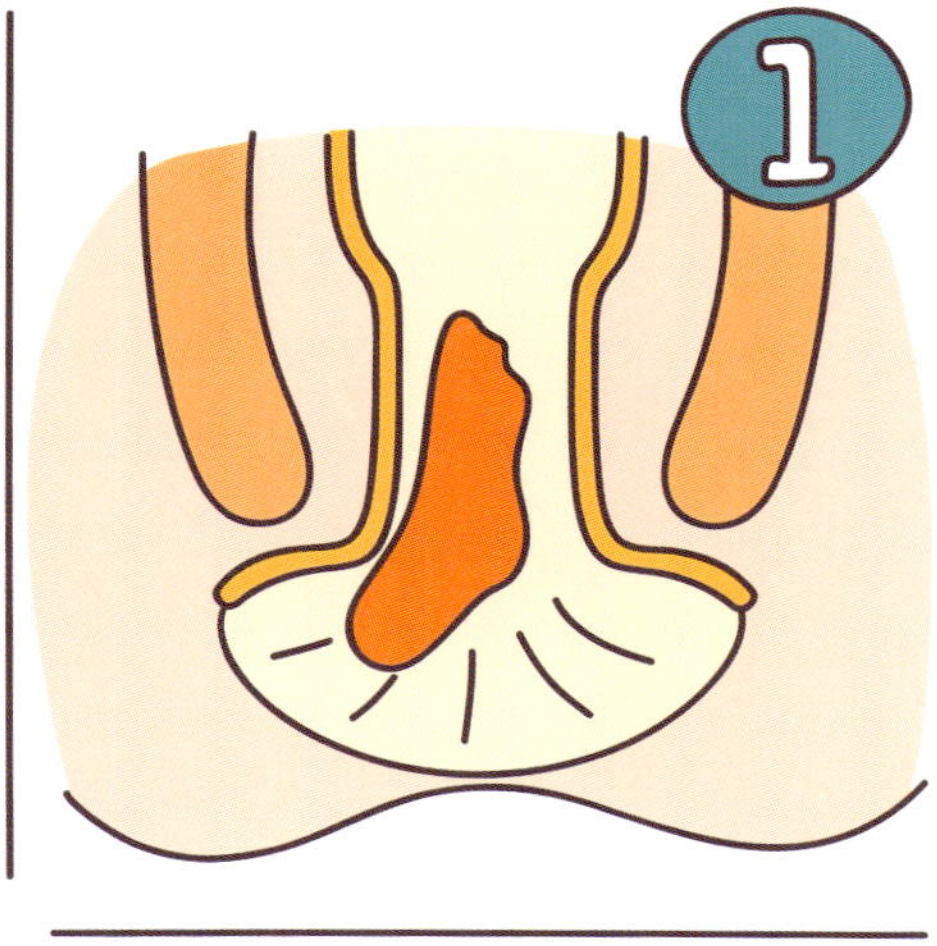

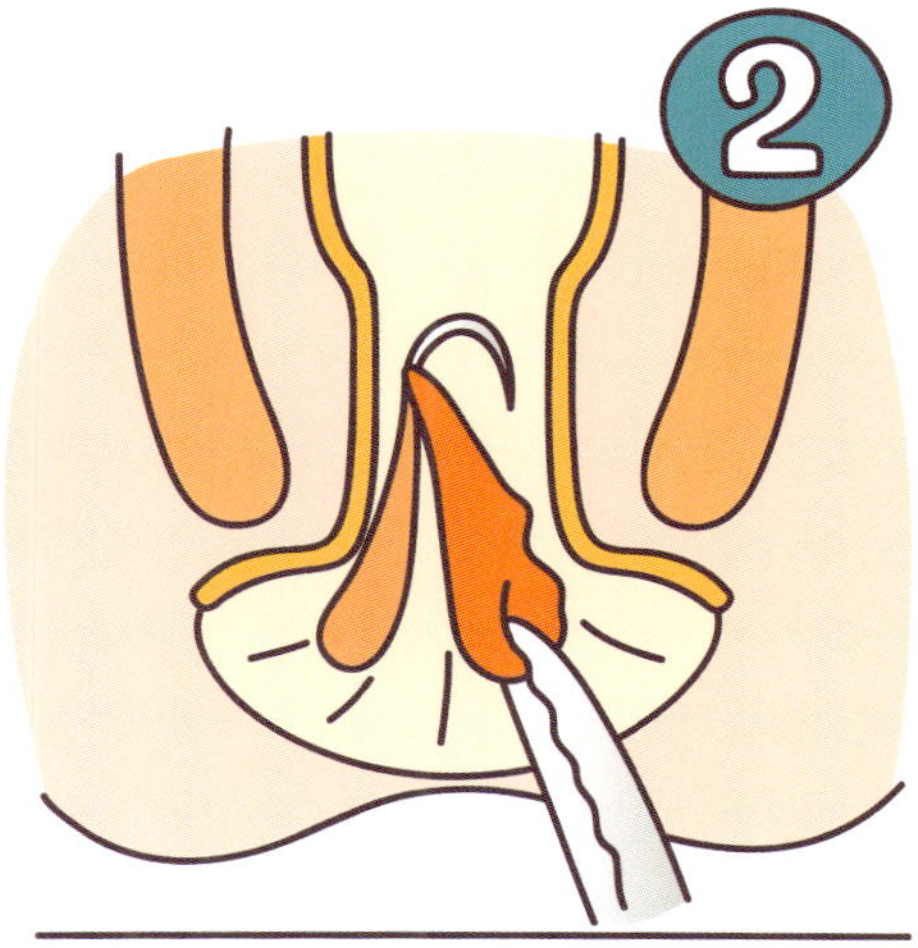

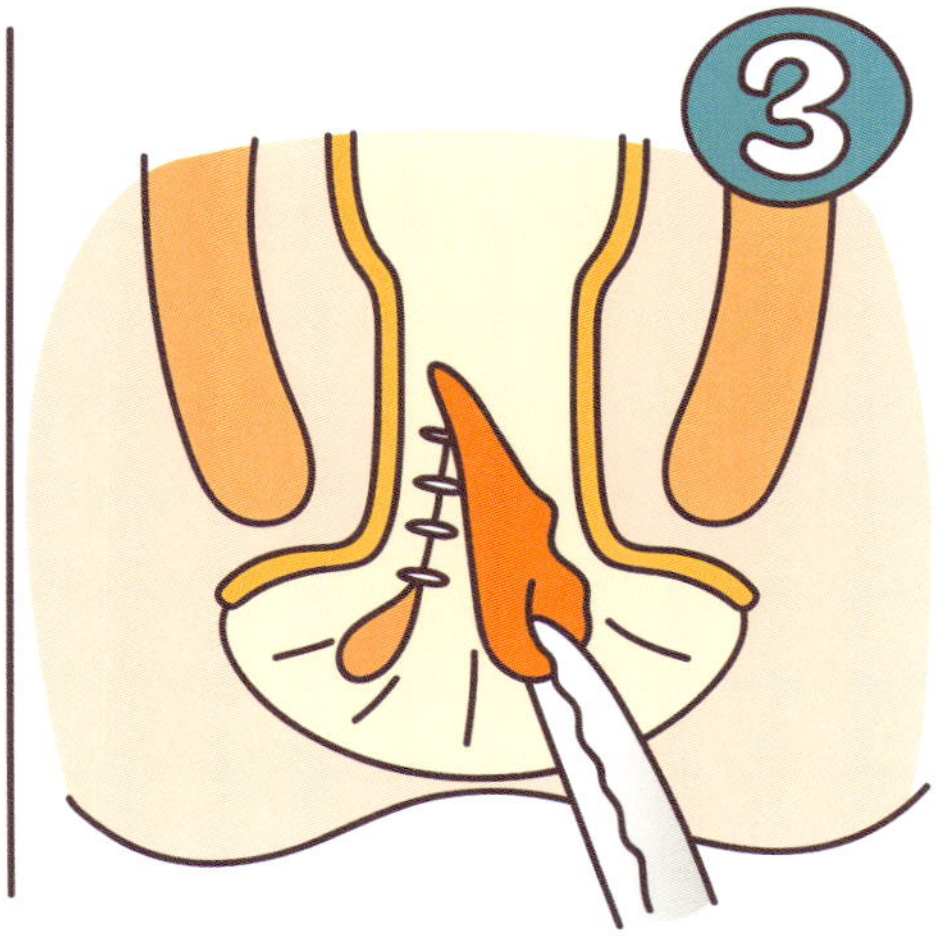

1

痔核を剥がしとるようにして切除する。

2

痔核に血液を送り込んでいる血管を縛り、痔核を切除する。

3

切除したあとの傷を、肛門の外側を残して縫い合わせる。

　しかし、正確な診断や治療のために肛門を大きく広げなければならない場合には、麻酔をして痛みのない診療や治療ができます。

●手術が必要なケース

　手術は内痔核Ⅲ度以上の場合か、薬物療法や硬化療法を行っても症状改善が見られない場合に行います。もっともポピュラーな方法が「結紮《けっさつ》切除法」です。確実な治療効果と肛門の機能を障害せず再発が少ないこと、手術が短時間ですむなどのメリットがありますが、反面、術後の痛みは少ないもののゼロではありません。排便時の出血があることもあり、1～10日程度の入院が必要になります。

　このほか、超音波やレーザーで痔核を切除する方法や、ゴム輪で痔核の根元を縛って血流を止め、痔核を壊死させる方法などもあります。どの方法を選択するかは、症状などに合わせて医師との相談が必要です。

外痔核とは？

内痔核との違いは?

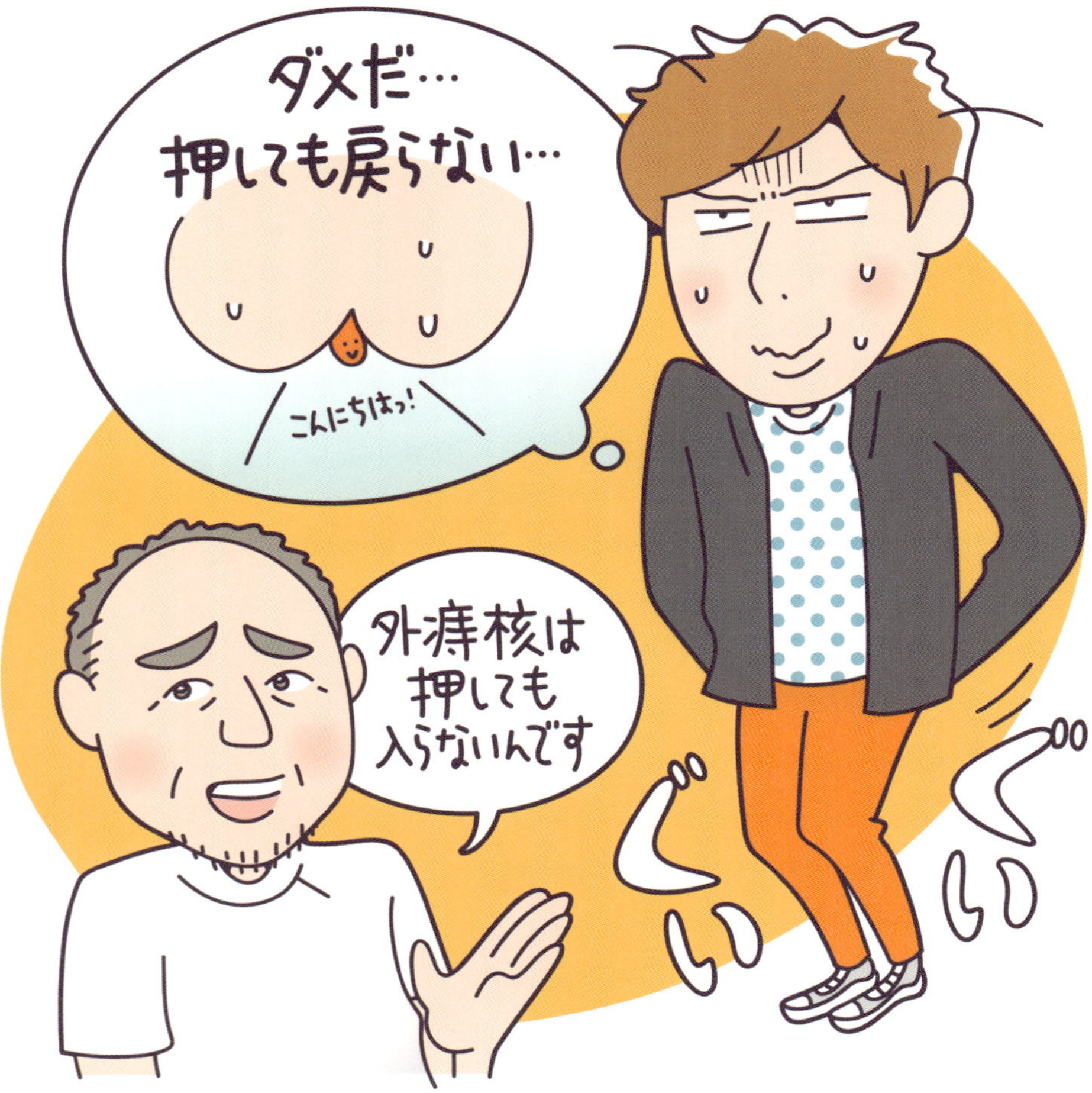

ダメだ…
押しても戻らない…
こんにちはっ!
外痔核は押しても入らないんです
ぐい
ぐい

外痔核

●状態

肛門の歯状線より外側にできる痔核が外痔核です。内痔核の脱出との大きな違いは、内痔核の表面が「直腸粘膜」ですが、外痔核は表面が「皮膚」であることです。

内痔核は押すと中に戻るのに対し、外痔核は押しても中には入りません。また、外痔核は表面が「皮膚」で痛覚があるため、急に腫れるようなことがあると痛みを感じます。ただし、ゆっくり大きくなる場合はやはり痛みは感じません。

●原因

便秘や下痢、アルコールやタバコ、刺激物のとりすぎ、長時間歩き回る、座っていることが多い、冷え、ストレスなどが原因になります。

外痔核の構造と原因

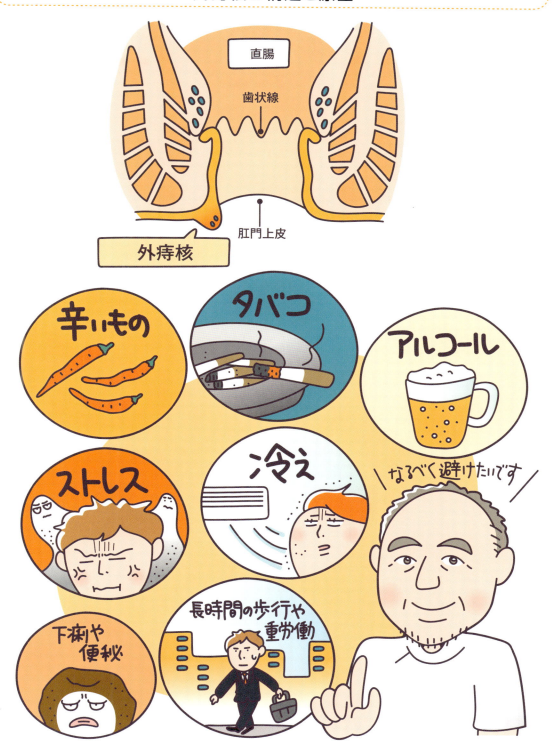

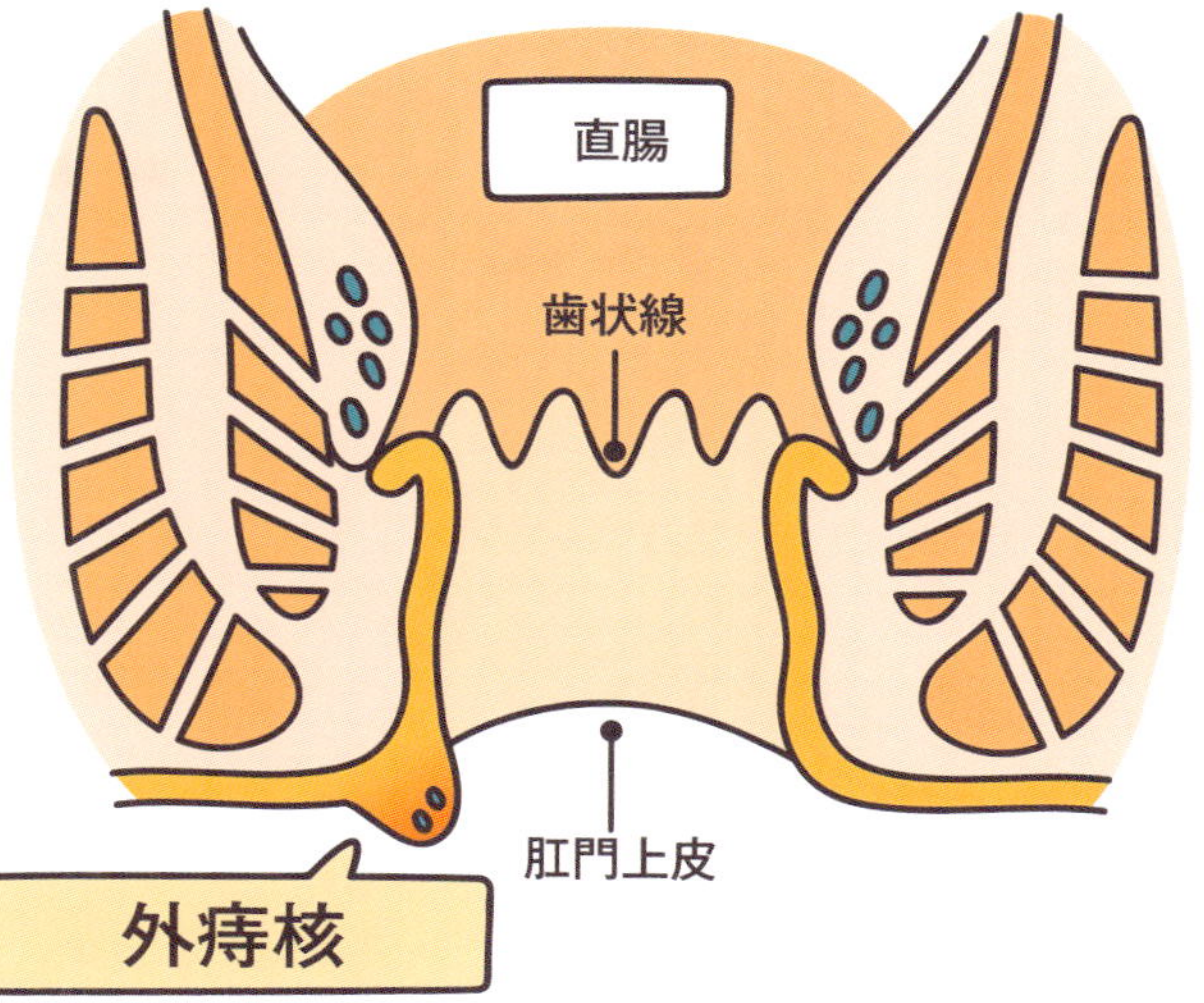
直腸
歯状線
肛門上皮
外痔核

辛いもの
タバコ
アルコール
ストレス
冷え
なるべく避けたいです
下痢や便秘
長時間の歩行や重労働

外痔核の治療

手術は必要!?

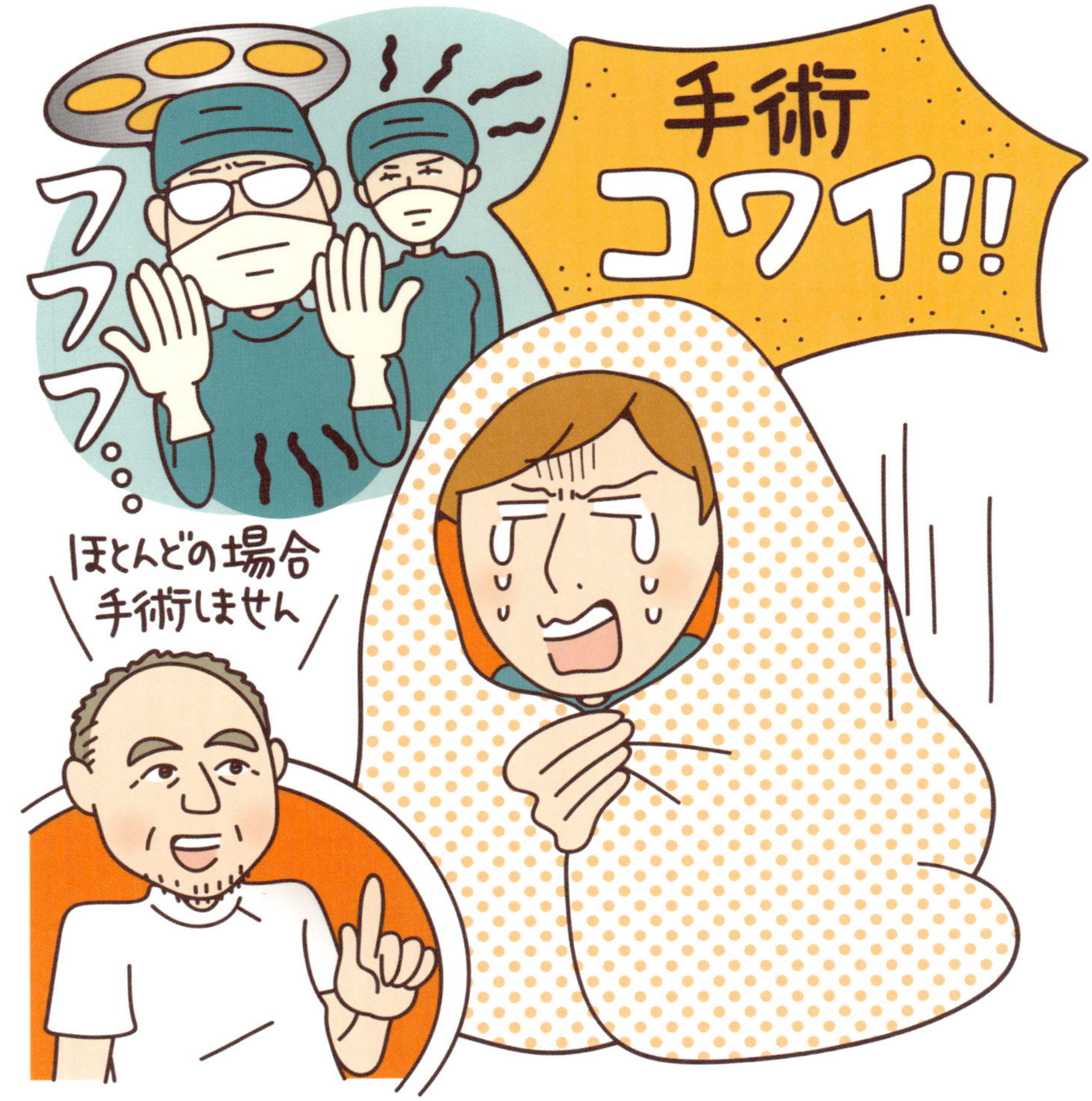
手術
コワイ!!
フフフ。。。
ほとんどの場合
手術しません

肛門の中の治療はなく、手術もしないことが多い

外痔核でも長い年月の間に大きくなってきたものは、肛門周囲のしわのようなもので、無症状であることがほとんどです。一方、肛門周囲の皮下の血管の中で血液が急に固まってできる血栓性外痔核は、突然の痛みと腫れがおもな症状です。冷えや便秘、下痢が原因となることが多いです。

外痔核を指で押し込もうとすると、一瞬、肛門の中に入っていくように感じることはありますが、そもそも肛門の縁にあるものですから、すぐに元に戻ってしまいます。それでも無理に押し込み続けると、外痔核が刺激によって炎症を起こしてさらに腫れ、痛みもひどくなります。

しかし、治療においては、外痔核は

改善のポイントは?

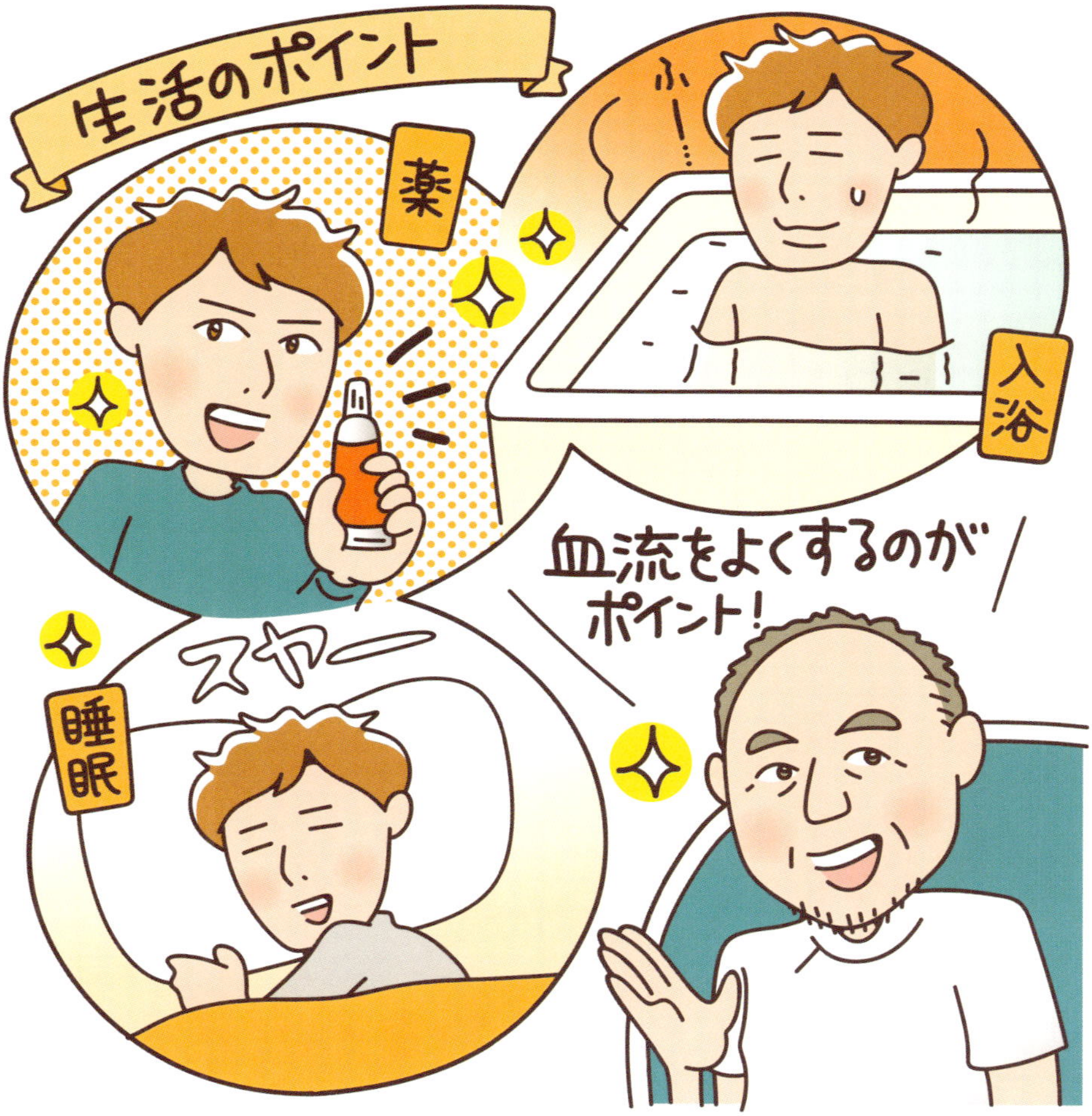
生活のポイント
薬
ふー…
入浴
血流をよくするのが
ポイント!
スヤー
睡眠

肛門の縁にあるものですから、肛門の中を治療する必要はありません。手術はしないですむことがほとんどです。

血栓性外痔核は血流をよくするのも大事

血栓性外痔核は血の流れが悪くて血の固まりができたものですから、改善するためには血流がよくなるようにします。横になる時間を増やしてうっ血を防いだり、お風呂でよく温まることを心がけることも大切です。これらとあわせて、薬で治療します。

痛みが強い場合は、痛み止めが処方されることもあります。一般的にこれらの治療で、痛みは3～5日前後で、血栓も1～2か月で気にならなくなります。

ただし、大きな血栓や炎症がひどければ、痛みや腫れがひくまでに時間がかかります。また、様子を見ていても血栓が完全には縮小しない場合もあります。その場合は、局所麻酔をして血栓を取り除くこともあります。

痔の三大疾病② 裂肛

裂肛ってどんな痔？

一度よくなっても、油断禁物

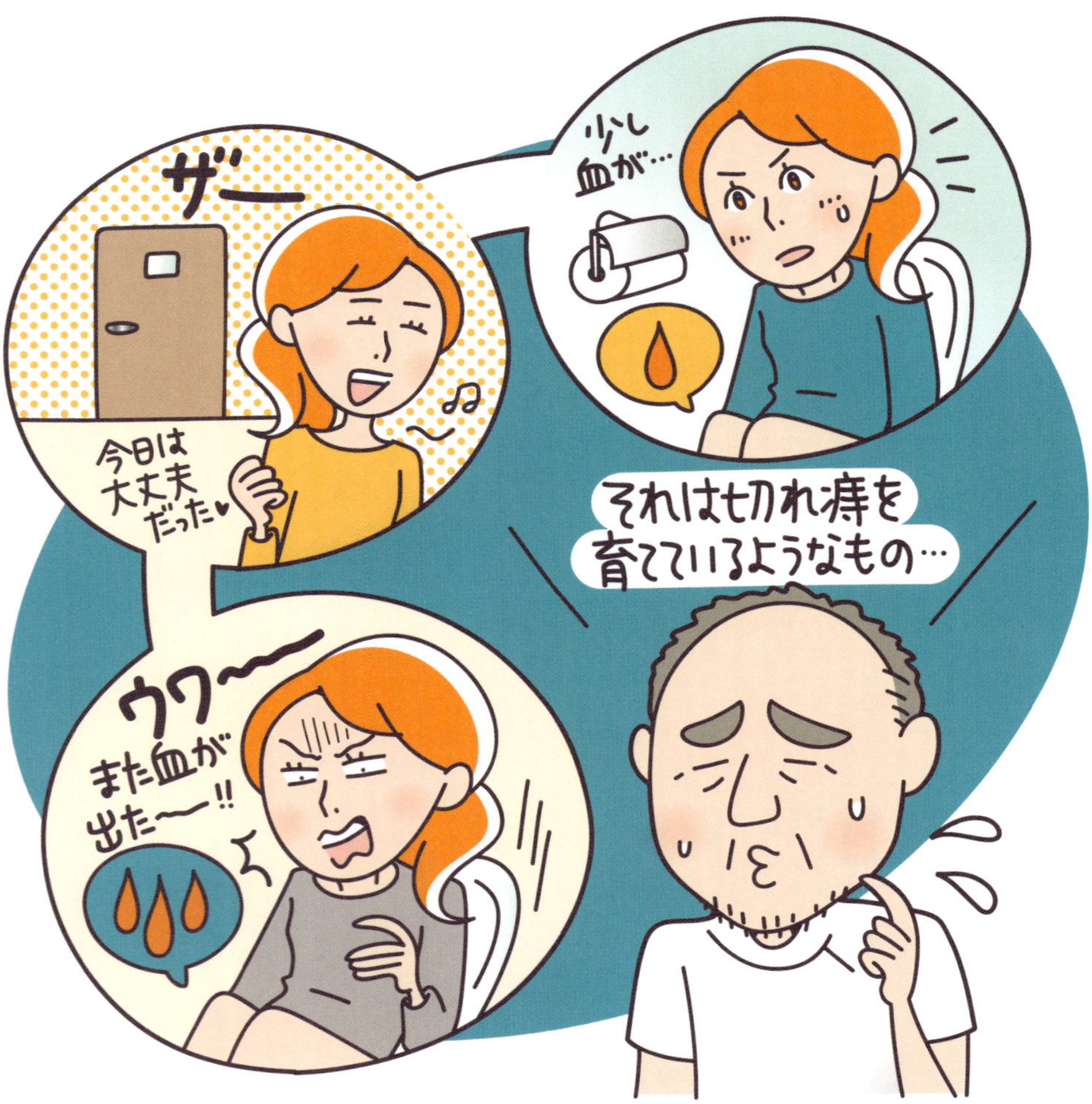
少し血が…
ザー
今日は大丈夫だった♥
それは切れ痔を育てているようなもの…
ウワ〜〜
また血が出た〜〜!!

●状態

肛門の皮膚が切れたり裂けたりした状態です。切れ痔といわれるものです。

●原因

便が硬すぎる、または軟らかすぎるために、肛門に過度な負荷がかかって切れることが原因です。多くは硬い便が原因となりますが、慢性的に続く下痢で起こることもあります。

●症状

内痔核の初期が「痛くないけれど出血量が多い」のが特徴なのに対し、裂肛はたいてい、痛いけれど大して血は出ず少し紙につく程度なのが特徴です。

これは、傷つく部分が皮膚で痛覚があること、静脈が多くない部分のため、出血量はそれほど多くならないためです。排便後もしばらく痛みが続くこともあります。

●進行すると

放っておくと慢性化する?

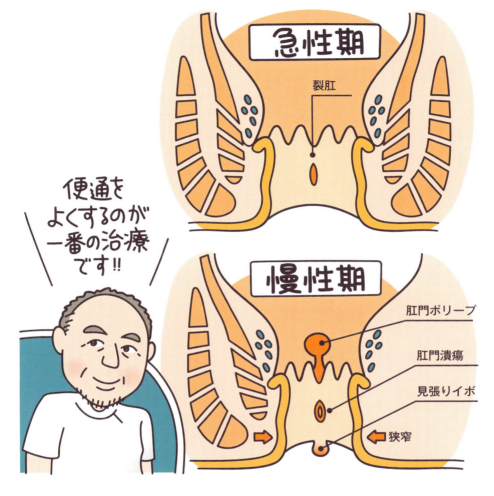

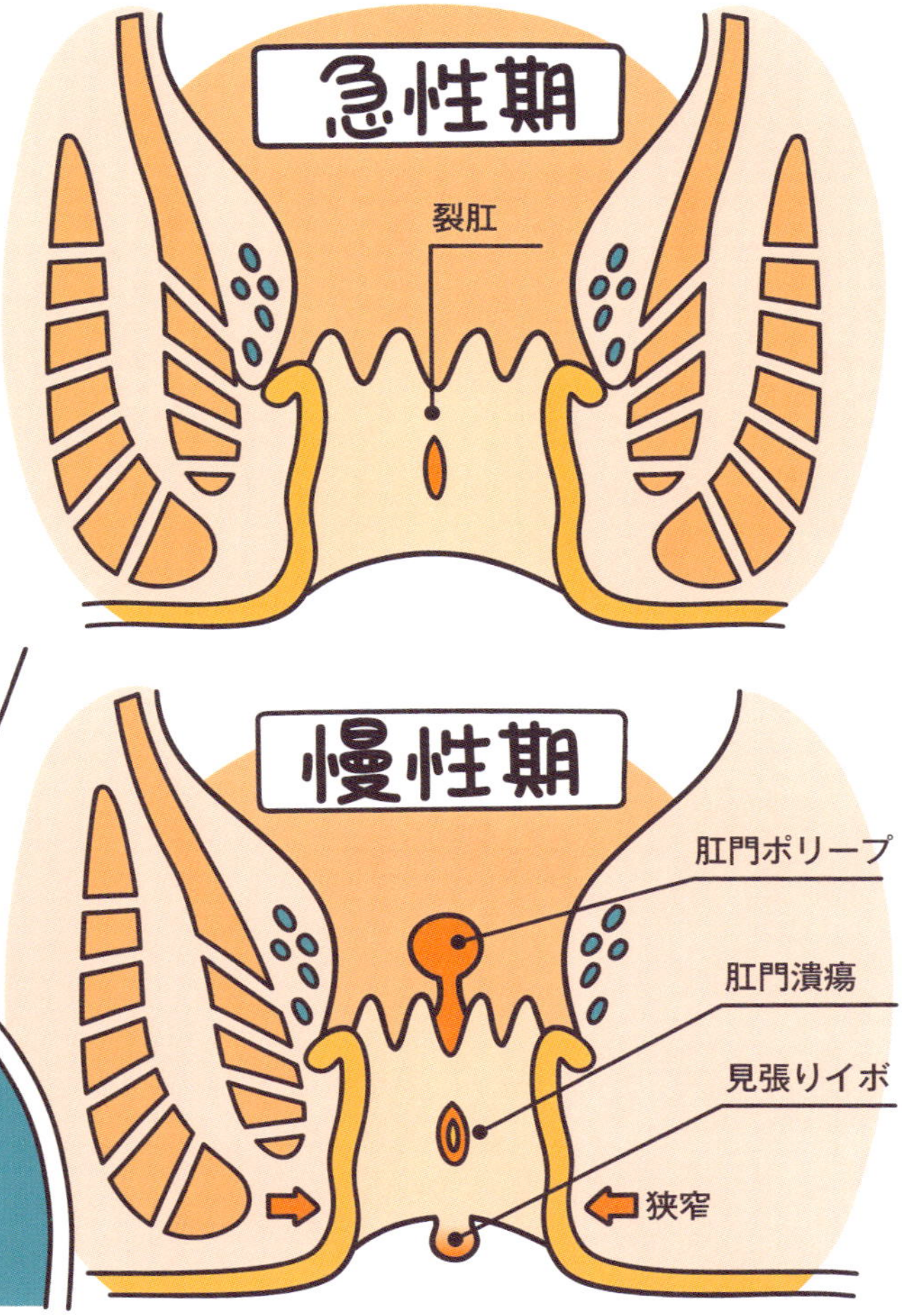

便が硬かったり、下痢をした時に肛門がヒリヒリするのが急性裂肛です。その時は痛くても、たいてい数日のうちに治ります。しかも、次にまた悪い排便をすると、同じところが切れます。

こうして裂肛を繰り返すと、常に同じ所が切れるため、裂け目が深くなって炎症が起き、潰瘍やポリープができて、傷が硬くなって肛門が狭くなること（肛門狭窄《きょうさく》）があります。この状態が「慢性裂肛」です。排便がよくなったのに治りが悪くなると「慢性化」してきているということです。進行すると肛門狭窄などを起こすこともあるので、早めの診断、治療が必要です。

●治療法

急性裂肛は、排便さえよくなれば3〜4日で自然に治ることがほとんどです。慢性裂肛のまま放置すると、自然治癒が不可能な切れ痔になります。この段階になったら、手術が必要です。実際には、切れ痔が手術をしなくてはいけないほどに進むのは5％程度、95％は治る痔ともいえます。

痔ろうとは？

痔ろうの症状って？

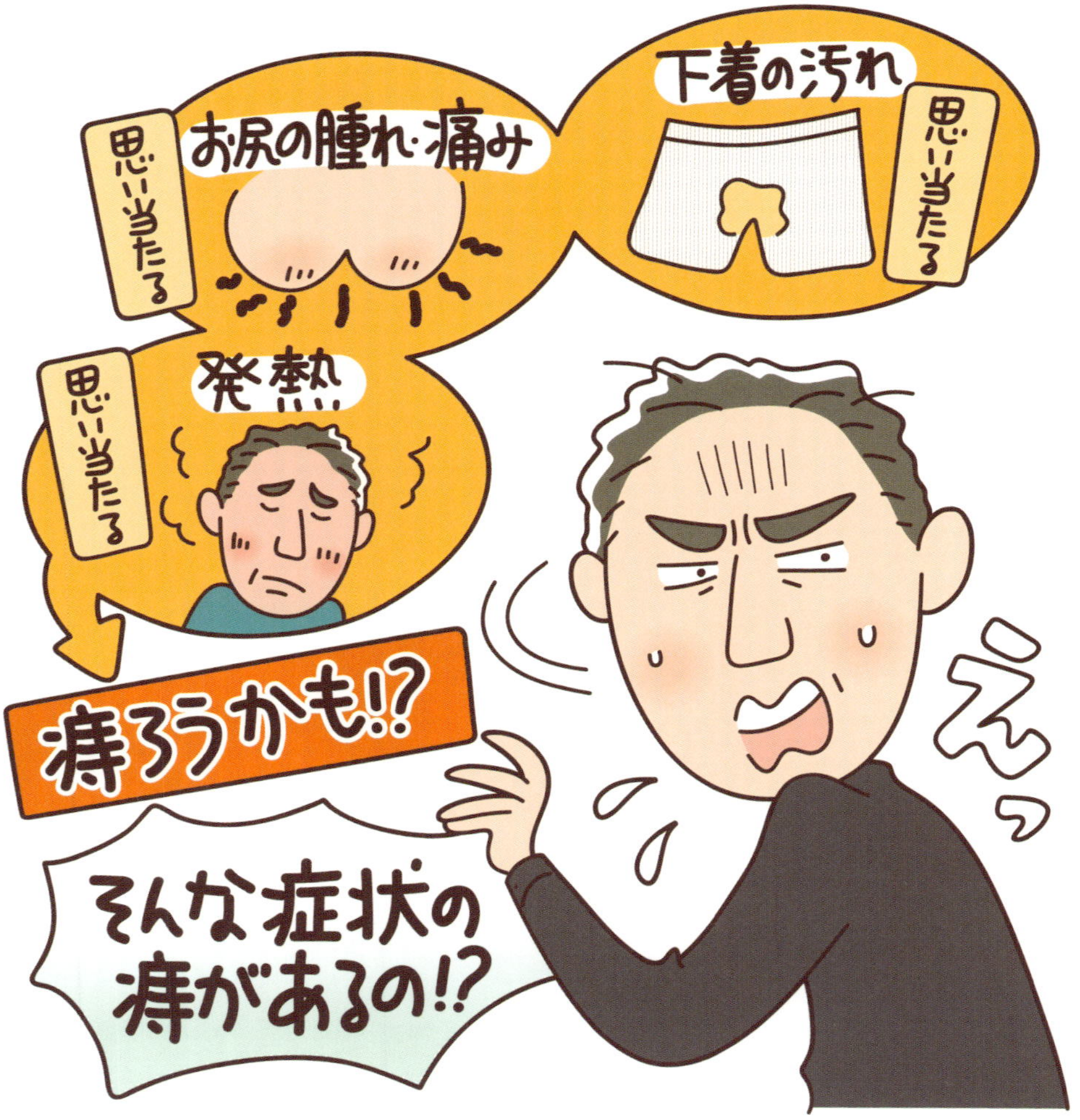
お尻の腫れ・痛み
思い当たる
下着の汚れ
思い当たる
発熱
思い当たる
痔ろうかも!?
え
そんな症状の痔があるの!?

●状態

歯状線にあるくぼみ（肛門腺）に細菌が入り込み、炎症が起こり、化膿して膿《うみ》がたまります。この段階は、まだ肛門周囲膿瘍といいます。この膿のたまりが皮膚側に破れることによって、細菌の入り口と膿が流れ出る部分まで、1本のトンネルのように貫通します。これが痔ろうです。

肛門の脇に触ると痛いしこりができた、痛みが一日中続き、だんだんひどくなっているという状態で来院するケースが大半です。しこりの中には膿がたまっているので、膿を出せばラクになります。

●原因

下痢等によって肛門の組織に細菌が入り込むこととされています。歯状線には、「肛門小窩」と呼ばれる上向きのポケットがあり、粘液を出す「肛門腺」

痔ろうのでき方

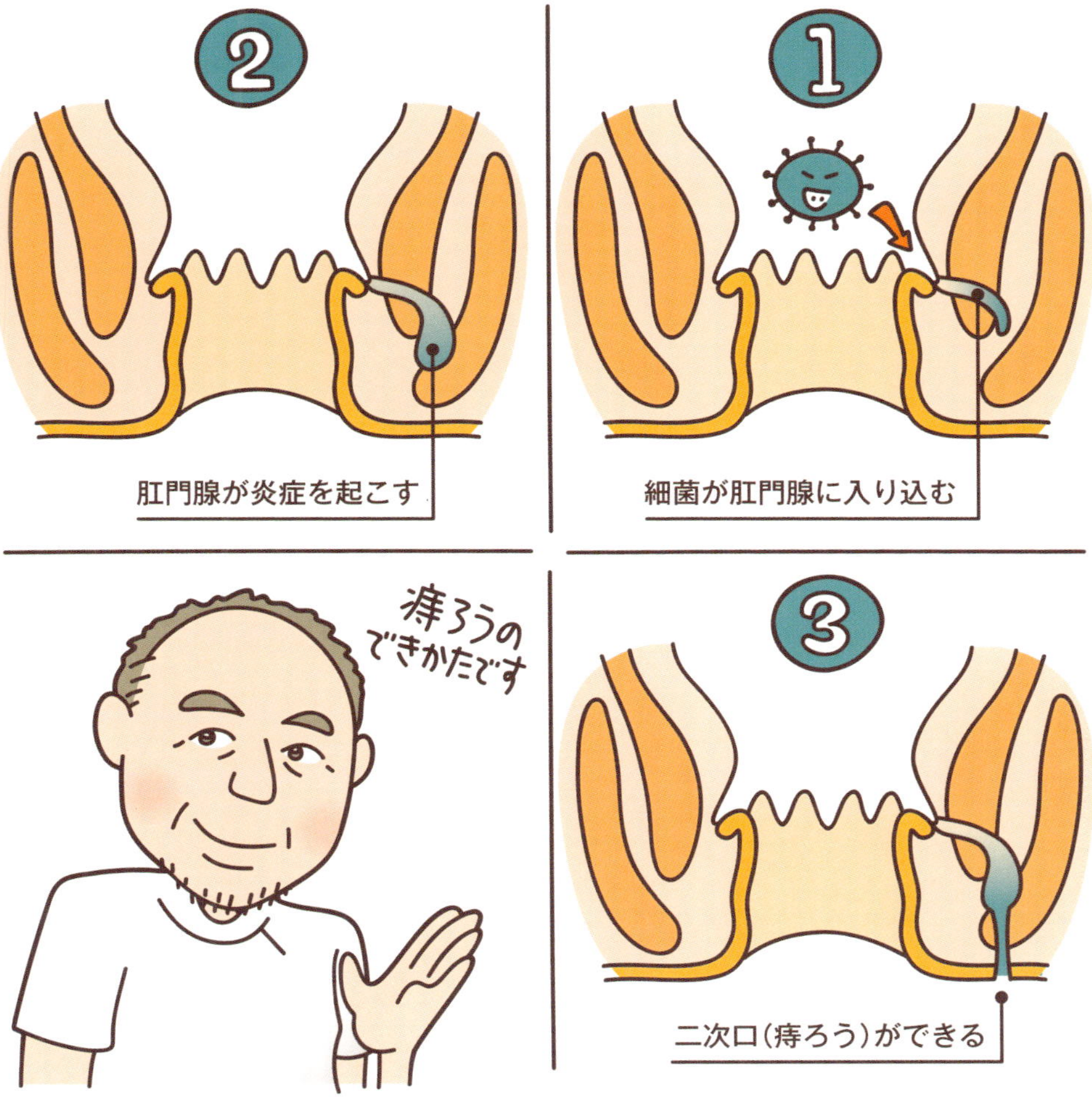

と呼ばれる腺とつながっています。小さなくぼみなので、通常はここに便が入り込むことはありませんが、下痢などで便が入りやすくなり、肛門腺に大腸菌等の細菌が入り込むことがあります。体の抵抗力が弱っていたりしていると、感染を起こして化膿し、肛門周囲膿瘍になるのです。ストレスによる免疫力の低下なども原因になります。肛門括約筋の強い男性にやや多い傾向があります。

●症状

肛門の周囲の皮膚が腫れて痛みを伴い、ときには熱が出ることも。膿が出て下着が汚れます。痔ろうの治療は薬では難しく、手術になります。

痔ろうはがまんし続けると、肛門括約筋の機能が侵されてゆき、最終的には痔ろうがんに発展する恐れもまれにあります。炎症を起こすたびに肛門括約筋は硬くなっていき、一度硬くなった筋肉は元通りにはなりません。二次的な症状を防ぐためにも、早めの治療が大切です。

痔ろうの治療法

放置は禁物!

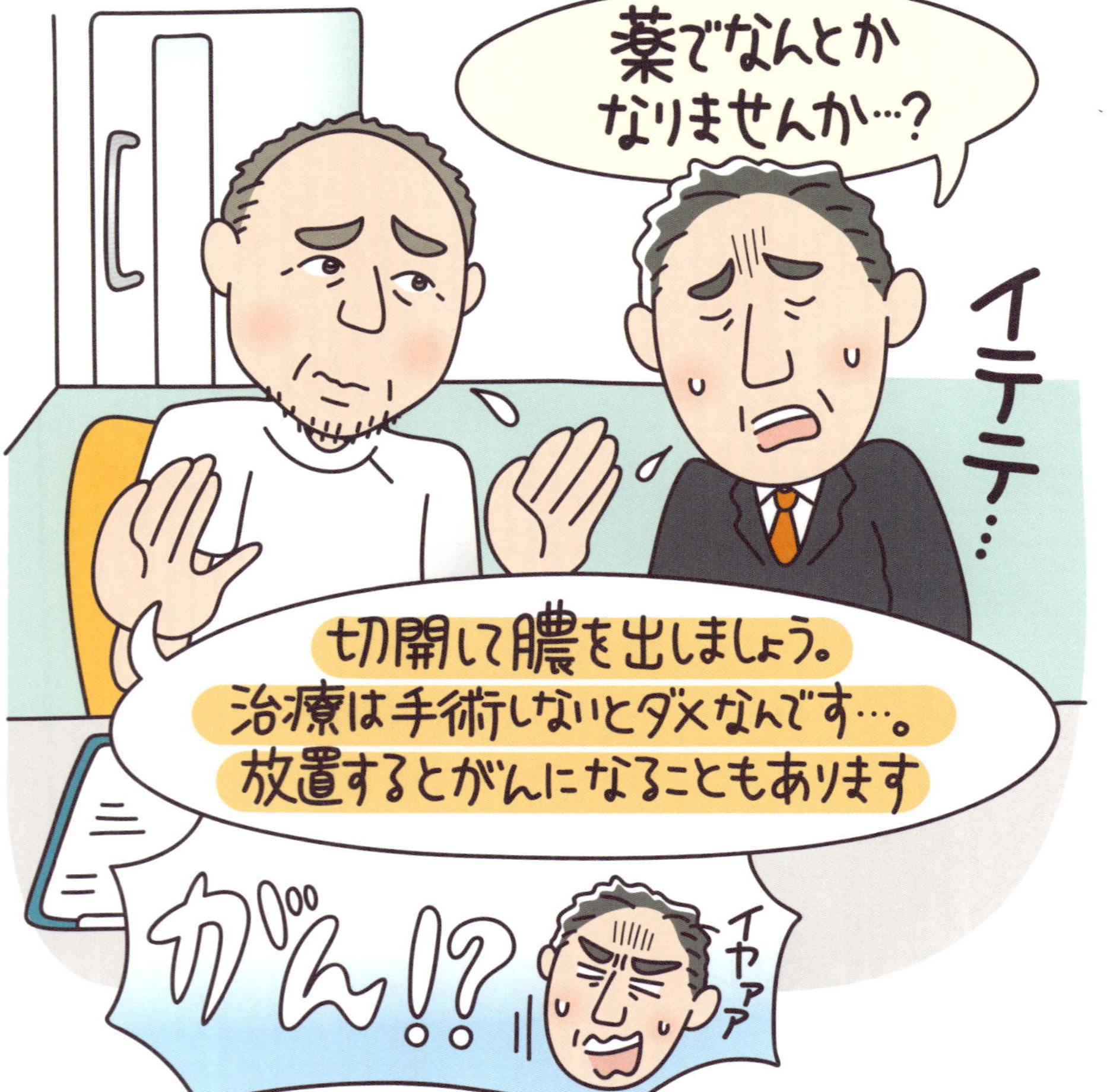
薬でなんとかなりませんか…?
イテテ…
切開して膿を出しましょう。
治療は手術しないとダメなんです…。
放置するとがんになることもあります
イヤァァ
がん!?

薬では治らないので早期の根治手術が必要

歯状線の「肛門小窩」に感染を起こし、膿の溜まりが肛門周囲にできた状態(肛門周囲膿瘍)で多く発症し、膿が外に排出されてできたトンネルが痔ろうです(27ページ参照)。細菌の入り口は「肛門小窩」であるとして、そこからトンネルがどんなふうに進んでいるのかが、痔ろうの治療には大きく関わってきます。

痔ろうを治療をせずに感染(膿がたまる状態)を繰り返していると、肛門括約筋の働きが障害され、さらにがんが発生する確率が高くなります。痔ろうができたら、手術でそのトンネルをなくしてしまわなくてはいけません。

炎症が落ち着いた痔ろうは無症状のことが多いですが、いずれ膿瘍形成を

応急処置のしかた

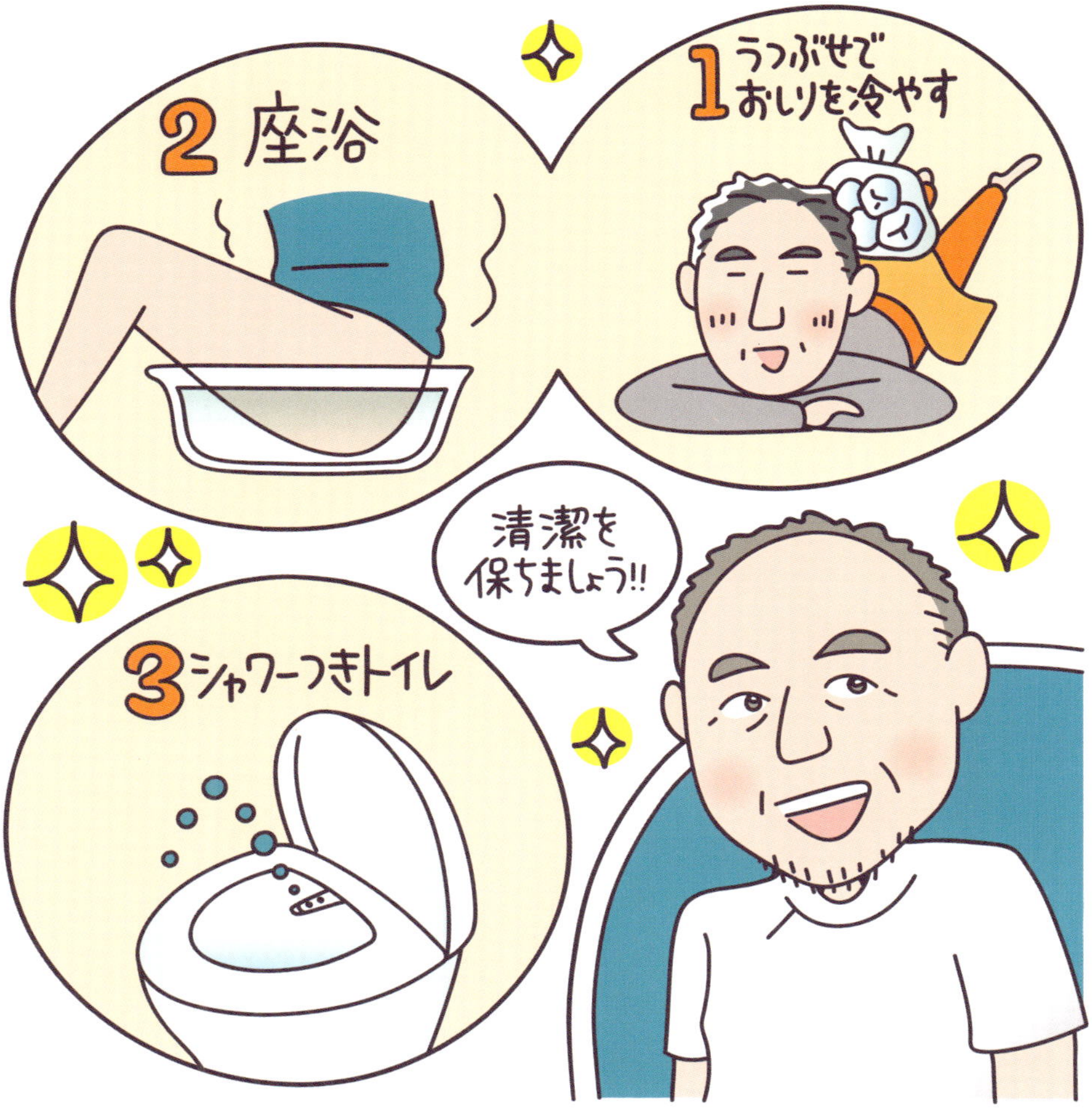

繰り返すので、根治手術が必要です。

痔ろうの根治手術には大別して、瘻《ろう》管開放手術と括約筋温存手術があります。瘻管開放手術は痔ろうの管を全部切り開く方法で、根治性が高い一方、括約筋機能に影響を与えます。瘻管開放手術は浅いタイプの痔ろうや後方の痔ろうに行われることが多い手術です。

括約筋温存手術は筋肉は切らずに痔ろうの管を分けて取る方法で、括約筋機能は充分に温存されますが、再発の頻度が少し高くなります。括約筋温存手術は深いタイプの痔ろうや前側方の痔ろうに行われることが多いものです。

薬で痔ろうが治りきることはまずありません。医師と相談の上、早期に手術をすることが望まれます。

●応急処置

おしりの周囲が腫れて痛む時は、うつぶせの姿勢で、患部にタオルを置き、その上から冷やすと痛みがやわらぎます。肛門の周囲から膿が出てきている時には、排便後、座浴で肛門の周囲を清潔にします。

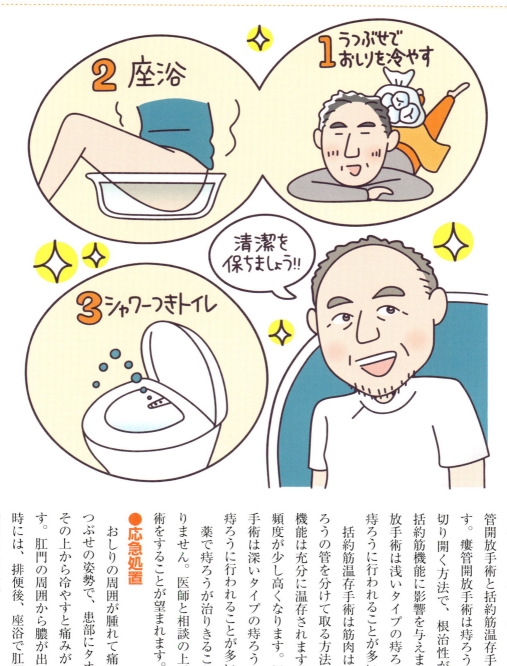

痔と間違えやすい病気

知っておきたい！ 痔と間違えやすい病気と症状

おしりの周辺には、痔と似た症状の病気や症状が起きることがあります。肛門から出血があり、てっきり痔と思っていたけれど、受診したら大腸がんだった、というようなケースがまれにあります。

肛門からの出血という点では、確かに痔の症状とも一致しますが、大腸がん、直腸炎、潰瘍性大腸炎、大腸ポリープなど、別の病気の可能性も考えられます。肛門から出血がある、急に便秘になった、便秘と下痢を繰り返すなど、気になる症状がある場合は、早めに専門医を受診してください。

また、排便に関わる心配ごとでは、便漏れがあります。その要因としては、過敏性腸症候群や肛門括約筋不全が考えられます。

直腸脱

社会の高齢化に伴って増えているのが「直腸脱」という病気です。直腸脱は肛門から直腸粘膜および直腸壁全層が脱出する病気です。直腸の粘膜だけが脱出する「不完全直腸脱」と直腸の壁全体が脱出する「完全直腸脱」があります。

痔核の脱出である脱肛と混同されがちですが、痔核と違い、静脈叢《そう》がふくらんでいないのが特徴です。高齢者や出産経験者に多く見られます。

ひどいものでは、直腸が反転して直腸壁全層が10～20cm以上も肛門から出ることがあります。脆弱な骨盤底筋と直腸の固定の異常が原因で、出産・便秘・長年の排便時のいきみが誘因になることが多いようです。

直腸がん、大腸がん

痔ともっとも間違えやすい病気は大腸がんです。症状は便に血が混じる、便秘や下痢を繰り返す、残便感があるなどです。最初は「紙に血がついた」「血便が出た」などの症状が見られます。

また、直腸がんではトイレに行っても便が少ししか出ず、しばらくするとまた便意をもよおすという症状が見られます。出血の仕方で異なるのは、痔では出血量が多めですが、大腸がんは便に血がつく程度ということです。ただし、内痔核、外痔核などと直腸がんを併発しているケースもあります。直腸から出血した場合、血は明るい赤色をしているため痔と間違えやすいのです。

「あやしい」と思ったら、迷わず専門医の検査を受けましょう。

クローン病・潰瘍性大腸炎

炎症性腸疾患（ＩＢＤ）といわれる疾患で、口から肛門までの消化管に、潰瘍ができたり線維化した肉芽腫ができる病気で、原因はわかっていません。いずれも多くは20～30歳代での発症です。

２つの病気の違いは主に、障害が起こる部位と炎症の深さです。クローン病は小腸を中心に大腸やそのほかの消化器官で発症し、おもな症状は腹痛や下痢、発熱などです。潰瘍の範囲は狭くても深い傷ができます。クローン病によって「痔ろう」や「ろう孔」（消化管および他の部位に穴があいてしまった状態）ができることもあります。

潰瘍性大腸炎は大腸で起こるものをいい、大腸粘膜を広く浅く傷つけるので、血便や下痢が見られます。

過敏性腸症候群

腹痛あるいは腹部不快感と下痢や便秘の交代などの便通異常が慢性的に繰り返されます。近年では便漏れを訴えるケースもあります。腸には炎症や潰瘍などの異常はなく、原因がはっきりせず、何らかのストレスが症状を悪化させるといわれています。

肛門括約筋不全

便意を感じることなく気づかないうちに便が漏れている場合は、内肛門括約筋機能低下によるものが考えられます。また、便意は感じるががまんできずに便が漏れる場合は外肛門括約筋機能低下によるものが多いです。原因としては出産による外傷性から神経疾患、甲状腺疾患、薬物性などがあげられます。

外肛門括約筋に外傷性の断裂を認める時は手術が有効な場合もありますが、内肛門括約筋は自分の意志で動かすことができないので治療方法はありません。外肛門括約筋は自分で動かせますので、一般の筋肉トレーニング同様肛門を締める練習をすることで機能を取り戻すことができます。

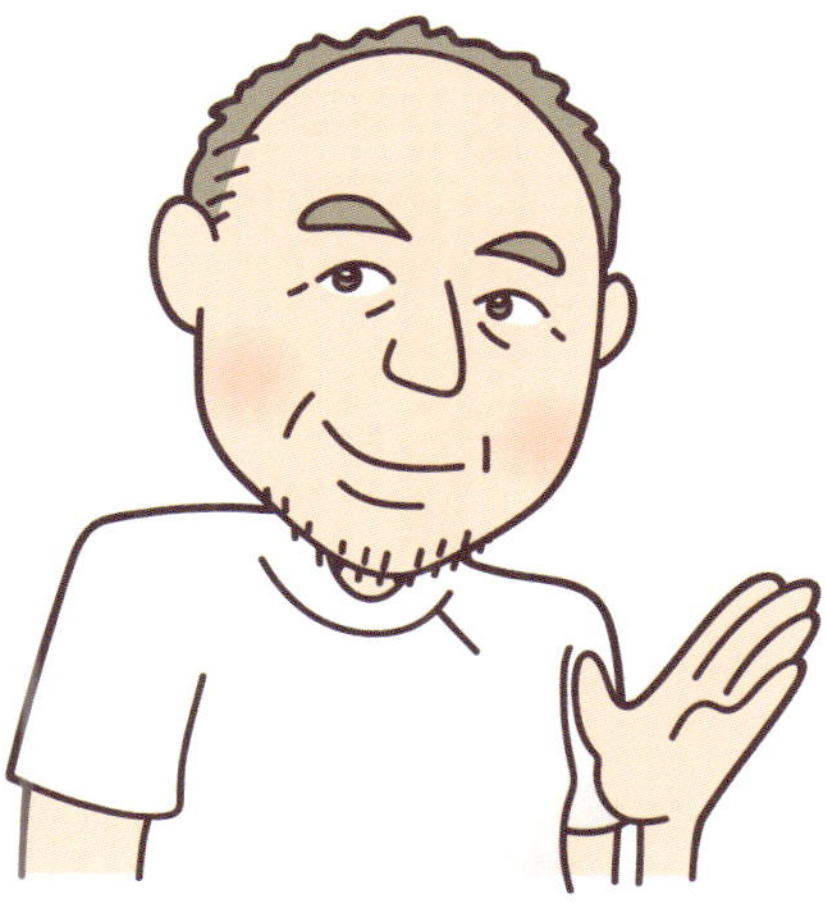

食生活の注意①

食事は抜かない

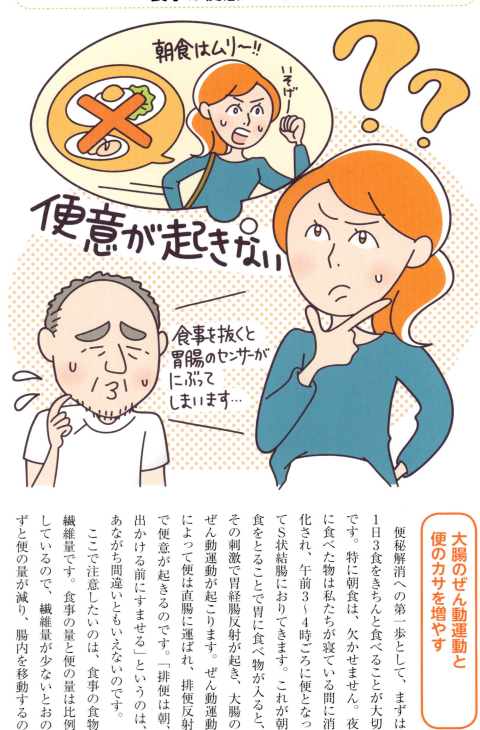

食事は便意のスイッチ?!

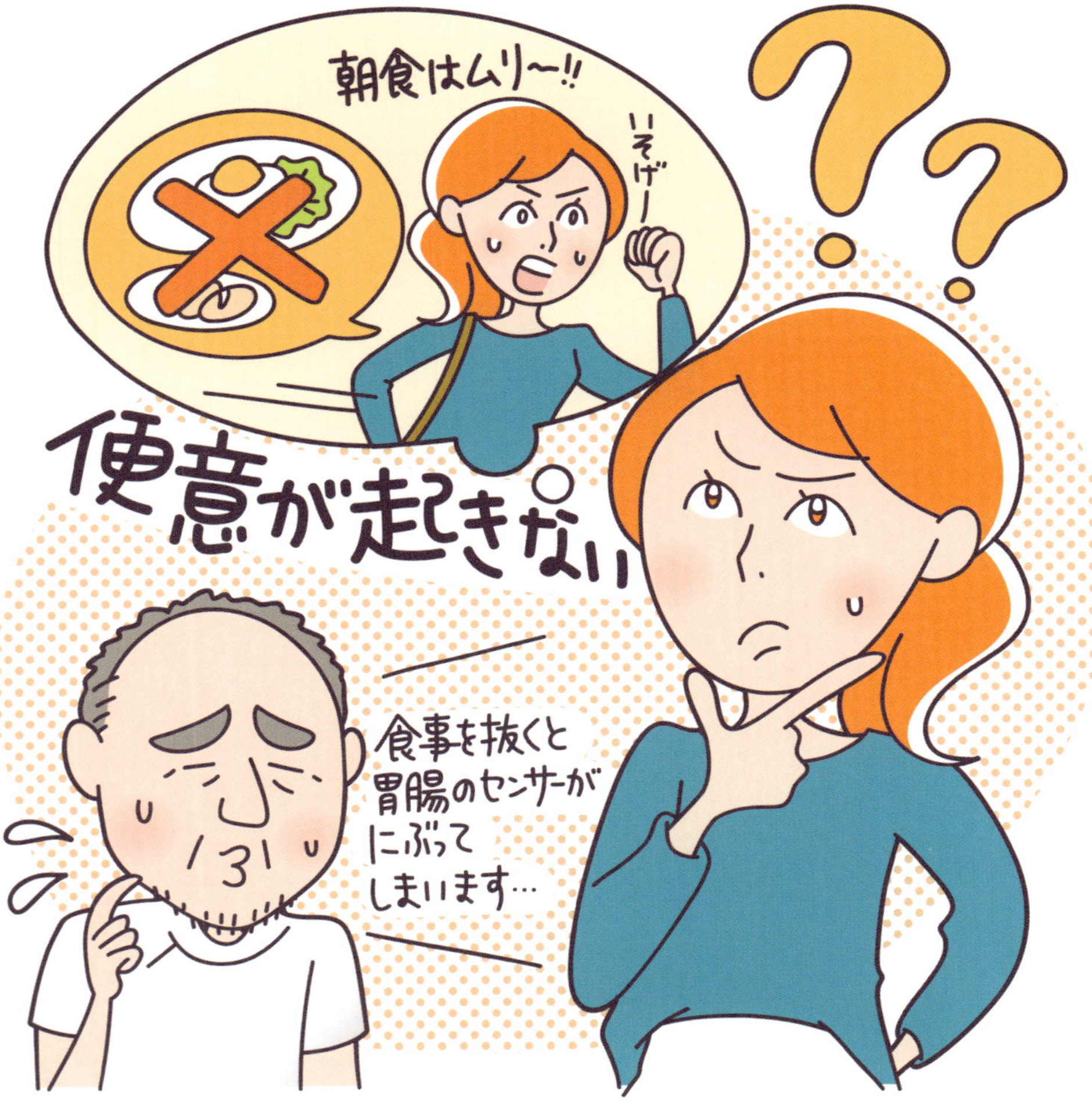
朝食はムリ〜!!
いそげー
便意が起きない
食事を抜くと胃腸のセンサーがにぶってしまいます…

大腸のぜん動運動と便のカサを増やす

便秘解消への第一歩として、まずは1日3食をきちんと食べることが大切です。特に朝食は、欠かせません。夜に食べた物は私たちが寝ている間に消化され、午前3〜4時ごろに便となってS状結腸におりてきます。これが朝食をとることで胃に食べ物が入ると、その刺激で胃経腸反射が起き、大腸のぜん動運動が起こります。ぜん動運動によって便は直腸に運ばれ、排便反射で便意が起きるのです。「排便は朝、出かける前にすませる」というのは、あながち間違いともいえないのです。

ここで注意したいのは、食事の食物繊維量です。食事の量と便の量は比例しているので、繊維量が少ないとおのずと便の量が減り、腸内を移動するの

便意が起こるしくみ

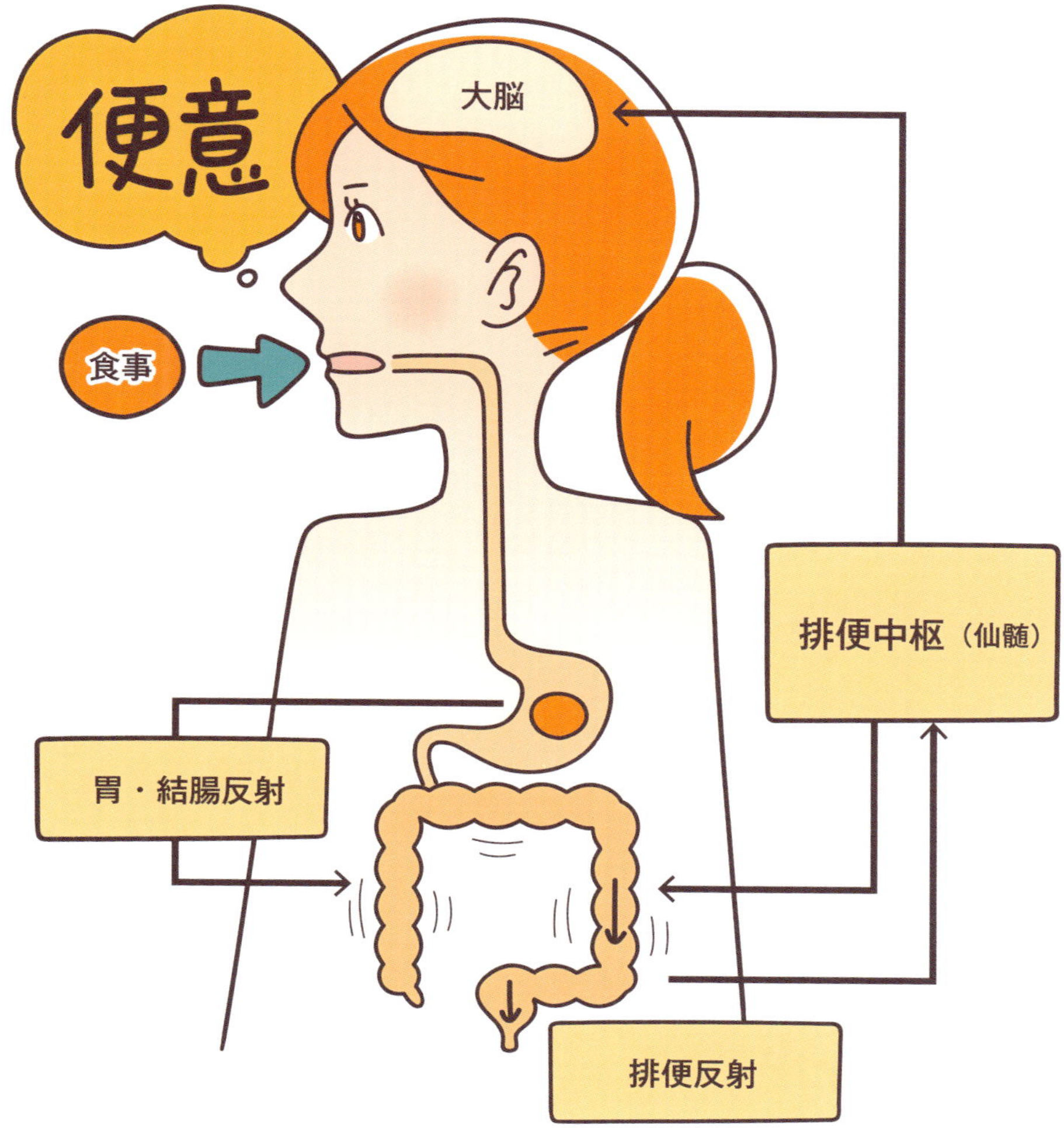

に時間がかかるようになります。そうすると腸で水分が余分に吸収され、カチカチコロコロの便となり便秘のもととなります。また食事量が少なく飲水量が多いと、下痢のもとになります。

米などの穀物は、便のかさを増やすのに役立つ食材なので主食をしっかりとることも大切です。ダイエットで極端に食事量を減らすことは、便秘を招くことになるため注意が必要です。

また、毎日同じ時間に食事をすることも重要です。体に食べ物が入るタイミングが習慣づけられ、腸のぜん動運動の効率も上がり、排便習慣が身につくようになります。

排便の回数やタイミングは、個人差があって当然です。朝、絶対に排便しなければいけない理由はありません。

大切なことは、いかにラクに排便できるかです。直腸に便がおりてきて、便意を感じてトイレに行って、軽くいきむと2～3分以内で残便感がなくすっきりと出るのが、肛門の病気も予防する理想的な排便です。

食生活の注意 ②

食物繊維は1日20gをめざす

不溶性食物繊維と水溶性食物繊維をバランスよく

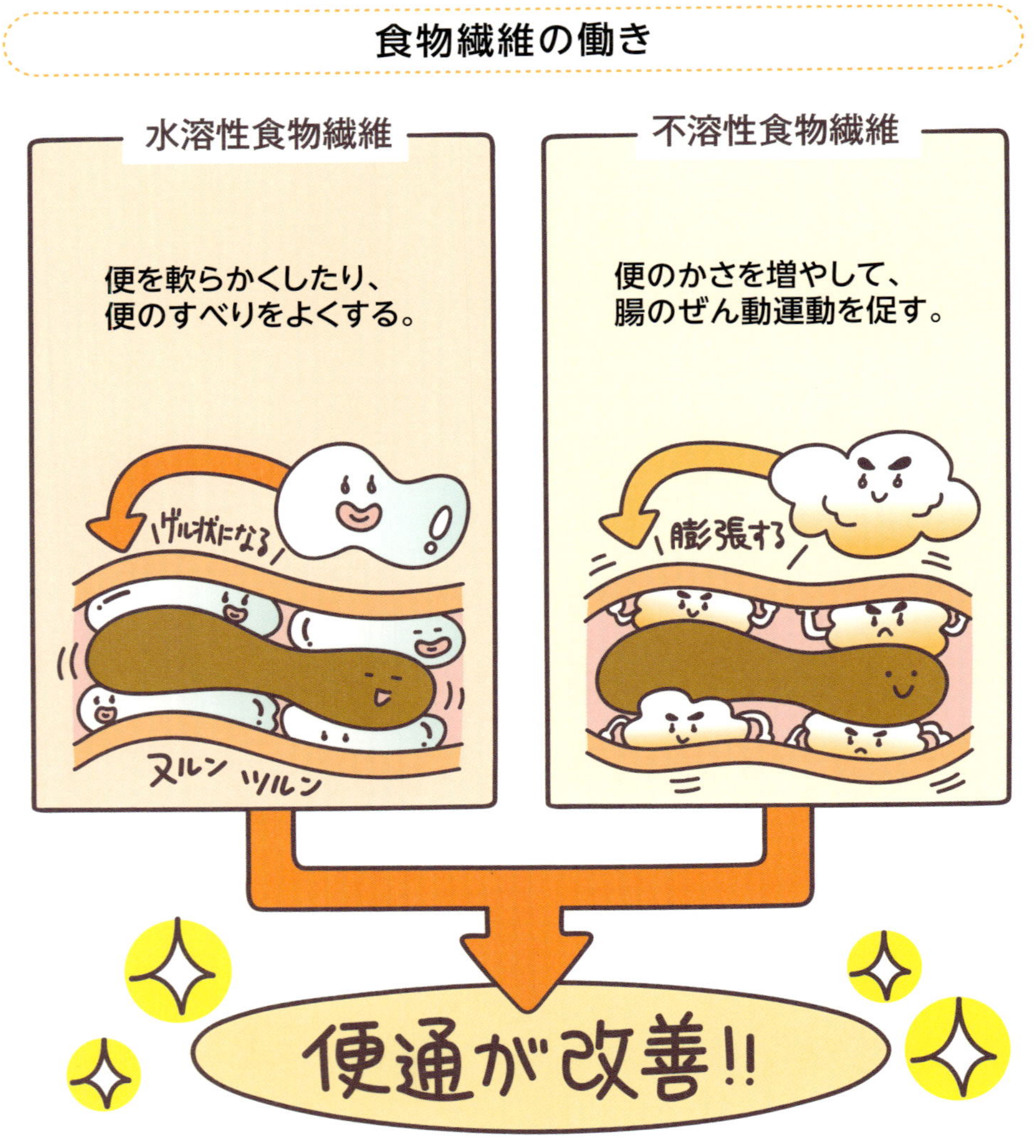
食物繊維の働き
水溶性食物繊維
便を軟らかくしたり、
便のすべりをよくする。
ゲル状になる
ヌルン
ツルン
不溶性食物繊維
便のかさを増やして、
腸のぜん動運動を促す。
膨張する
便通が改善!!

便秘解消には1日20gの食物繊維が必要とされています。

食物繊維は人の消化酵素では消化・吸収されない成分で、不溶性食物繊維と水溶性食物繊維に大別され、それぞれが異なった働きをしています。

不溶性食物繊維は水分を吸収して便のかさを増やす働きがあり、適度な水分を含んでふくらんだ便は腸のぜん動運動を促し、スムーズな排便に役立ちます。野菜や豆類、芋類、雑穀類、昆布やひじきなどの海藻類に多く含まれています。

水溶性食物繊維は水に溶けてゲル状になり、便の硬さを調整する働きがあります。また腸内の善玉菌のエサとなり、腸内環境を整える働きもあります。

どんな食品に含まれている？

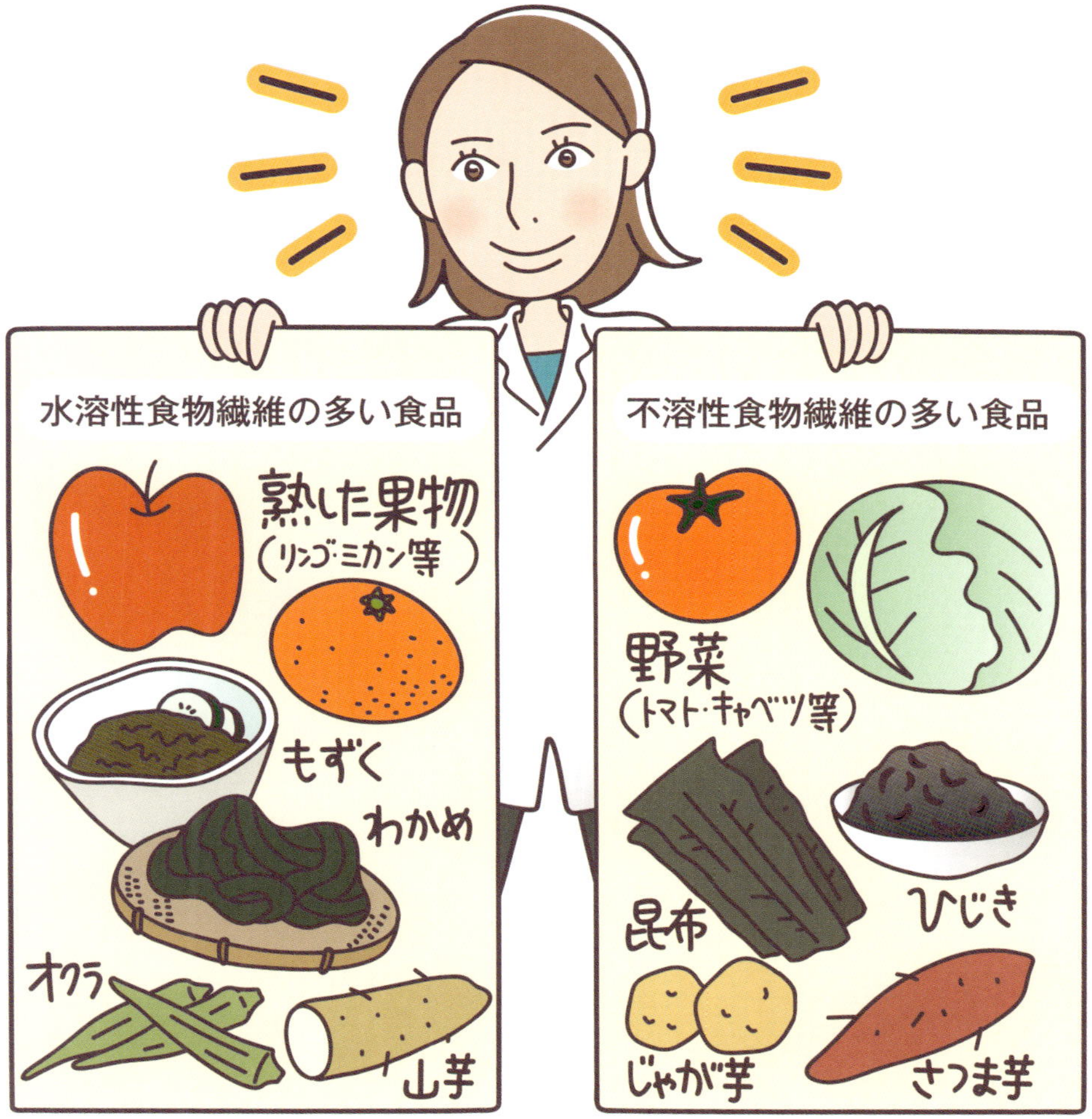

さらに、コレステロールの吸収を抑え、生活習慣病の予防や改善にも役立ちます。熟した果物、もち麦、オクラやモロヘイヤなどネバネバした野菜、山芋、里芋のほか、わかめやもずくなどヌルヌルした海藻類などに多く含まれています。便が硬くなりがちな方、下痢しがちな方、便秘と下痢を繰り返す方などは、水溶性食物繊維を積極的にとるように心がけましょう。

便秘予防には不溶性食物繊維と水溶性食物繊維をバランスよくとることが大切で、その割合は「2：1」が理想です。水溶性食物繊維は不足しがちなので、意識してとり入れましょう。ただし、特定の食品に偏ることなくいろいろな食品をとることが大切です。

家での食事はもちろん、外食や中食でも食物繊維を十分とれるよう工夫することも必要です。本書では、食物繊維たっぷりの市販品を組み合わせた手軽な献立や、常備食材を使ったアレンジレシピも紹介します（42～50ページ参照）。

食生活の注意③

1日1～1.5ℓの水分をとる

どんな飲み物でもいい?

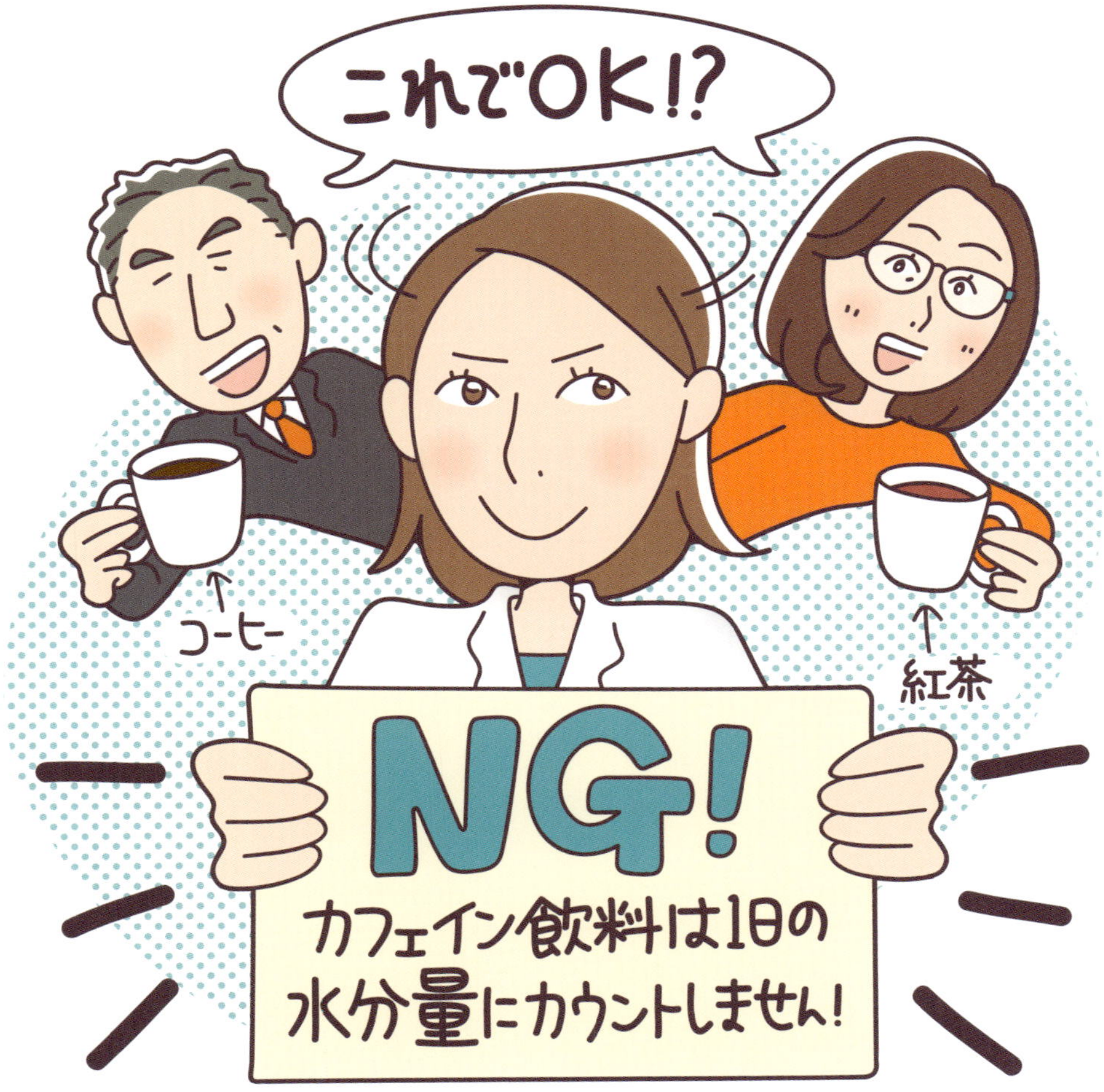
これでOK!?
コーヒー
紅茶
NG!
カフェイン飲料は1日の水分量にカウントしません!

水分はなんどもこまめにとるのがポイント

食べた物は胃で消化吸収された後、腸内へ送られます。そして、大腸内を進むうちに腸壁に水分を吸収され、最終的に固形の便となって排出されます。しかし、体内の水分が不足している場合は、このような腸の機能が十分に発揮されません。必要な水分を補うために、体が外に出す水分の量を減らそうと働くからです。その結果、便が含む水分はさらに減り、いっそう硬くなるため排出が難しくなります。便をスムーズに排出するためには、腸が必要とする水分を摂取することが重要です。

便通を改善するためには1日1.5ℓ程度の水分補給がベストといわれています。これは、食事から摂取する水分以外の、飲み物としてとる量の目安です。

水分補給はこまめに!

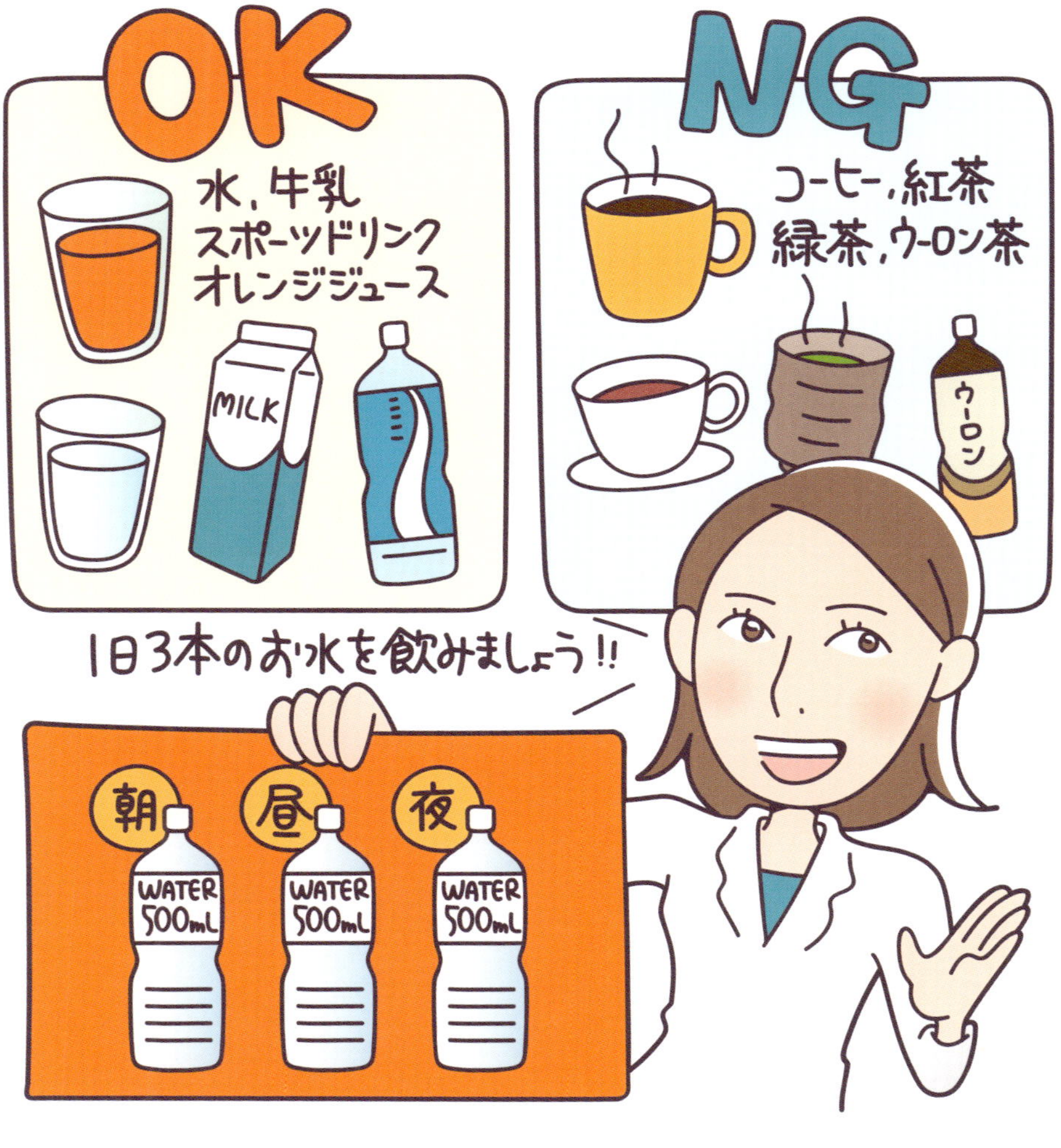
OK
水，牛乳
スポーツドリンク
オレンジジュース
MILK
NG
コーヒー，紅茶
緑茶，ウーロン茶
ウーロン
1日3本のお水を飲みましょう!!
朝
昼
夜
WATER 500mL
WATER 500mL
WATER 500mL

コーヒーや緑茶などカフェインを多く含む飲料は、利尿作用があるため飲んだ以上に尿として排出されてしまい、便を軟らかくすることにつながりません。カフェインを含まない水分を少なくとも1～1.5ℓとるのがポイントです。

だからといって大量の水分を一度に摂取してはいけません。大量に水分をとり込んでも腸では吸収されにくく、余分な水としてそのまま尿として排出されてしまうからです。大切なのは、1日の中でなんどもこまめに水分をとること。水分を定期的に摂取することで腸の環境が整い、適度な水分を含んだ便が排出されるのです。

1日に1～1.5ℓの水は、かなり意識しないととれません。500mℓのペットボトルを午前中に1本、午後から夕方までに1本、寝るまでにもう1本を目安にするとよいでしょう。

また、起床時にコップ1杯の水を飲むのもおすすめです。水を飲むことで腸が刺激され、排便を促す効果が期待できます。

食生活の注意④

発酵食品をとる

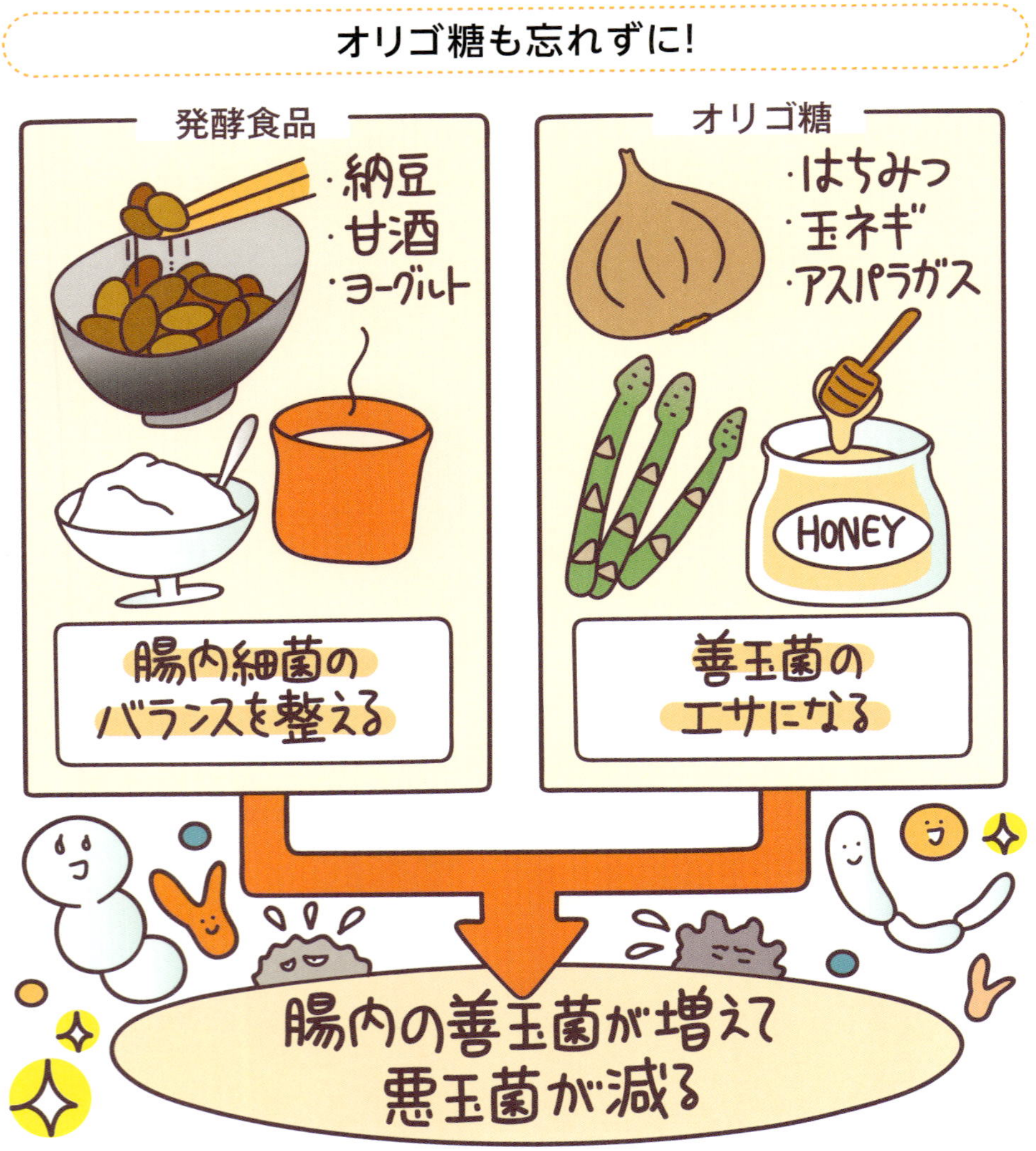
オリゴ糖も忘れずに!
発酵食品
・納豆
・甘酒
・ヨーグルト
腸内細菌のバランスを整える
オリゴ糖
・はちみつ
・玉ネギ
・アスパラガス
HONEY
善玉菌のエサになる
腸内の善玉菌が増えて悪玉菌が減る

腸内の善玉菌を増やして腸を活性化する

人間の大腸には、約１０００種類、１００兆個もの細菌がすんでいるといわれています。これらの腸内細菌は、善玉菌、悪玉菌、日和見菌に分類されます。

善玉菌はビフィズス菌や乳酸菌などで、オリゴ糖や水溶性食物繊維をもとに腸内を酸性に傾け、悪玉菌の増加を防ぎます。日和見菌は腸内の状況に応じて、善玉菌の働きも悪玉菌の働きもします。つまり、つねに日和見菌を善玉菌が優勢な状態に保つことが排便改善につながります。３つの菌のバランスは善玉菌：悪玉菌：日和見菌＝２：１：７です。多くの人は、年齢を重ねると悪玉菌が優勢の状態になってきます。ですから、善玉菌を増やす水溶性食物

発酵食品で腸内機能をアップ!

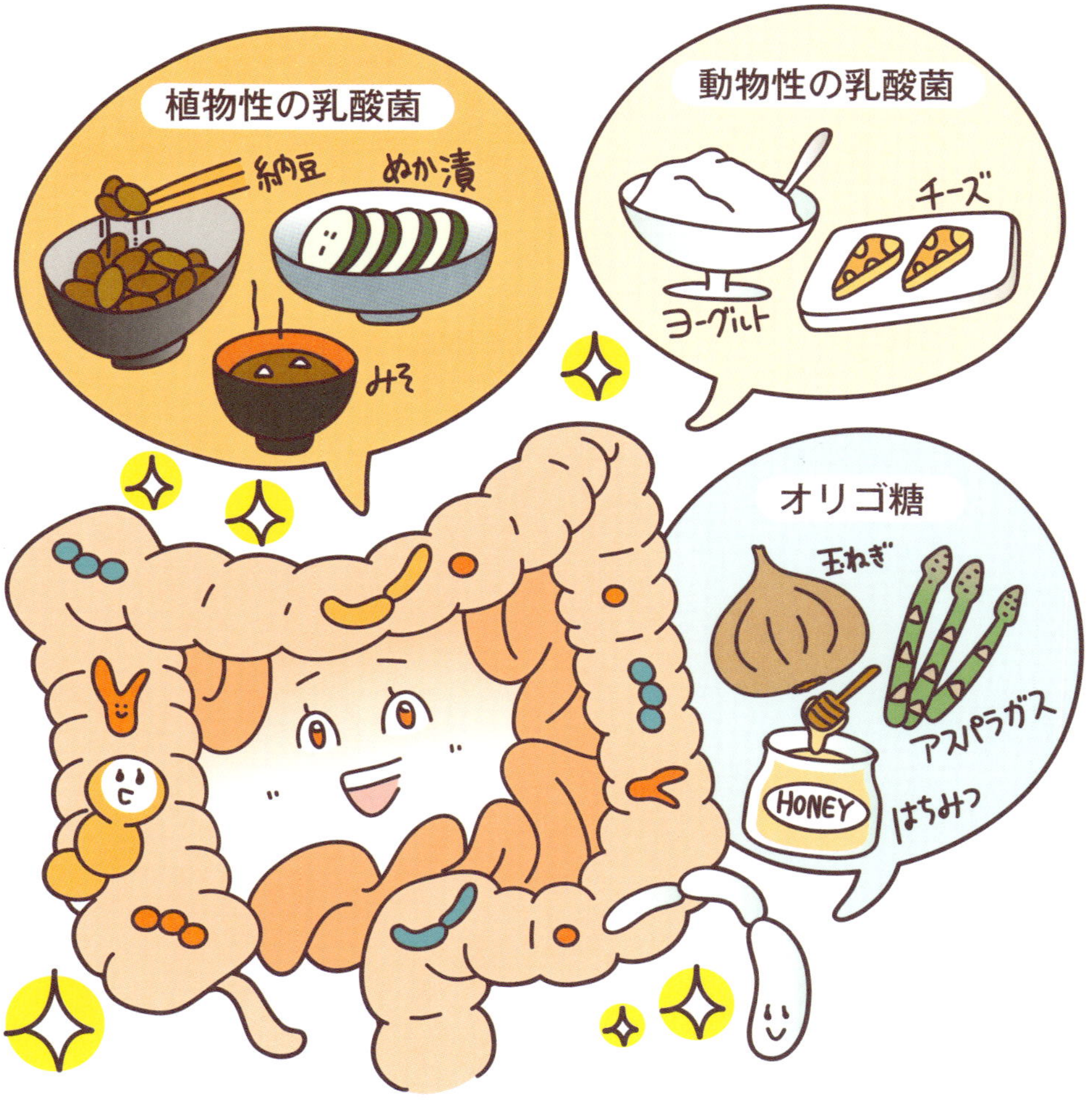

繊維や発酵食品などをとり、腸内環境を整えましょう。

　発酵食品に含まれる乳酸菌には、腸内を弱酸性にすることで悪玉菌の増殖を抑え、善玉菌を増やす働きがあります。

　植物性の乳酸菌を多く含む食材には、ぬか漬け、キムチ、納豆、みそなどの発酵食品があります。動物性の乳酸菌の主な食材には、ヨーグルト、チーズなどがあげられます。一度に大量にとるのではなく、毎日の食生活に1～2品加えて継続してとるよう心がけましょう。

　また、善玉菌のエサになるオリゴ糖を積極的にとりたいものです。オリゴ糖は玉ねぎ、アスパラガス、にんにく、ごぼうなどの野菜類やはちみつのほか、みそやしょうゆなどの発酵食品にも含まれています。甘味料としても販売されているので、利用してみるのもよいでしょう。

よく噛むことは、便秘解消につながります

消化不良は胃や腸に負担

最近では、よく噛まないうちに食べ物を飲み込む人がふえています。これは、昔に比べて加工技術や栽培技術が進み、食べ物全体が軟らかくなり、よく噛まなくても飲み込めるものが増えてきたのも一因です。

しかし、しっかり噛む習慣が失われていくと、食べたものがきちんと消化されずに胃や腸に滞留してしまいます。せっかく食物繊維をとっても、よく噛み砕かなければ水分を含んで便のかさを増やしたり、老廃物をからめとる働きも十分に発揮できません。よく噛むことで、胃腸の調子がよくなると、おのずと便秘解消へと近づきます。

また、よく噛むとだ液が多く分泌されるようになり、さらに消化を助けてくれるようにもなります。

今より10回多く噛むことからスタート

噛む回数は、ひと口につき30回がよいとされています。慣れないうちは、今の回数よりも10回多く噛むことから始めてもよいでしょう。それだけでも今までより胃や腸にかかる負担はぐっと減らせるはずです。

パサパサした食べ物は、口の中の水分が奪われて何回も噛むのが辛くなり、すぐに飲み込んでしまいがちです。水などの飲み物を飲みながらにすると、うまく噛めるようになるので、試してみてください。

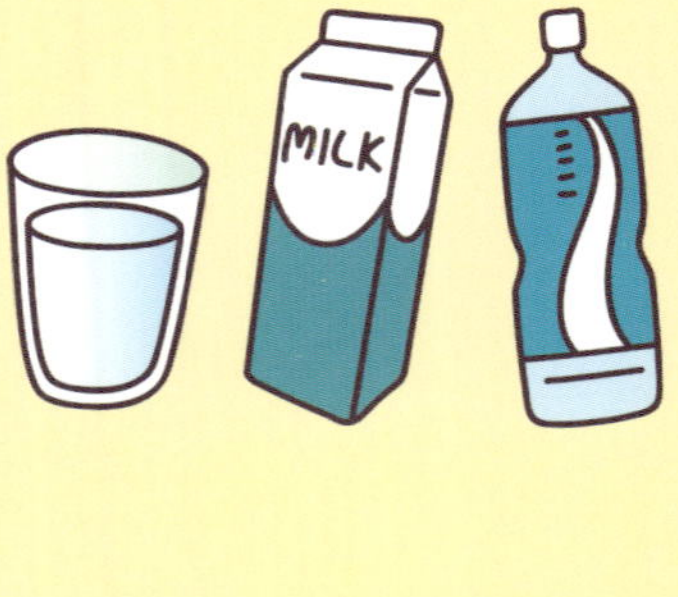

第2章

市販食品を利用して食物繊維をとる!

痔の大きな原因となる便秘。改善するカギのひとつが食物繊維を十分にとることです。時間がなくて料理ができない、外食が多いといったケースでも、ラクにおいしく食物繊維をとることのできる、市販食品の賢い利用の仕方と、常備しておくと便利な食材と料理へのアレンジの仕方を紹介します。

食物繊維たっぷり!

市販食品、組み合わせ献立

昼食や料理をする時間がないときは、パンやおむすびなどだけですませがち。これは、食物繊維が不足する原因のひとつです。市販食品で整える献立でも、選び方しだいで食物繊維はしっかりとれます。ぜひ、参考にしてみてください。

主食がごはんの場合

組み合わせ例

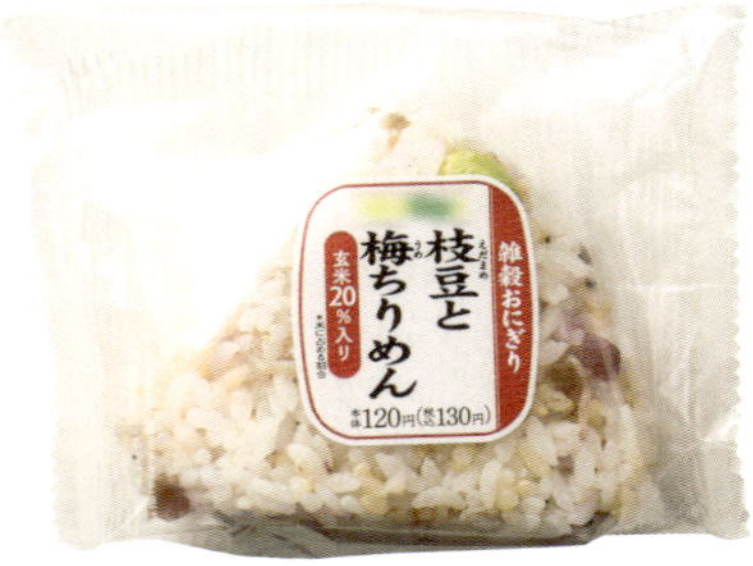

枝豆と梅ちりめんのおむすび

＋

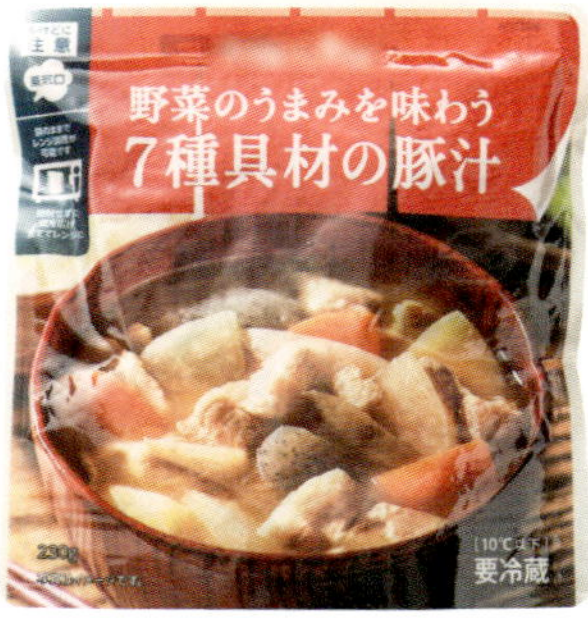

豚汁

ポイント

おむすびと具だくさんみそ汁

おむすびとみそ汁のシンプルな組み合わせですが、それぞれ食物繊維が豊富な具材を使っているものを選びましょう。おむすびは、わかめや雑穀入りのものもおすすめです。みそ汁は根菜やこんにゃくが入っている豚汁に。海藻やきのこ入りのみそ汁でもOKです。野菜やわかめ入りの手軽なカップみそ汁も便利です。

食事のときは必ず水分補給を!

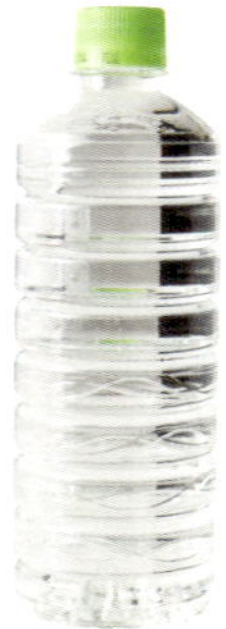

便通をよくして適度なやわらかさの便にするには、料理や汁物でとる水分とは別に、カフェイン、糖分を含まない飲み物が1～1.5ℓ必要です。食事の時はかならず水や麦茶を飲むようにしましょう。

組み合わせ例

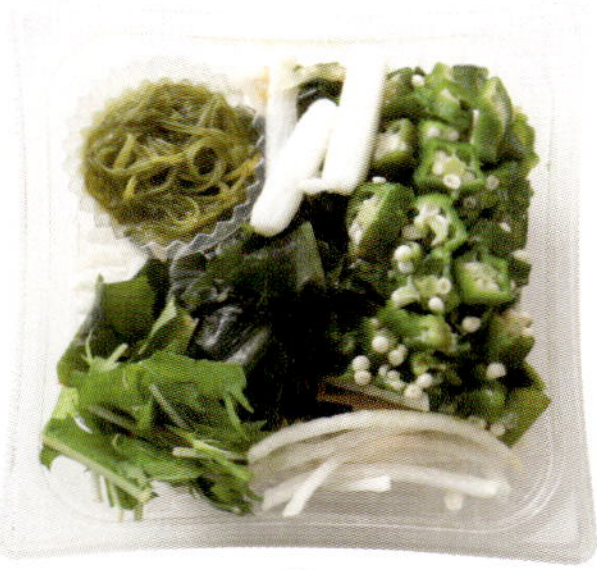

ねばねばサラダ

＋

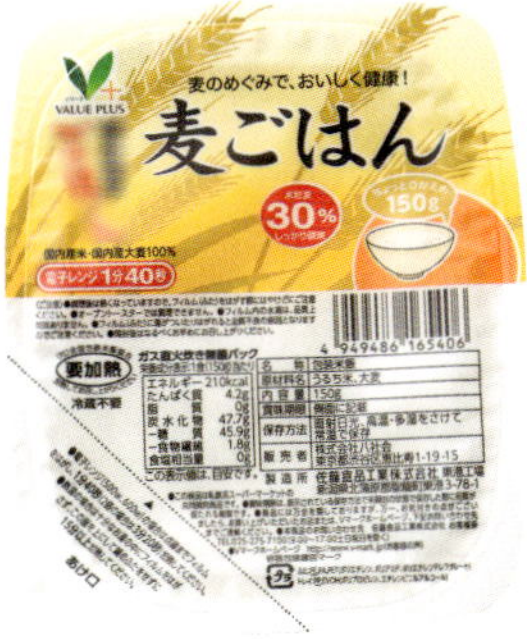

麦入りごはん

＋

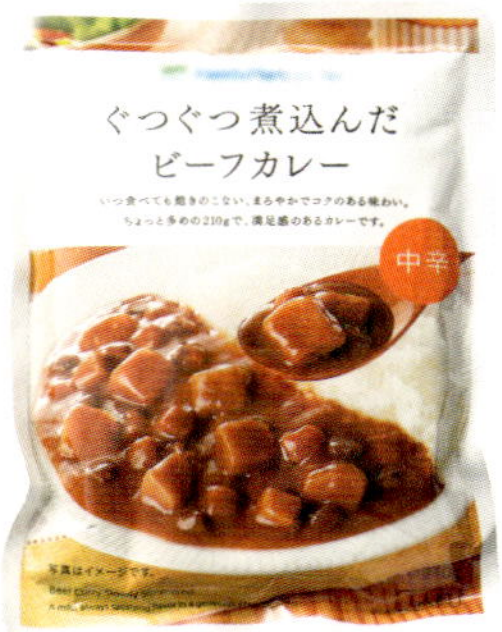

レトルトカレー

ポイント

カレーライスとねばねばサラダ

レトルトのカレーはにんじんなどの野菜がとれますが、量がやや少なめ。ごはんを麦入りにして、サラダは食物繊維が豊富なねばねば食材を使ったものにします。カレーにミックスビーンズをトッピングして豆カレーにするのもおすすめ。

どんぶり物の場合

組み合わせ例

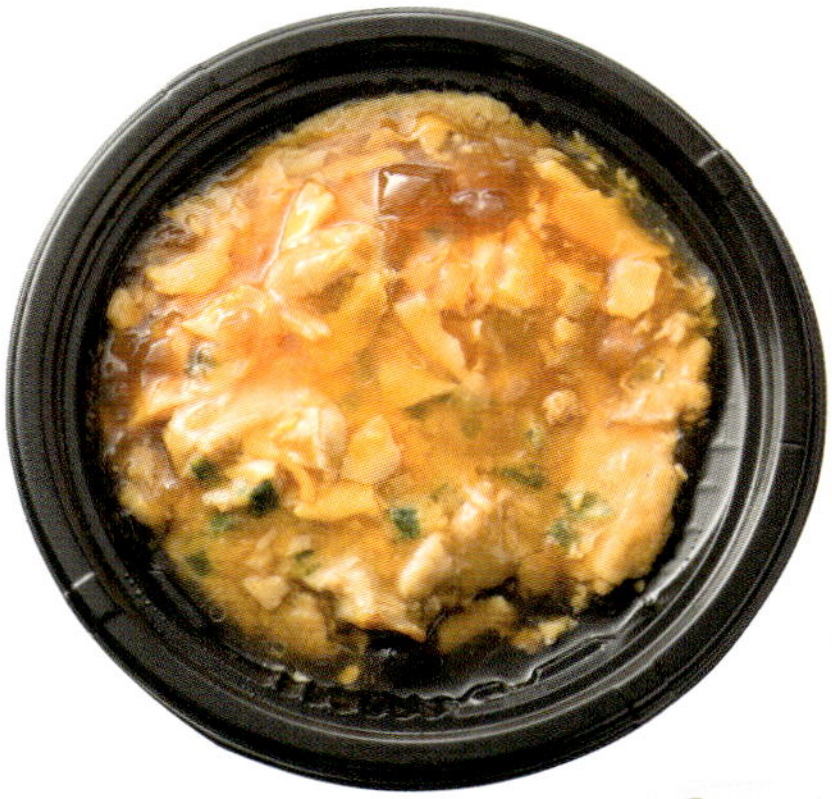

親子丼

＋

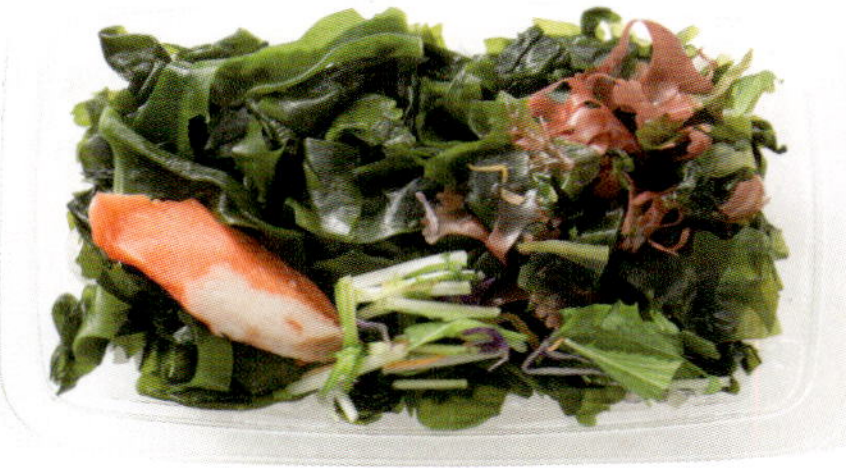

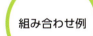

海藻サラダ

ポイント

親子丼と海藻サラダ

親子丼は1品で満足感があり、エネルギーは十分とれますが、食物繊維はほとんど期待できません。海藻サラダは低エネルギーで食物繊維が豊富なので、1品添えるようにしましょう。水などで水分補給も忘れずに！

主食がめんの場合

ポイント

スパゲティと豆ひじきサラダ

ランチで人気のスパゲティですが、ミートソースに限らず、たらこスパゲティやナポリタンなどでも野菜の量が不足しがちです。ひじきやミックスビーンズを使ったサラダやごぼうサラダなどを添えて食物繊維を補いましょう。

組み合わせ例

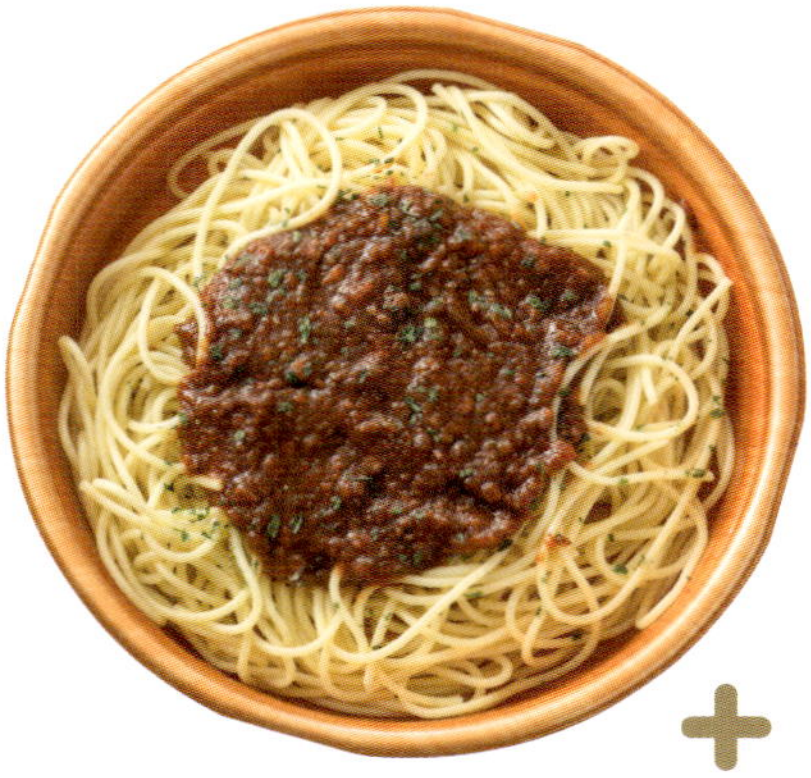

スパゲティミートソース

＋

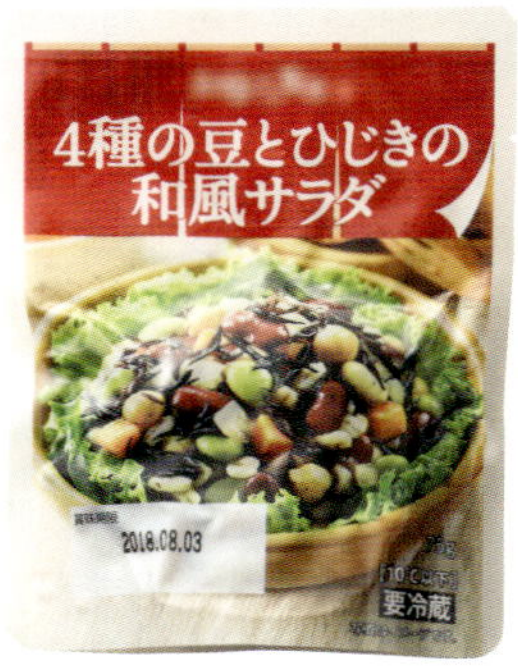

豆とひじきのサラダ

ポイント

わかめたっぷりきつねうどん

カップめんは手軽にささっと食事をすませたいときに便利なもの。乾燥カットわかめをひとつまみかふたつまみほどもどしてトッピングすれば、簡単にわかめうどんができます。乾燥わかめはもどすと10～12倍にふくらみます。乾燥したままうどんに入れてお湯を注いで作る場合は、量に注意してください。

組み合わせ例

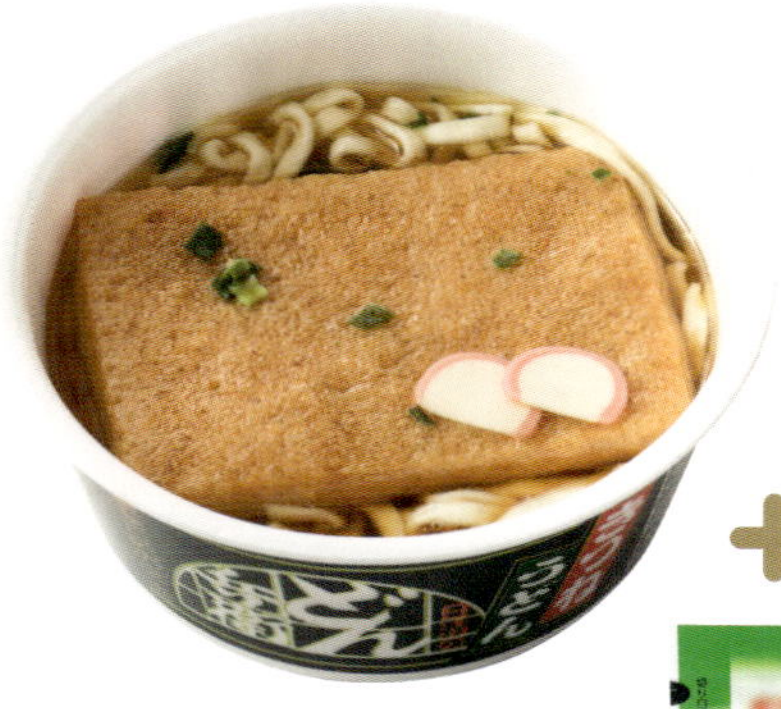

カップうどん

＋

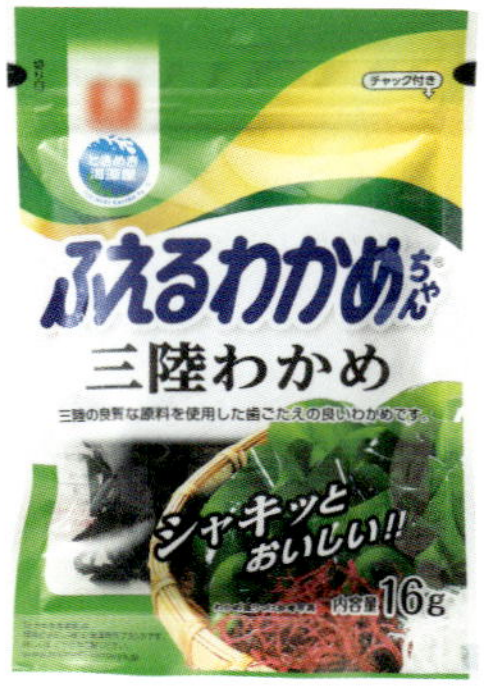

カットわかめ

ポイント

ラーメンとこんにゃくゼリー

ラーメンだけで食物繊維を十分に補給したい場合は、野菜炒めがのったものやわかめラーメンなどがおすすめです。そうでない場合はデザートにこんにゃくゼリーや寒天ゼリーで手軽に食物繊維を補いましょう。

組み合わせ例

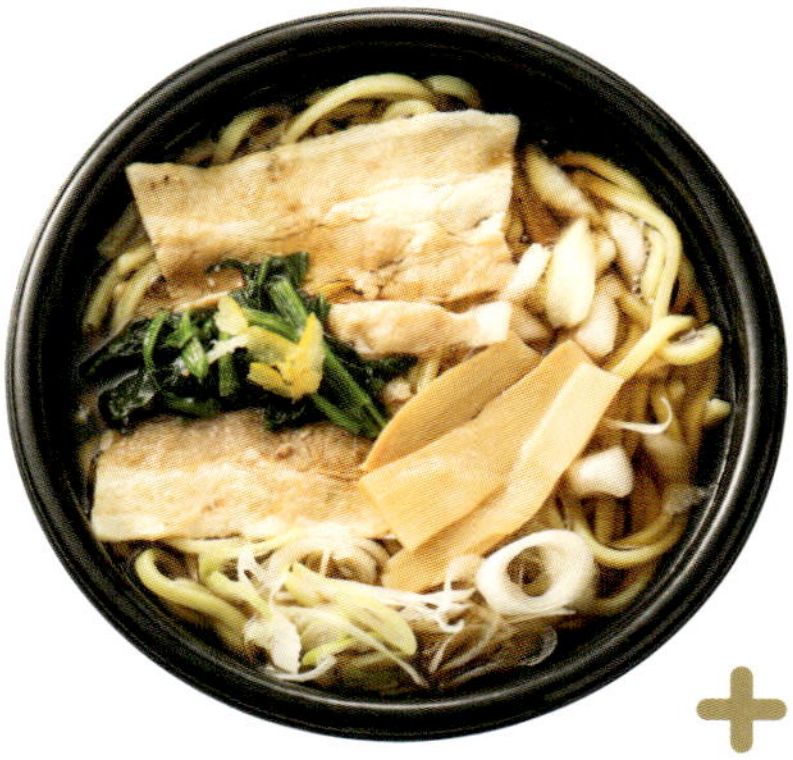

ラーメン

＋

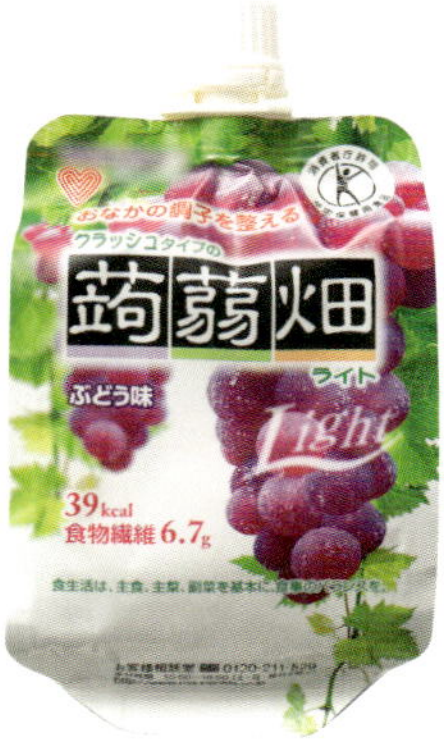

こんにゃくゼリー

パンの場合

ポイント

野菜サンドと野菜スムージー

サンドイッチは具材に野菜が多いものを選ぶようにします。これにスムージーなどを添えて少しでも食物繊維を補給しましょう。スムージーの代わりにフルーツ入りヨーグルトにしてもOK。食物繊維のほか、ビフィズス菌がとれて腸内環境を整えるのに役立ちます。

組み合わせ例

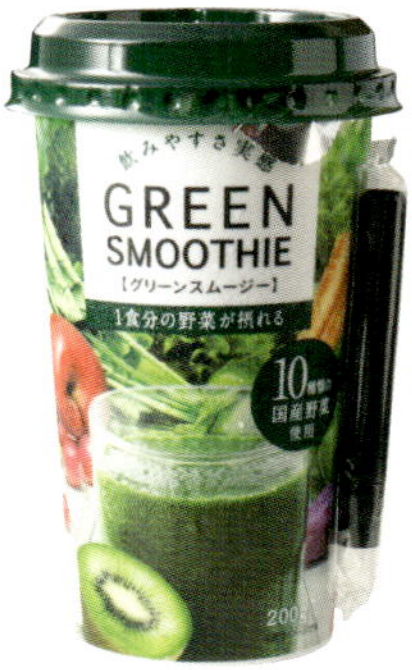

スムージー

＋

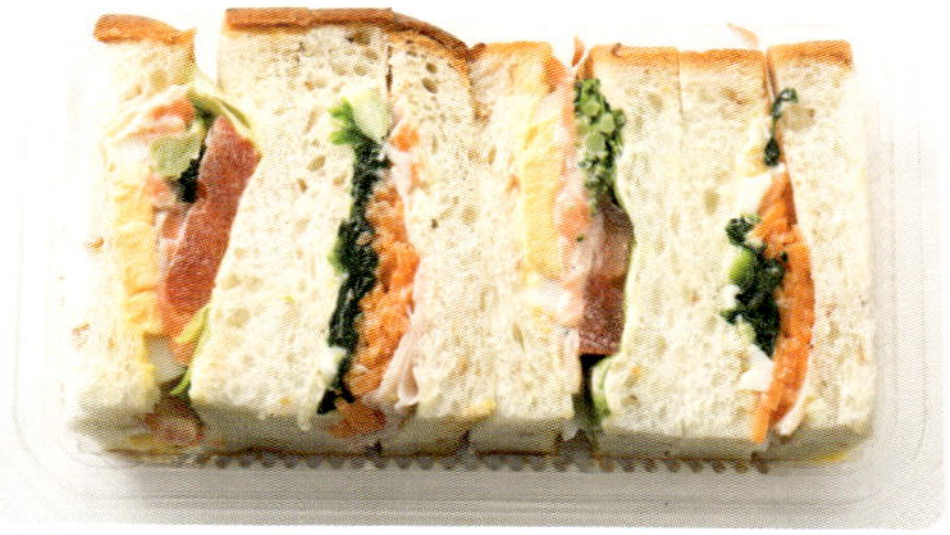

野菜サンドイッチ

食物繊維たっぷり!

常備しておくと便利な食材

時間がない時や買い物に行けない時でも食物繊維を十分にとるのに役立つのが、
買い置きができるものや下処理のすんだ食材。常備しておくと便利な食材を紹介します。

缶詰・パック類

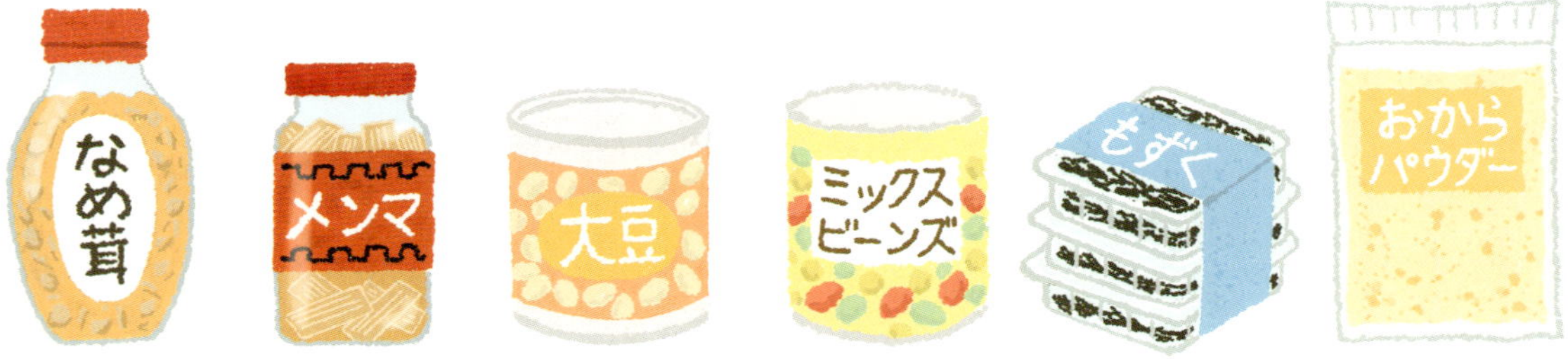

なめたけ　メンマ　大豆缶詰（または蒸し大豆）　ミックスビーンズ　もずく　おからパウダー

このほかに、蒸し雑穀、味つけめかぶ、ゆでひじき、コーン缶、トマト缶、水煮マッシュルームなどもおすすめ。

冷凍食品

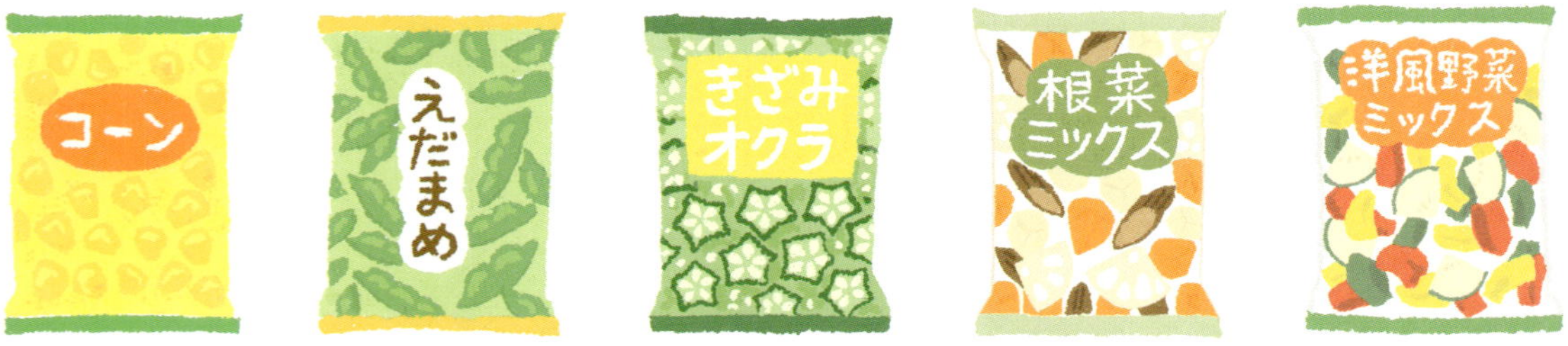

コーン　枝豆　刻みオクラ　根菜ミックス　洋風野菜ミックス

このほかに、グリンピース、ミックスベジタブル、ほうれん草、ブロッコリー、アスパラガス、とろろ芋、
和風野菜(にんじん・ごぼう・れんこん・いんげん・里芋など)などもおすすめ。

乾燥野菜

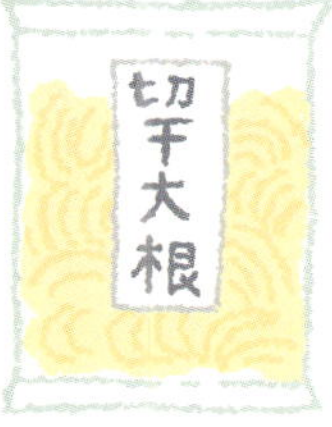

切り干し大根

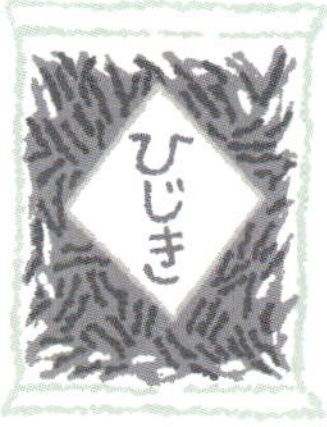

ひじき

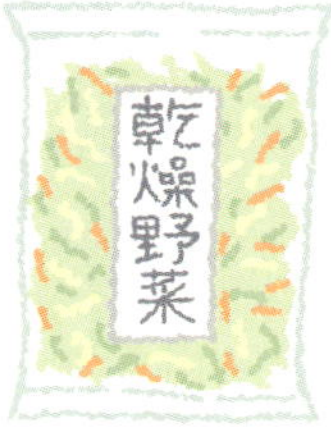

乾燥野菜

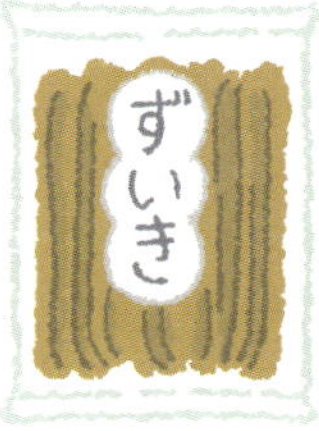

ずいき

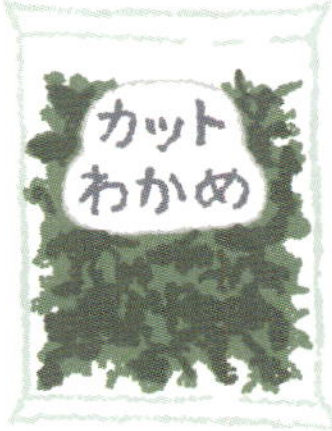

カットわかめ

このほかに、ごぼう、にんじん、刻み昆布、みそ汁用乾燥野菜ミックスなどもおすすめ。

水煮野菜

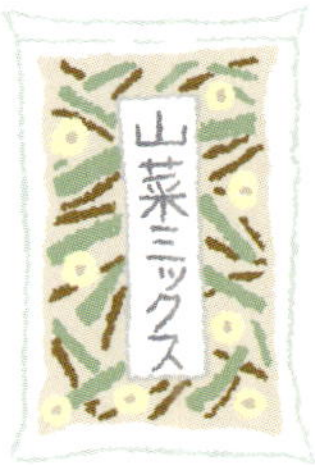

山菜ミックス

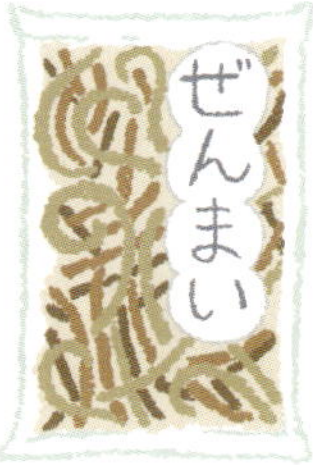

ぜんまい

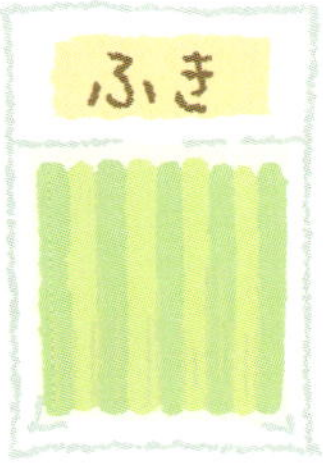

ふき

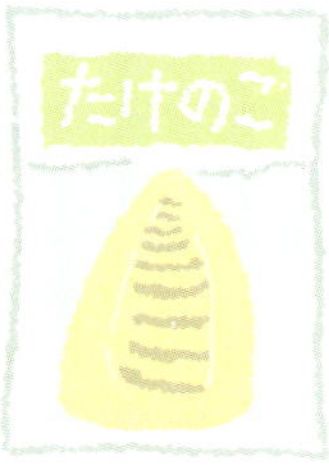

竹の子

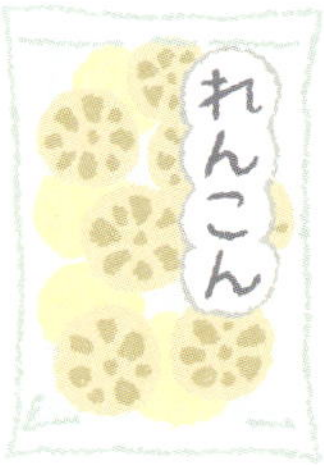

れんこん

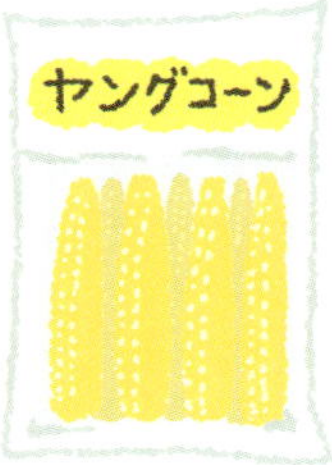

ヤングコーン

山菜や根菜など下処理や加熱に時間がかかるものは、水煮を利用すると便利。日持ちもするので、冷蔵庫にストックして。

おやつ

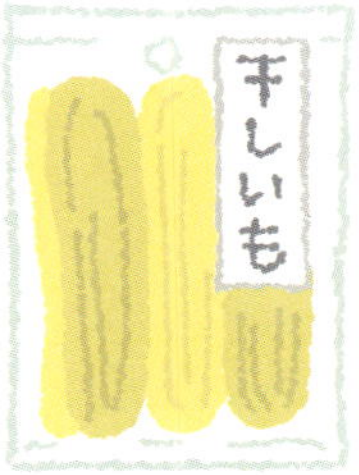

干し芋

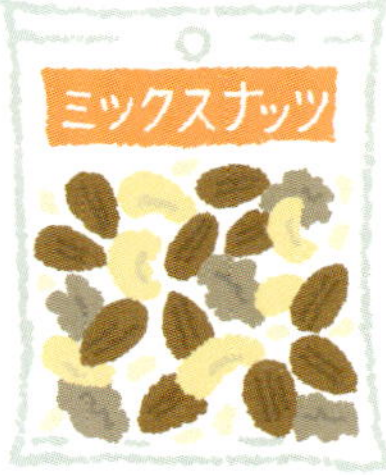

ナッツ類

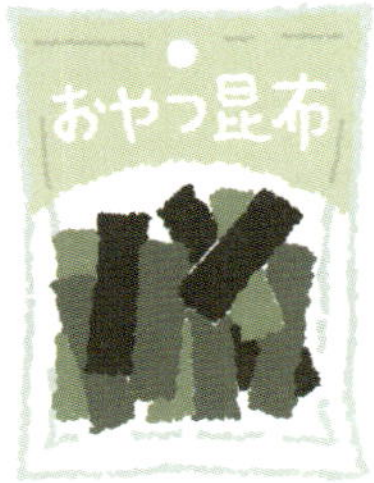

海藻菓子
(茎わかめ、おやつ昆布、乾燥わかめなど)

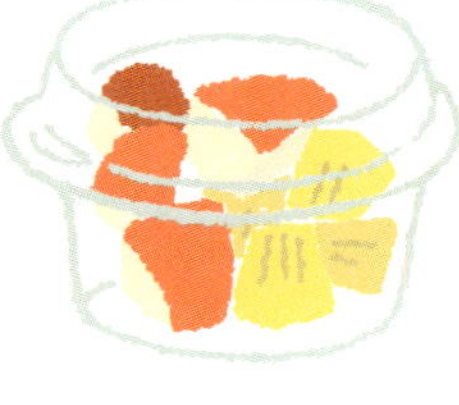

カットフルーツ
(りんご・パインなど)

このほかに、寒天ゼリー、ヨーグルト、シリアル、プルーン、果物、きな粉、はちみつなどを上手に取り入れて。

常備食材で
食物繊維たっぷりアレンジ

市販食品と常備食材を組み合わせれば、手軽に食物繊維たっぷりのおかずが作れます。
おいしくてラクに作れる組み合わせ例を紹介します。

主菜

野菜たっぷり水餃子

冷凍水餃子 ＋ カット野菜

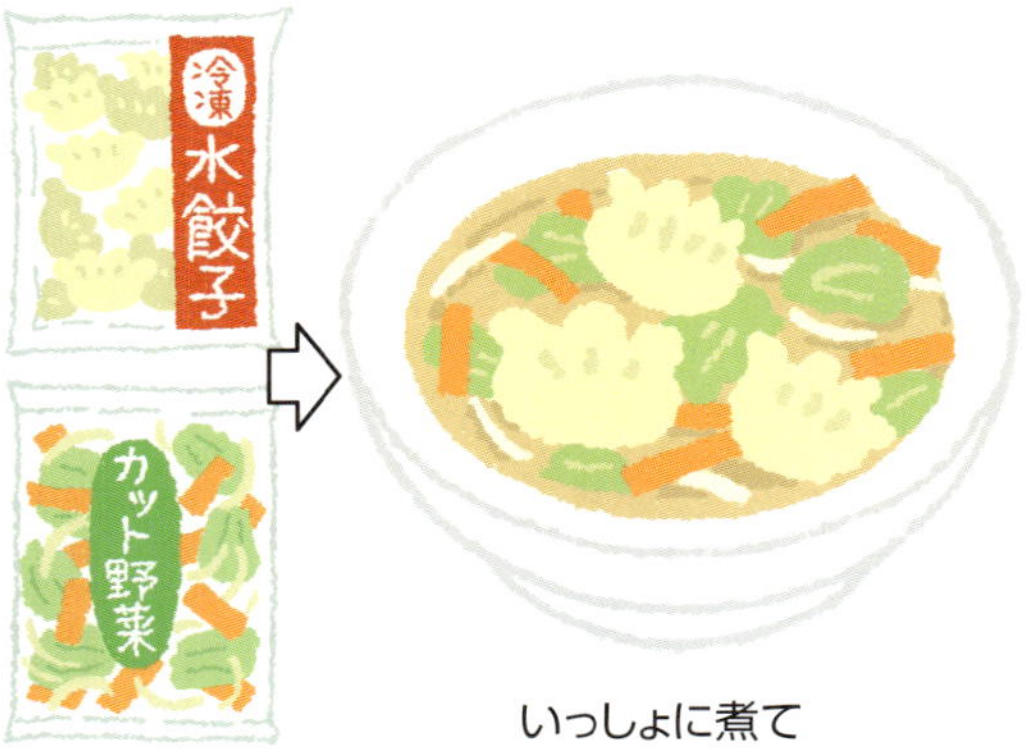

いっしょに煮て

具だくさん肉団子(甘酢あん風)

肉団子(市販品) ＋ 根菜ミックス

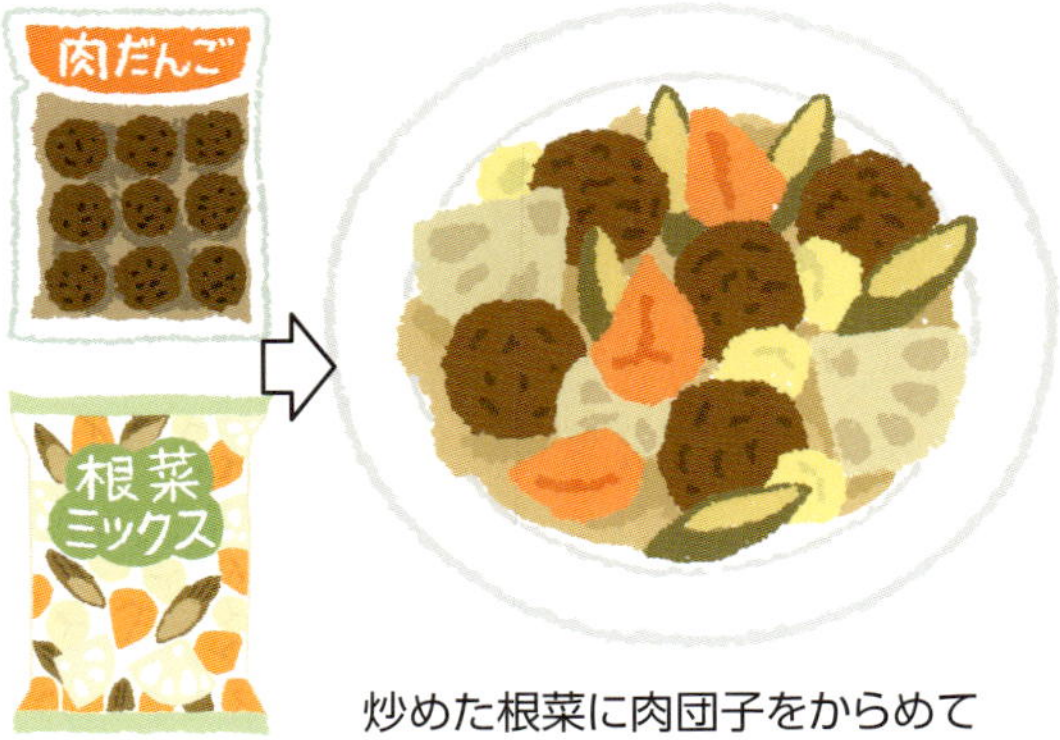

炒めた根菜に肉団子をからめて

豆麻婆豆腐

麻婆豆腐 ＋ ミックスビーンズ

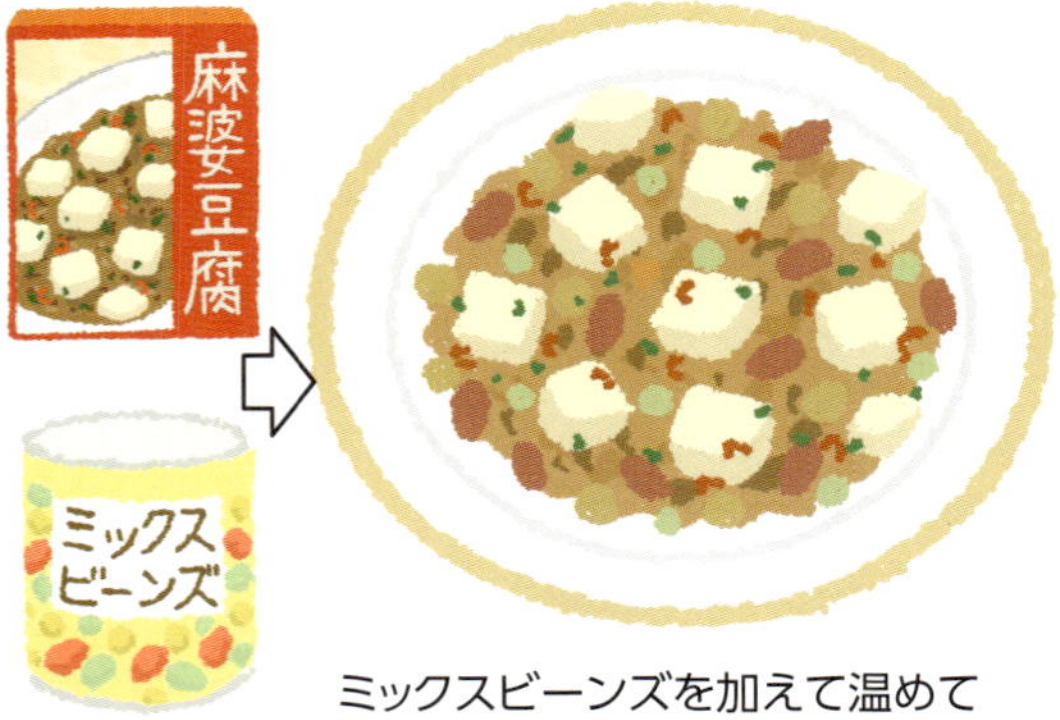

ミックスビーンズを加えて温めて

肉野菜炒め

味つけ肉 ＋ 冷凍野菜

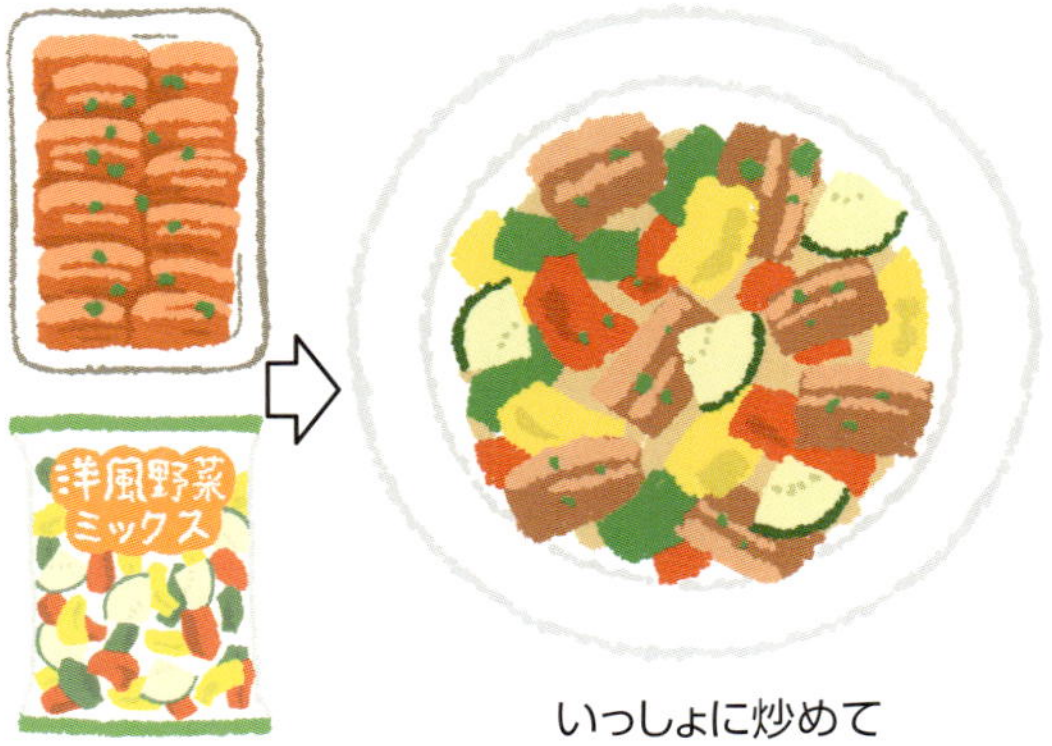

いっしょに炒めて

ごはん、めん

和風山菜スパゲティ

スパゲティ ＋ 水煮山菜

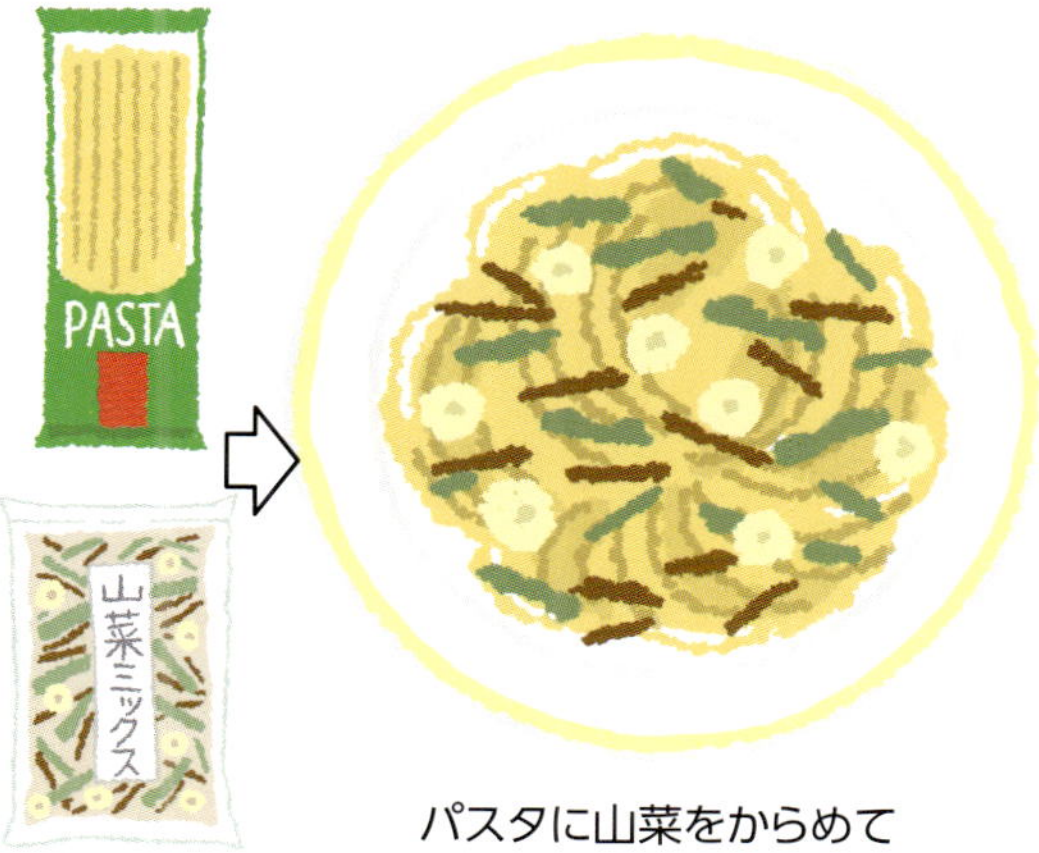

パスタに山菜をからめて

豆カレー

レトルトカレー ＋ ミックスビーンズ

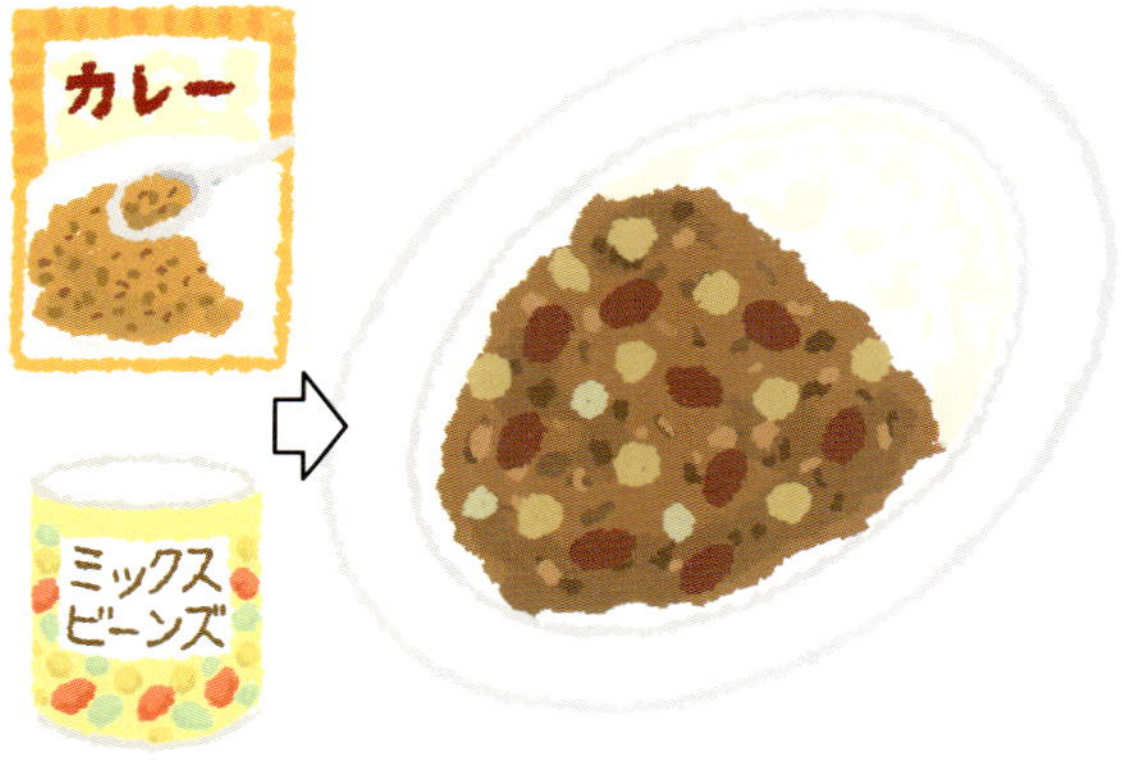

ミックスビーンズをトッピング

ぶっかけねばねばそうめん

冷凍オクラ ＋ もずく ＋ そうめん

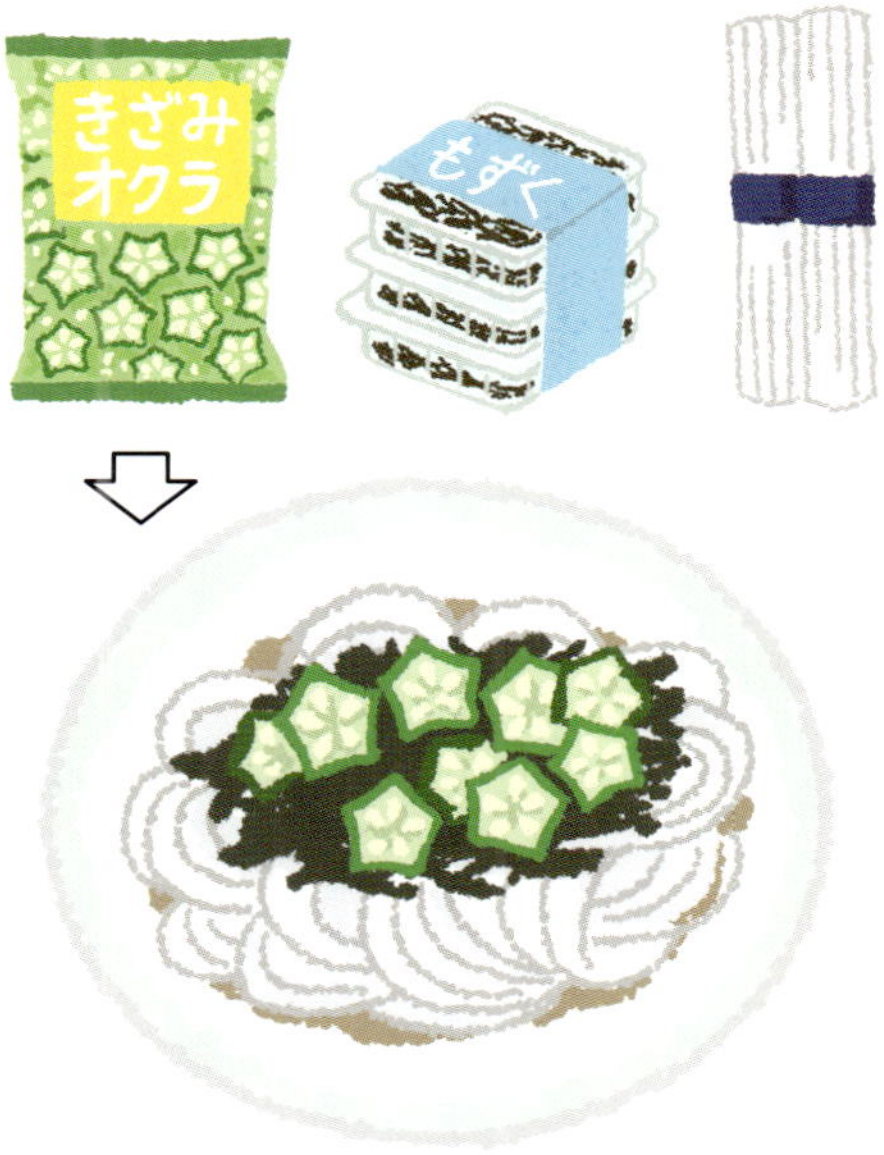

そうめんにオクラともずくをトッピング

ポテトチーズ焼き

冷凍ポテト ＋ コーン ＋ ピザ用チーズ ＋ ピザソース

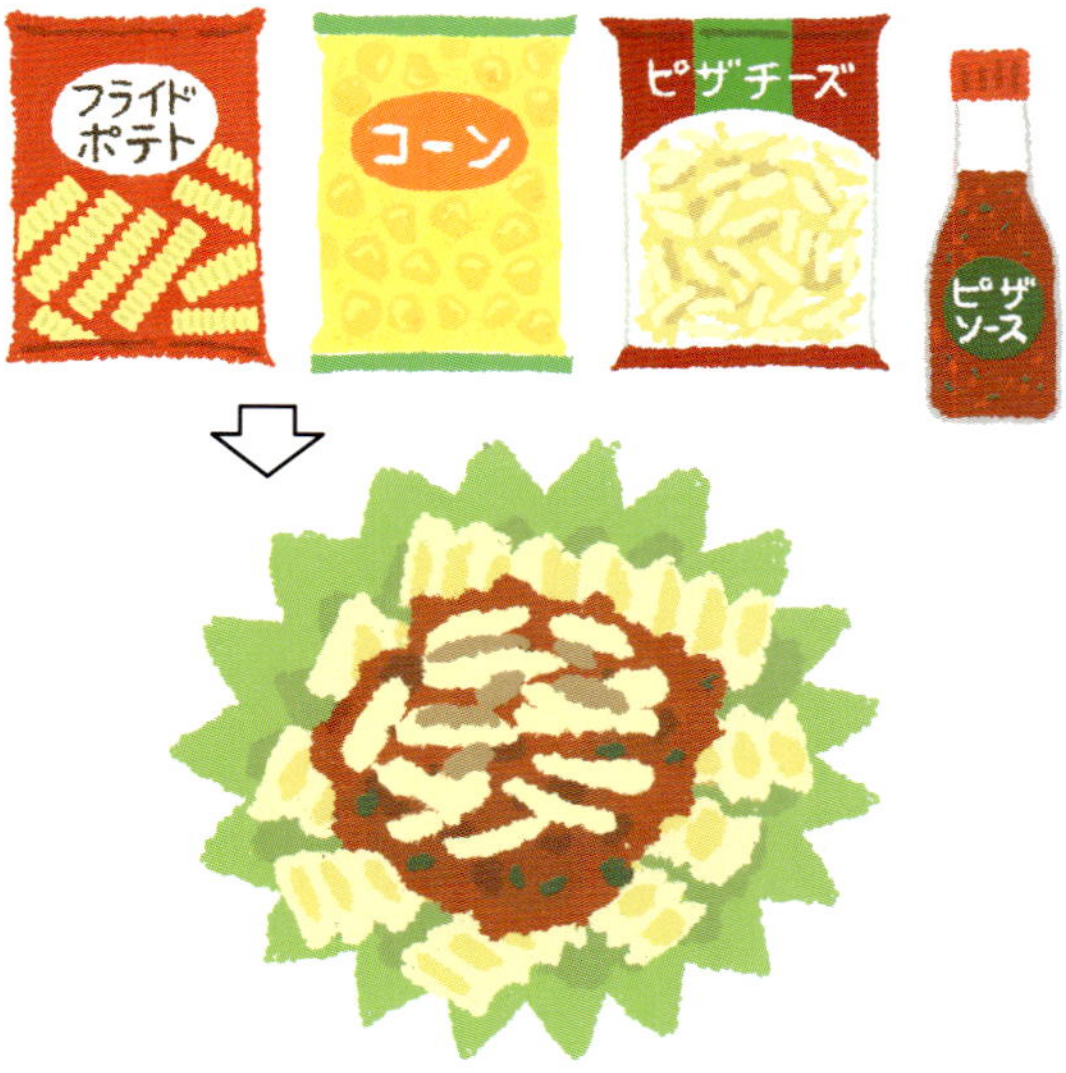

ポテトの上に材料をのせてトースターで焼く

副菜・デザート

鶏ともやしのあえ物

もやし ＋ 焼きとり缶

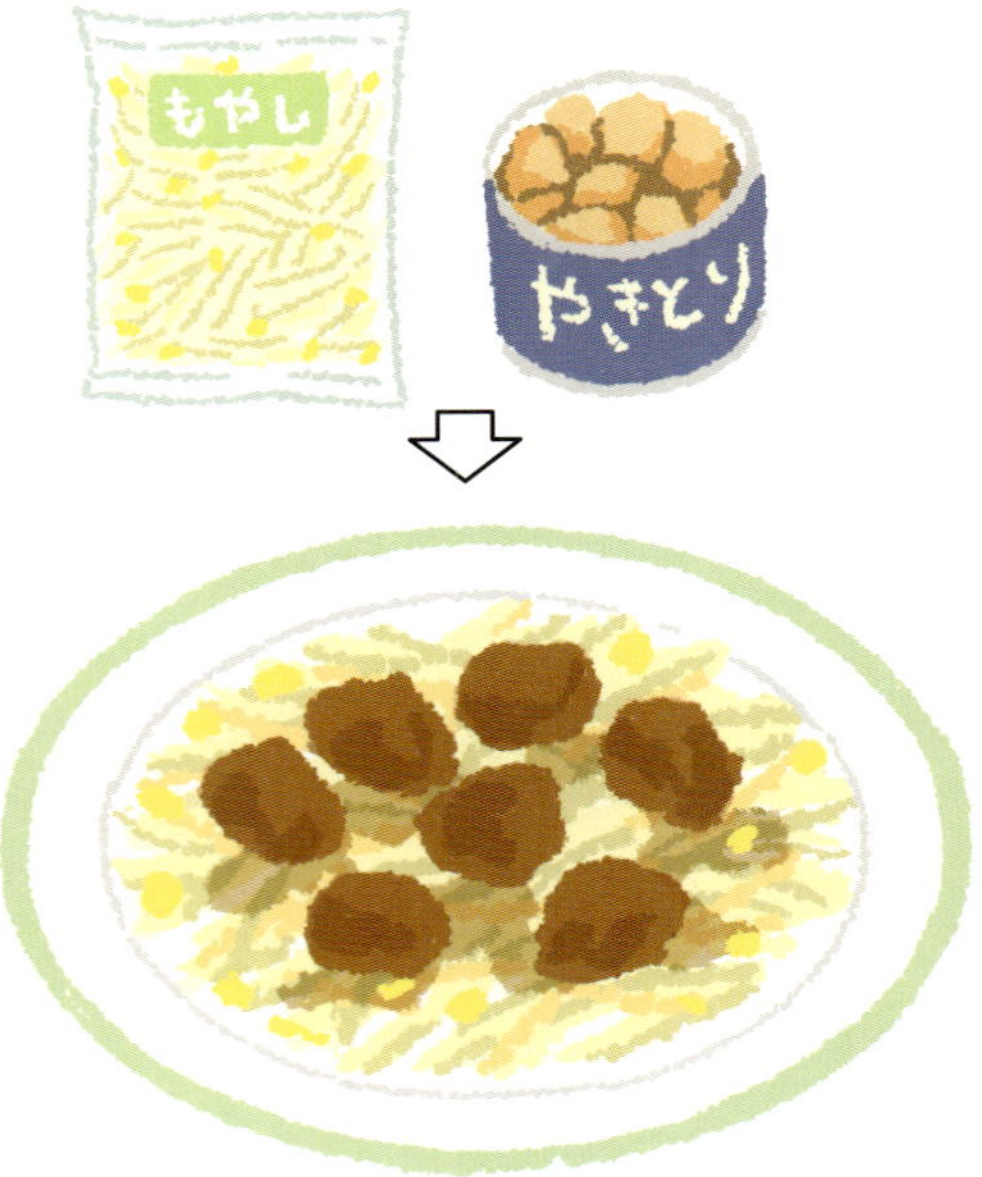

さっとゆでたもやしと焼きとりをあえて

ザーサイ野菜炒め

カット野菜 ＋ 味つけザーサイ

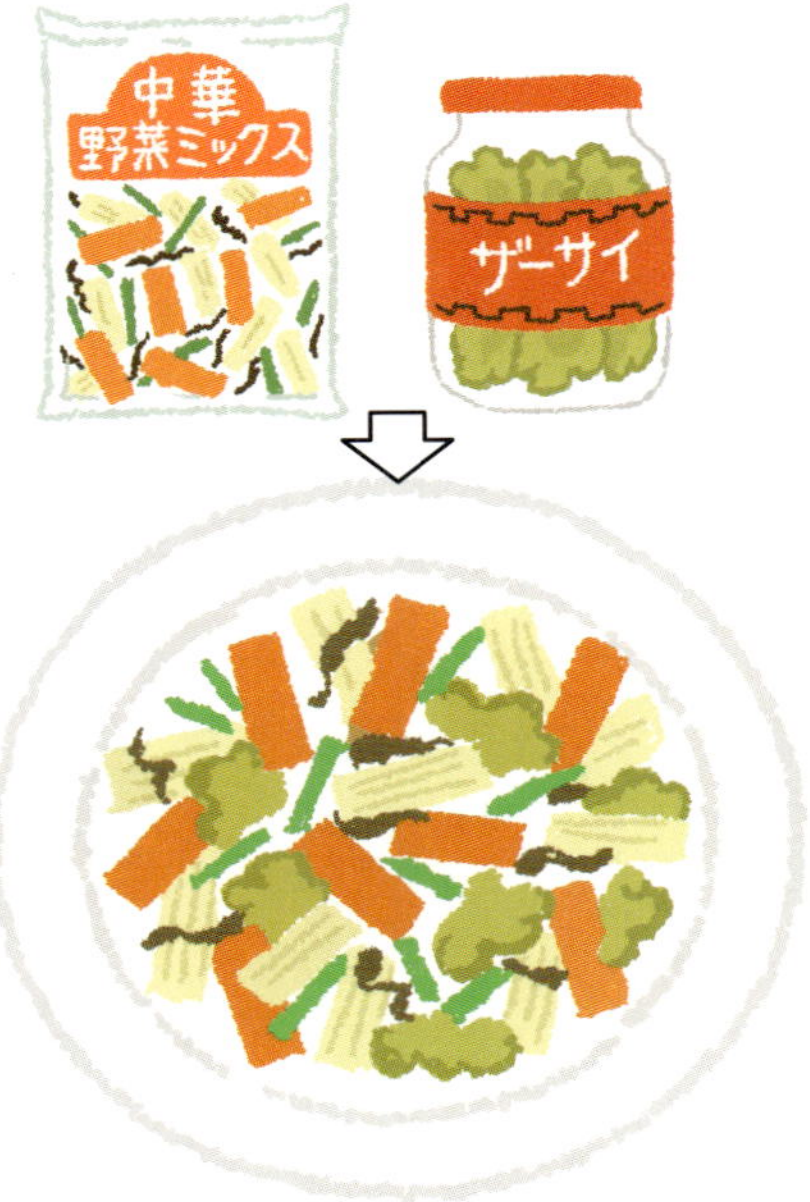

いっしょに炒めて

おからヨーグルト

ヨーグルト ＋ おからパウダー

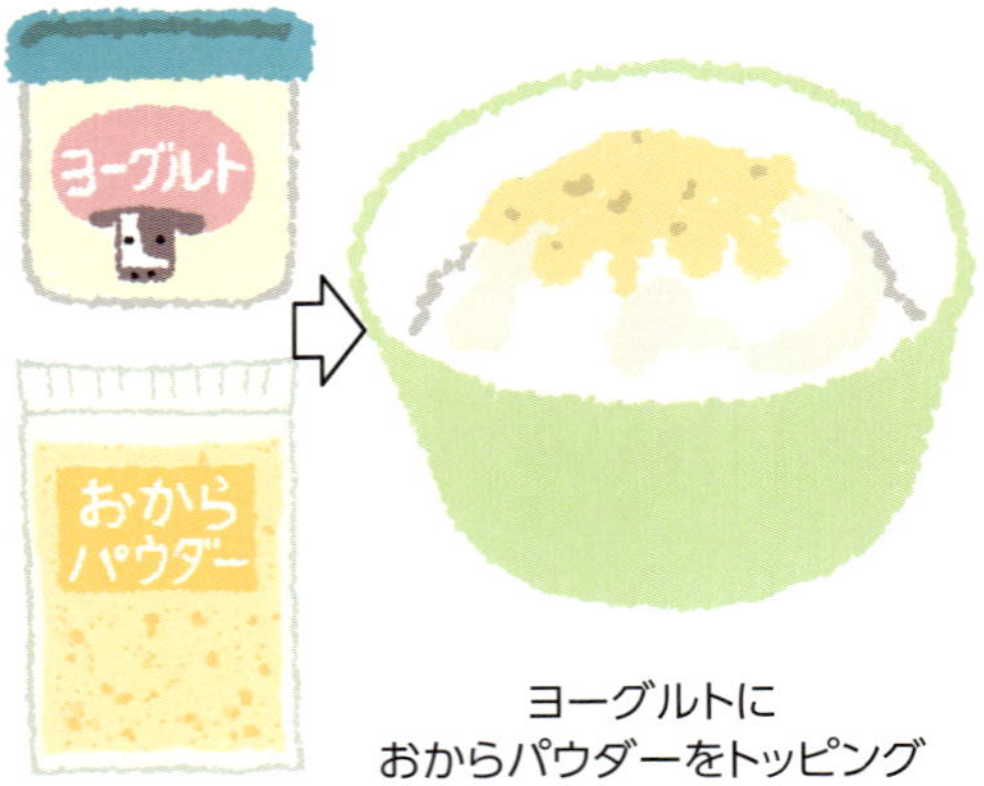

ヨーグルトに
おからパウダーをトッピング

海藻のなめたけあえ

海藻ミックス ＋ なめたけ

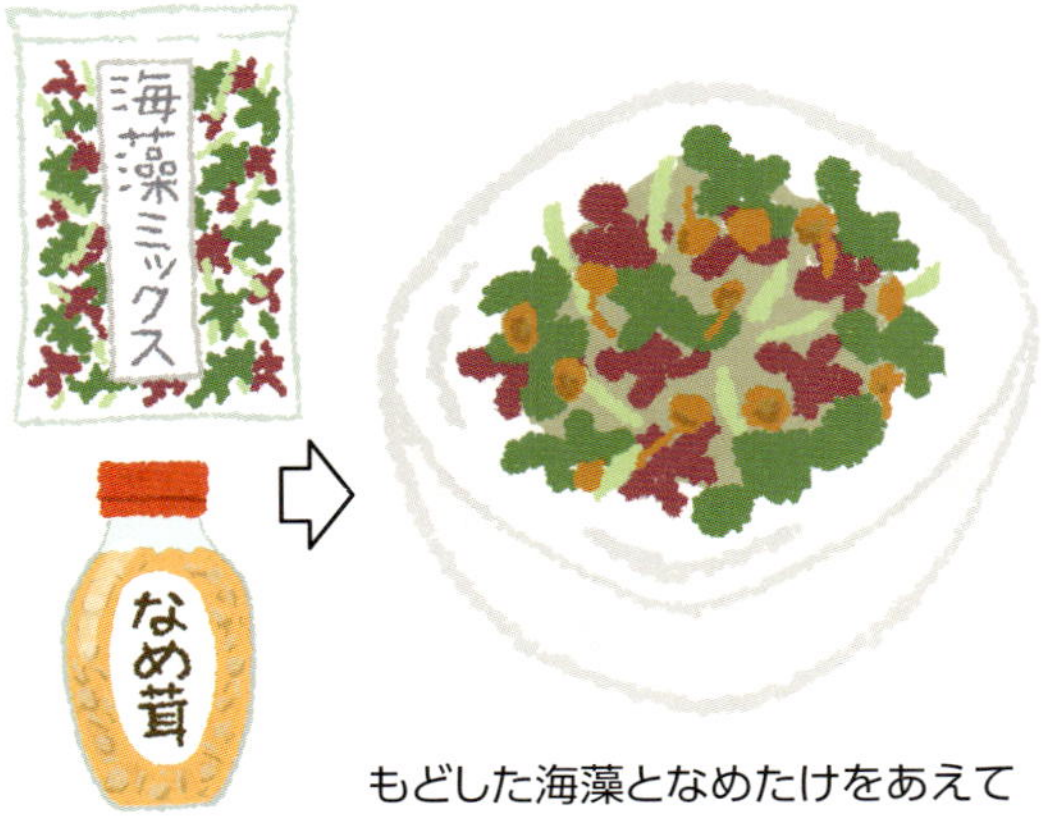

もどした海藻となめたけをあえて

第3章

痔にやさしい一品料理

排便コントロールは痔の予防にも、治療後の回復や再発の防止にも重要なこと。この章では、食物繊維をたっぷりとれる一品料理を紹介します。毎日、ラクに実践できるよう、市販食品を利用したり、手間を省いたレシピを集めました。食物繊維はとりだめはできません。毎日、適量をとる習慣をつけましょう。

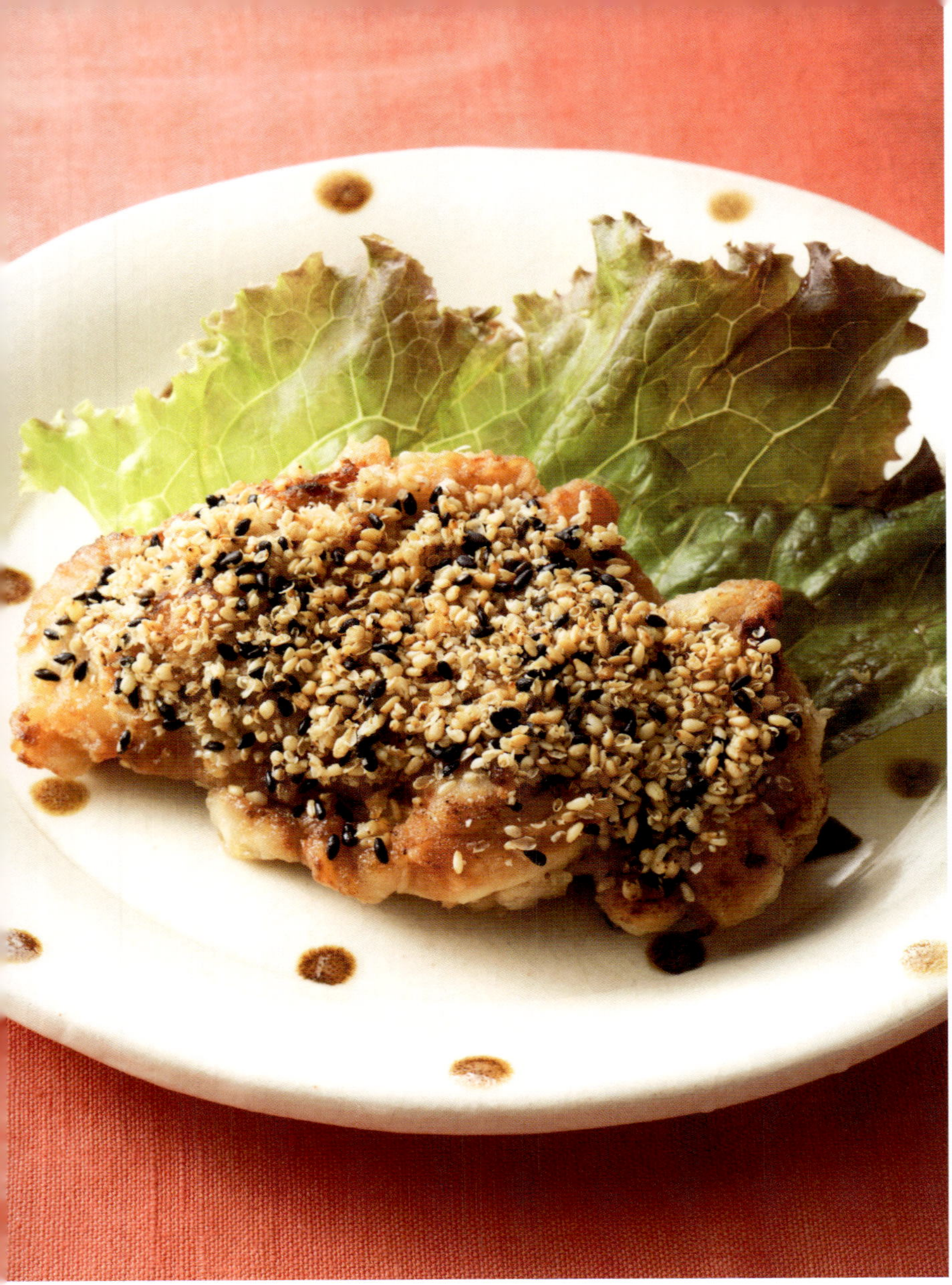

鶏肉

ごまで食物繊維と香ばしさをプラス

鶏肉の南部焼き

1人分

エネルギー	223kcal
食物繊維	0.6g
塩分	0.7g

材料（1人分）

鶏もも肉……80g

A しょうゆ……小さじ$\frac{2}{3}$（4g）
　みりん……小さじ$\frac{1}{3}$（2g）
　砂糖……ミニスプーン1（1g）

小麦粉……小さじ$1\frac{1}{3}$（4g）

B いり白ごま……大さじ$\frac{1}{2}$（3g）
　いり黒ごま……小さじ$\frac{1}{2}$（1g）

サラダ油……少量（1g）

サラダ菜……1枚（1g）

作り方

1 鶏肉はAをからめ、小麦粉をまぶす。

2 バットにBを混ぜ合わせ、鶏肉を入れてまぶす。

3 フライパンにサラダ油を中火で熱し、2を入れて弱めの中火で両面を焼く。

4 器にサラダ菜を敷いて3を盛りつける。

アドバイス

白ごまと黒ごまをカリッと焼くと香ばしさが出て、自然とよく噛む回数が増やせます。

玉ねぎのオリゴ糖が腸活に働く！

松風焼き

材料（1人分）

鶏ひき肉……50g
豚ひき肉……20g
玉ねぎ……20g
サラダ油……適量
A みそ……小さじ½（3g）
　しょうゆ……ミニスプーン1弱（1g）
　みりん……ミニスプーン1弱（1g）
　砂糖……少量
いり白ごま……小さじ1（2g）

作り方

1 フライパンにサラダ油少量を中火で熱し、みじん切りにした玉ねぎを入れてしんなりするまで炒める。取り出して冷ます。
2 ボールに1、鶏ひき肉、豚ひき肉、Aを入れてよく練り混ぜる。
3 アルミカップ2個にサラダ油を薄く塗り、2を等分に詰めてごまを散らす。
4 オーブントースター（1000W）で5～6分ほど焼く。

アドバイス

玉ねぎに含まれるフラクトオリゴ糖は、腸の善玉菌のエサになり、善玉菌を増やしてお腹の調子を整えるのに役立ちます。冷めてもおいしいのでお弁当にもおすすめです。

1人分

エネルギー	174kcal
食物繊維	0.7g
塩分	0.6g

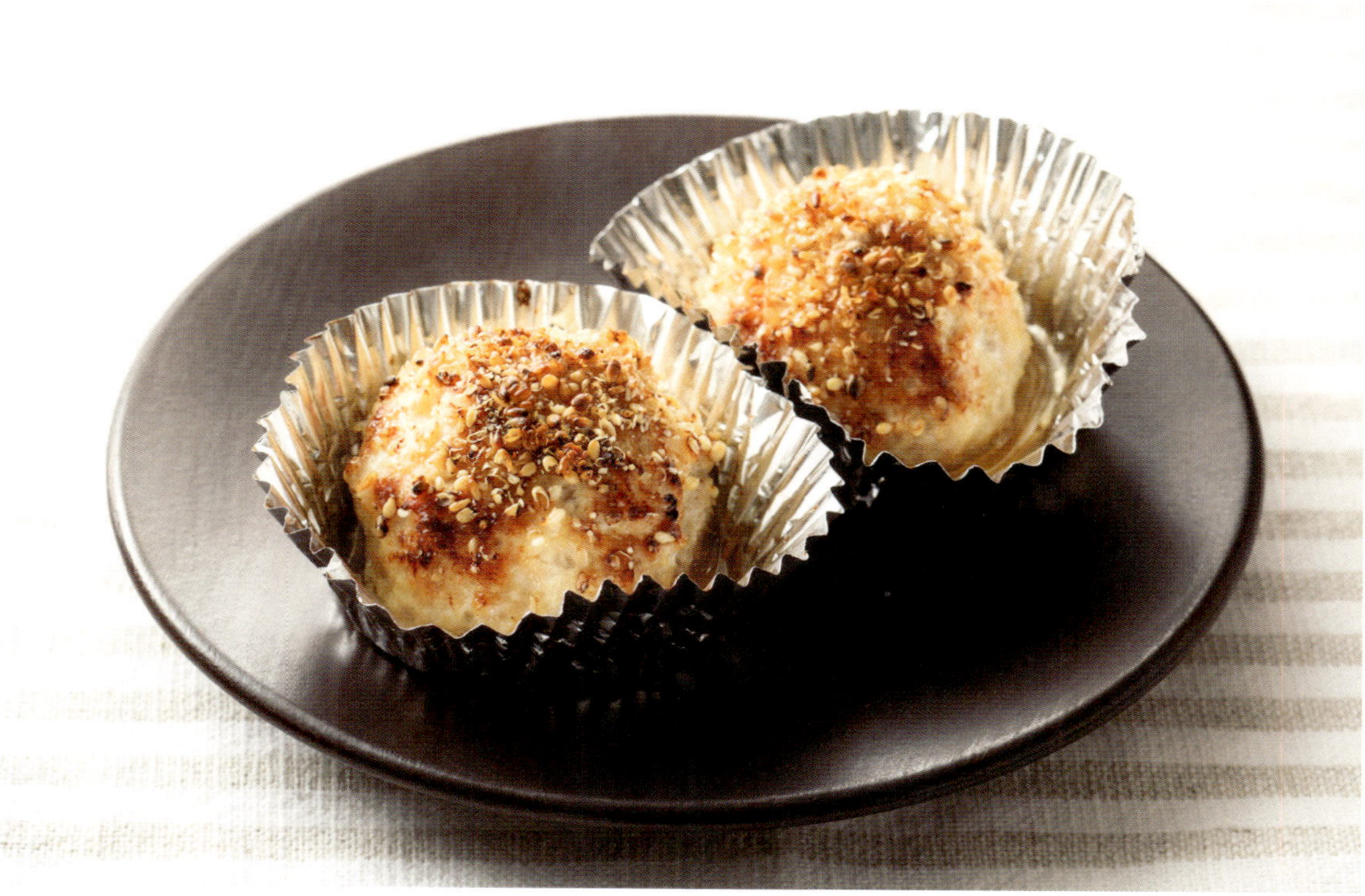

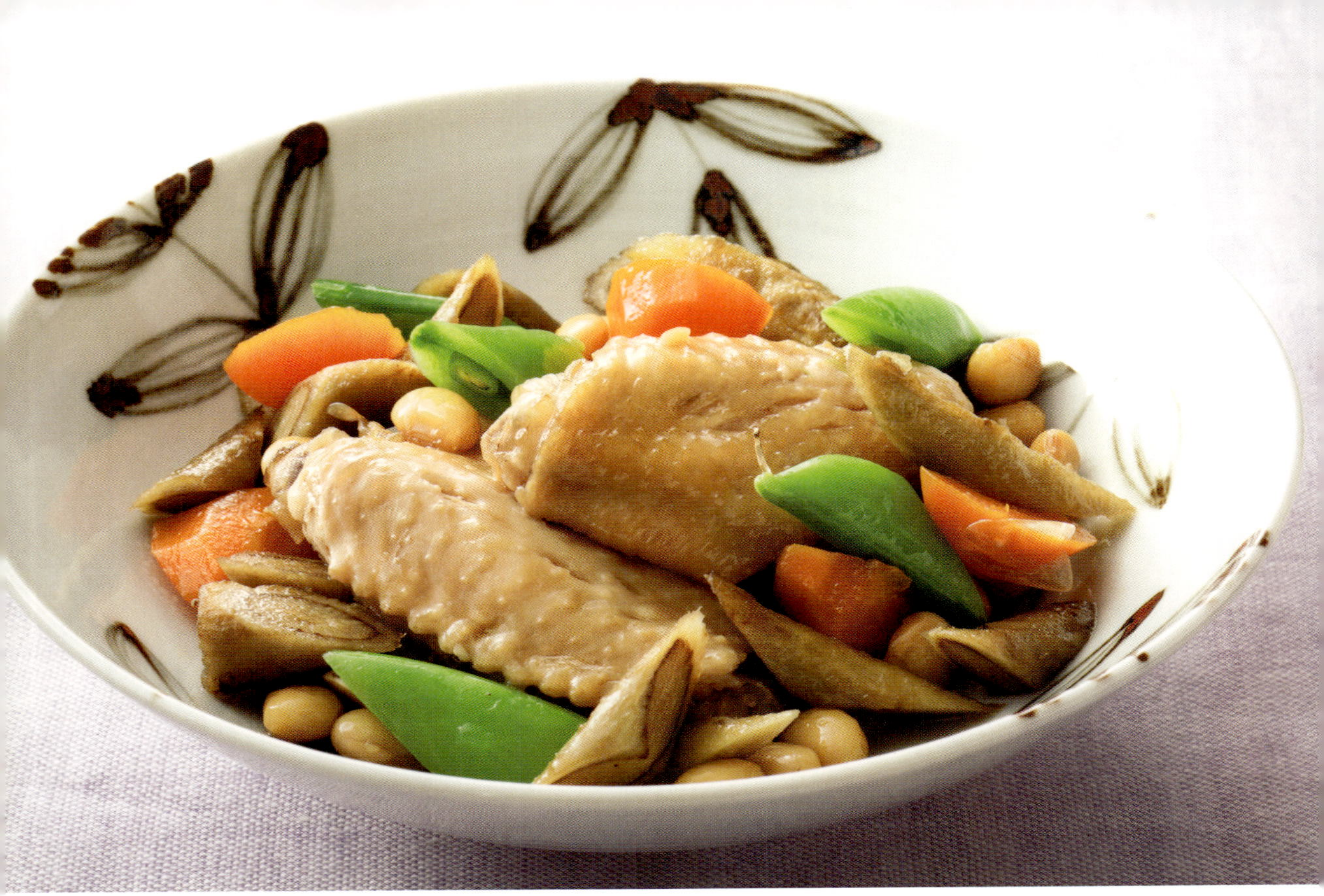

鶏手羽の煮物

うま味を吸った根菜と大豆が美味

材料（1人分）

鶏手羽先……3本（180g）
ごぼう……30g
水煮大豆……20g
にんじん……15g
スナップエンドウ……20g
A だし汁……¼カップ（50ml）
　しょうゆ……小さじ1強（7g）
　砂糖……小さじ⅔（4g）
　酒……小さじ½弱（2g）
　みりん……小さじ⅓（2g）

作り方

1 鶏肉は熱湯でさっとゆで、ざるに上げる。スナップエンドウは筋を除いて塩少量（分量外）を入れた熱湯でさっとゆで、ざるに上げ、斜め半分に切る。
2 ごぼうは乱切りにする。にんじんは皮をむいて乱切りにする。大豆は水けをきる。
3 鍋に鶏肉、ごぼう、にんじん、大豆、Aを入れて強火にかけ、煮立ったら中火にして鶏肉に火が通るまで煮る。

アドバイス

ごぼうは水溶性食物繊維と不溶性食物繊維の両方を豊富に含みます。やわらかく煮込むと食べやすくなります。

1人分
エネルギー 343kcal
食物繊維 3.9g
塩分 1.3g

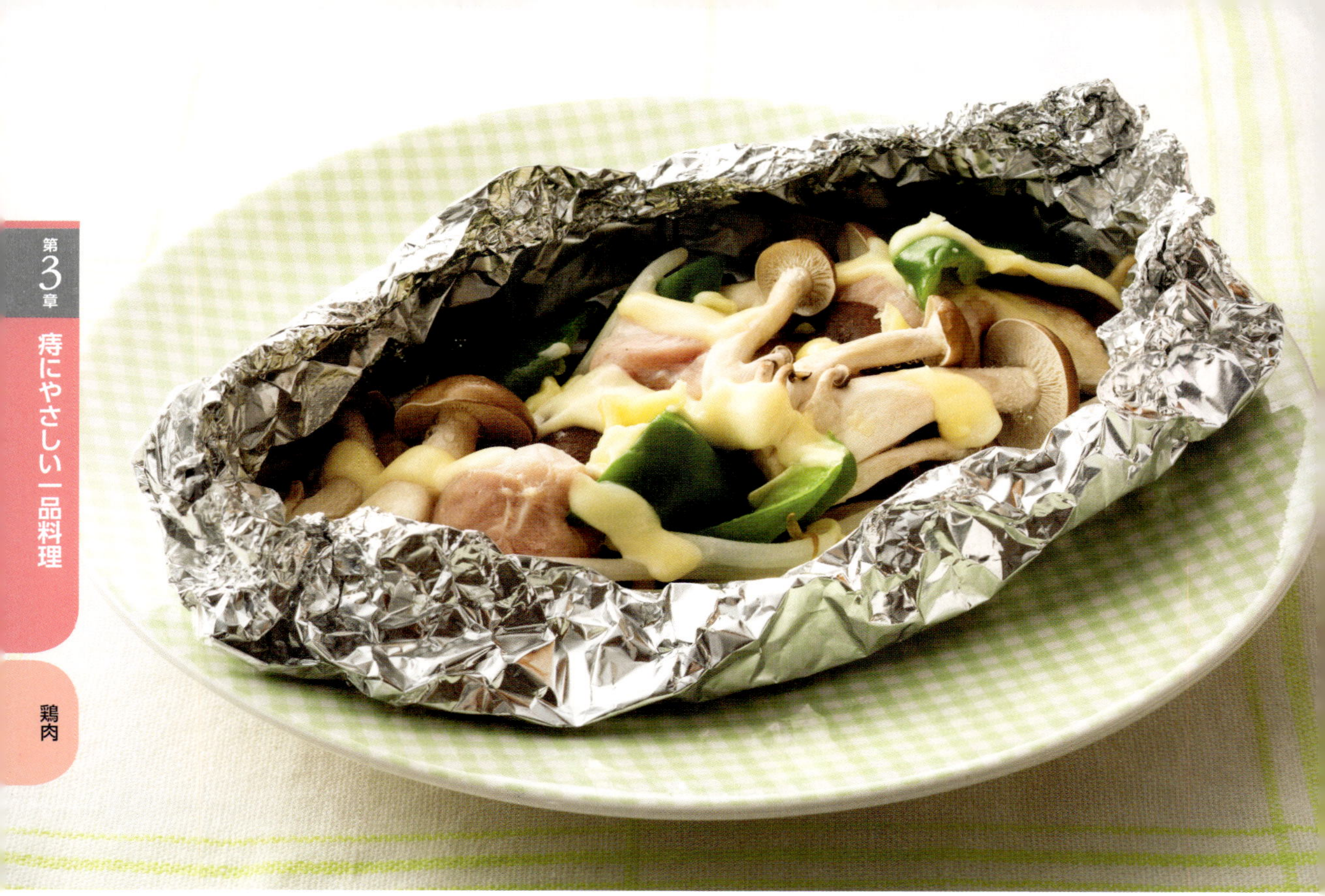

ホイル焼きだからほったらかしでOK

鶏肉の野菜とチーズのせ焼き

材料（1人分）

鶏から揚げ用肉……60g
A 酒……小さじ½弱（2g）
　塩……少量
しめじ……40g
もやし……30g
ピーマン……15g
溶けるスライスチーズ……1枚（15g）
サラダ油……小さじ½（2g）

作り方

1 鶏肉はAをからめる。
2 しめじは石づきを除いてほぐす。ピーマンはへたと種を除いてひと口大に切る。もやしは洗っておく。
3 アルミ箔を広げてサラダ油を塗り、鶏肉、2、ちぎった溶けるスライスチーズをのせ、折りたたんで口を閉じる。オーブントースター（1000W）で6〜7分ほど焼く。

アドバイス

食物繊維が豊富なきのこは、ビタミンDも多く含みます。ビタミンDは、チーズのカルシウムの吸収を促進するので、骨粗しょう症予防にもおすすめです。

1人分

エネルギー	218kcal
食物繊維	2.2g
塩分	0.7g

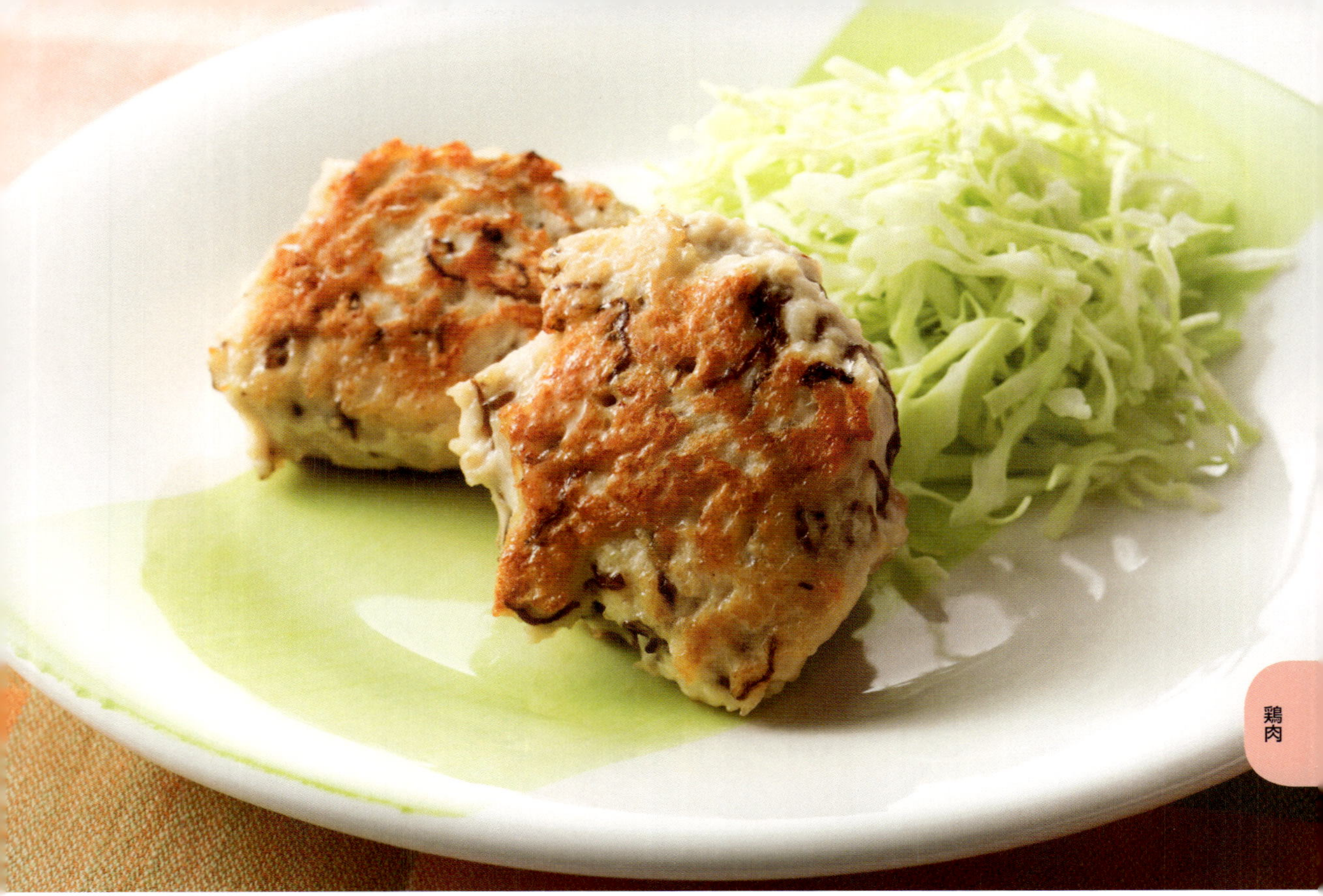

いつものつくねが食物繊維たっぷりに
もずく入りつくね

材料（1人分）

- 鶏ひき肉……90g
- もずく酢（三杯酢味）……½パック（40g）
- A
  - かたくり粉……大さじ½（4.5g）
  - しょうが（すりおろす）……小さじ½（2g）
  - 顆粒鶏ガラスープ……ミニスプーン1（0.5g）
- ごま油……小さじ1（4g）
- キャベツ……1枚

作り方

1. ボールにひき肉ともずく酢を汁ごと加え、Aも加えてよく練り混ぜる。2等分して小判形に整える。
2. フライパンにごま油を中火で熱し、1を入れて両面をこんがり焼いて火を通す。
3. 器に2を盛り、せん切りしたキャベツを添える。

アドバイス

肉だねがやわらかい場合は、スプーンですくってフライパンに落として焼いてください。

1人分

エネルギー	224kcal
食物繊維	0.7g
塩分	0.5g

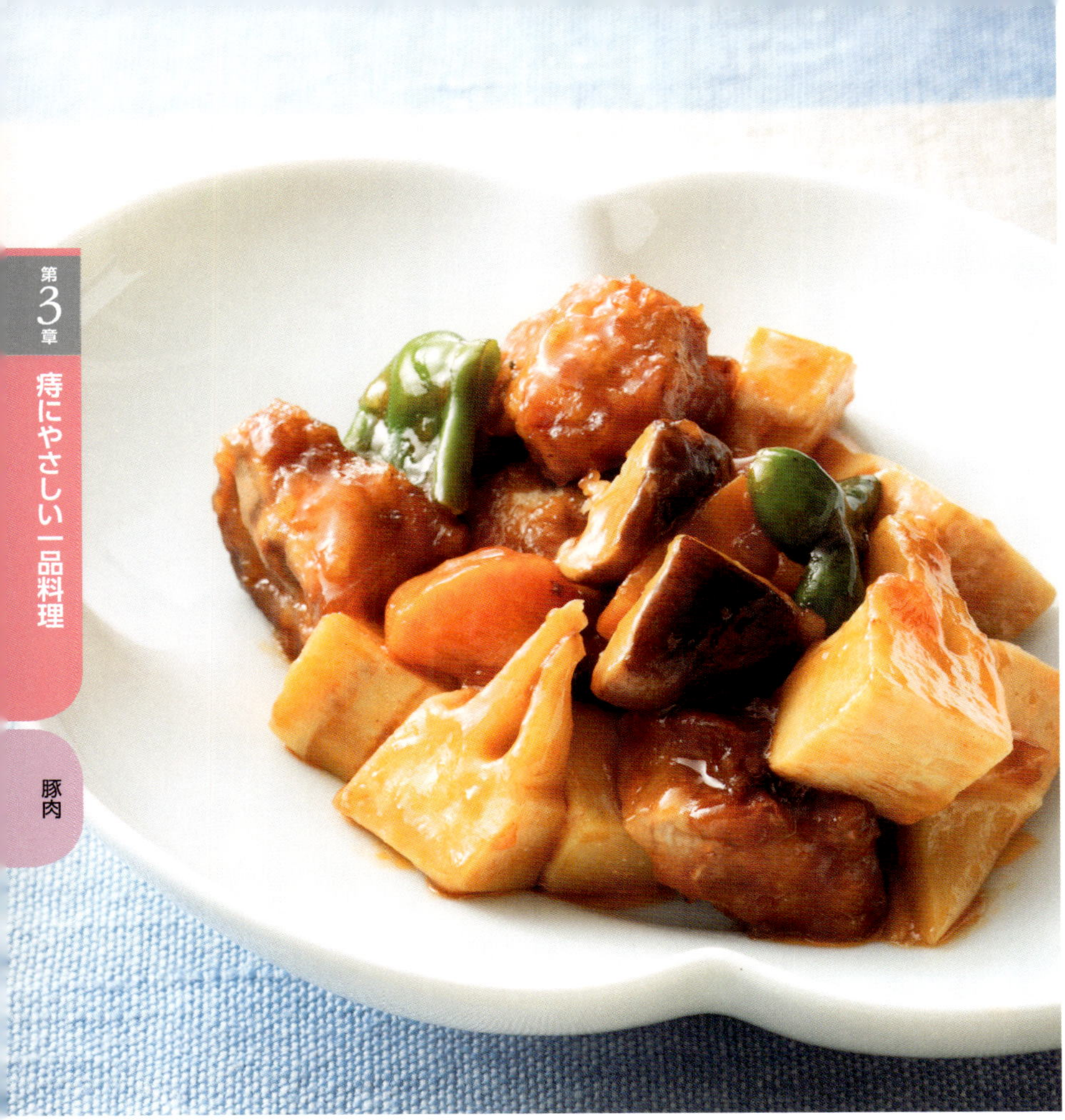

豚肉

酢豚

根菜ときのこが一度にとれます

1人分

エネルギー	213kcal
食物繊維	2.9g
塩分	1.1g

材料（1人分）

豚ももトンカツ用肉……60g
A 酒……小さじ½（2.5g）
　しょうが（すりおろす）……少量（1g）
　かたくり粉……小さじ1（3g）
水煮竹の子……50g
にんじん……15g
ピーマン……15g
しいたけ……20g
揚げ油……適量
B トマトケチャップ……大さじ1⅔（10g）
　酢……大さじ½（8g）
　しょうゆ、砂糖……各小さじ½（各3g）
　塩……少量
C かたくり粉……小さじ⅔（2g）
　水……¼カップ（50ml）

作り方

1 豚肉はひと口大に切り、Aをからめる。
2 竹の子はひと口大に切る。にんじんは皮をむき、ピーマンはへたと種を除き、それぞれひと口大に切る。しいたけは軸を除いて縦4等分に切る。
3 フライパンに揚げ油を1cm深さほど入れて熱し、1を入れてカリッとするまで揚げ焼きにして取り出す。
4 3の油をあけて汚れをふき、竹の子、にんじんを入れて中火で炒める。にんじんに火が通ったらピーマン、しいたけを加えて炒め合わせる。
5 混ぜ合わせたBを加え、煮立ったら混ぜ合わせたCを加えてとろみをつける。

アドバイス

中華料理は野菜をたっぷりとれるメニューです。根菜や竹の子、しいたけを使う酢豚は、食物繊維を無理なく摂取できます。

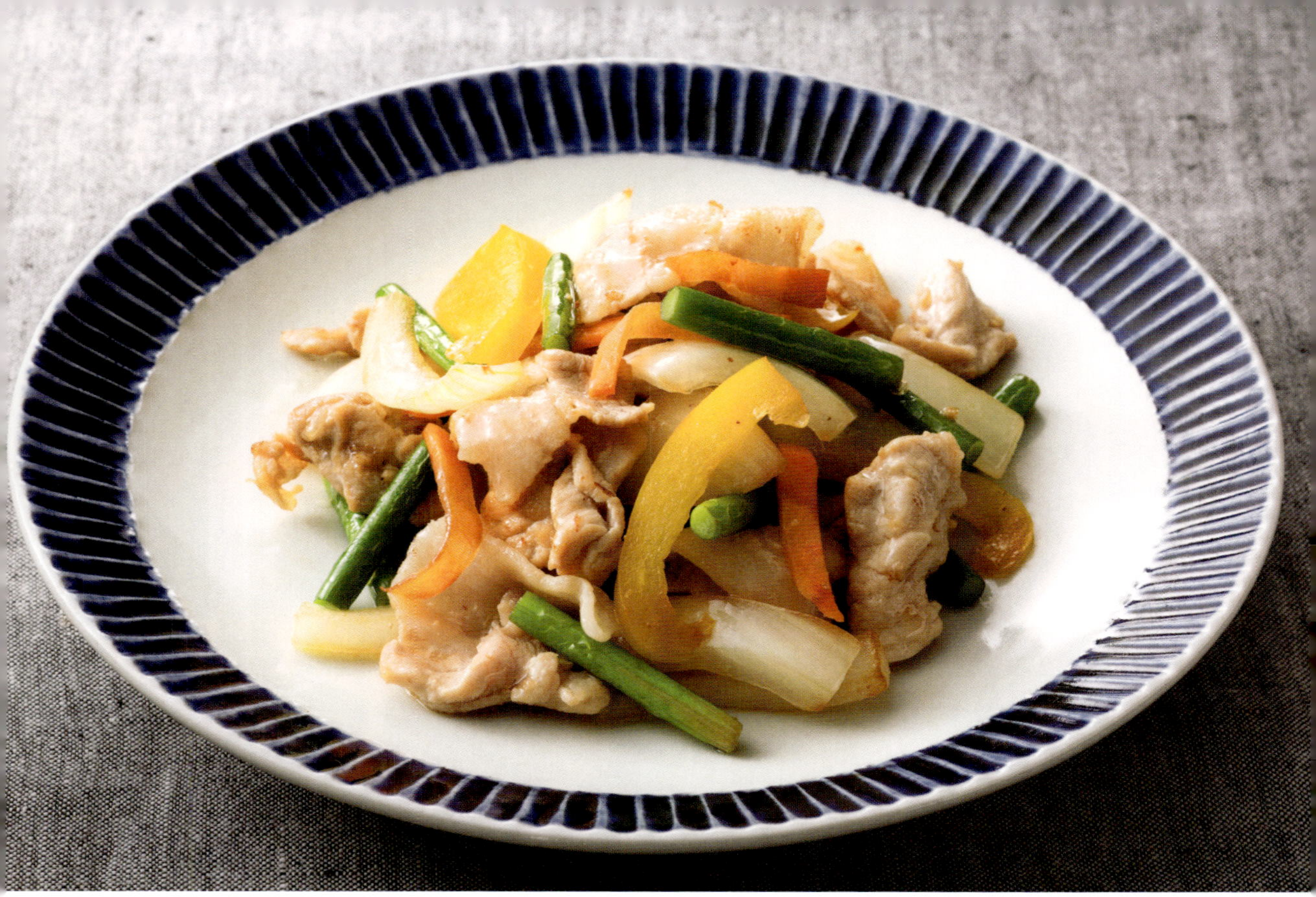

豚肉のプルコギ風

2種類の豚肉を使ってコクをアップ

材料（1人分）

豚もも薄切り肉		40g
豚バラ薄切り肉		20g
A	しょうゆ	小さじ1（6g）
	酒	小さじ⅔（4g）
	みりん	小さじ⅓（2g）
	砂糖	ミニスプーン1弱（1g）
	ごま油	小さじ¼（1g）
	にんにく（すりおろす）	少量
玉ねぎ		30g
にんにくの芽		15g
にんじん		10g
パプリカ（黄）		10g
サラダ油		小さじ½（2g）

作り方

1 豚肉は食べやすく切り、Aをからめる。

2 玉ねぎは1cm幅に切る。にんにくの芽は3cm長さに切る。にんじんは皮をむいて短冊切りにする。パプリカはへたと種を除いて細切りにする。

3 フライパンにサラダ油を中火で熱し、1を入れて炒め、肉の色が変わったら2を加えて炒め合わせる。

アドバイス

にんにくの芽に含まれているアリシンが豚肉のビタミンB_1の吸収を助けます。手早く炒めて彩りよく！

1人分

エネルギー	214kcal
食物繊維	1.5g
塩分	1.0g

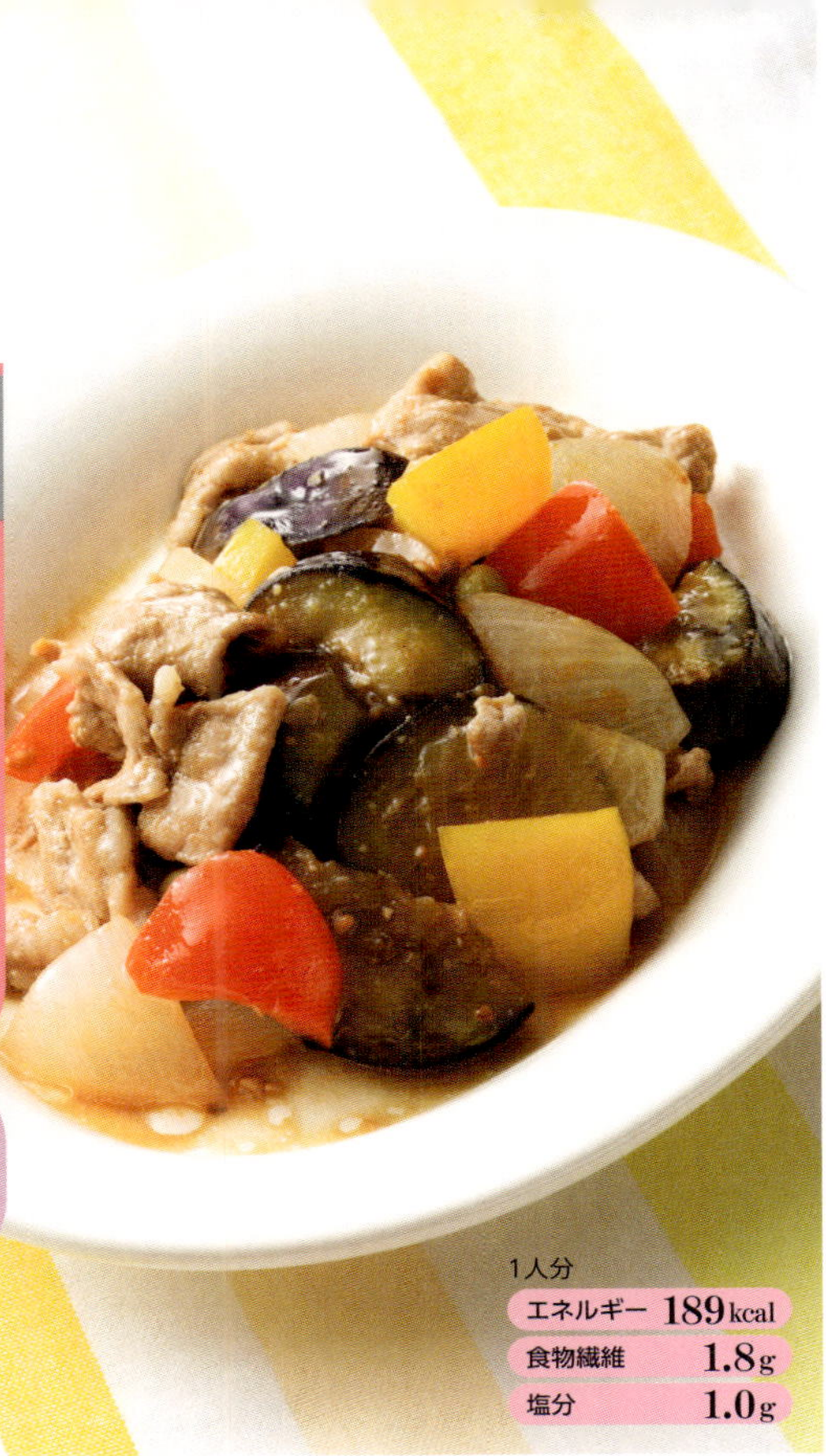

1人分

エネルギー	189kcal
食物繊維	1.8g
塩分	1.0g

ごはんがすすむ甘みそ味

豚肉となすのみそ炒め

材料（1人分）

	豚もも薄切り肉	60g
	なす	40g
	玉ねぎ	20g
	パプリカ（黄、赤）	各10g
	サラダ油	小さじ1強（5g）
A	水	大さじ½
	みそ	小さじ1強（7g）
	酒	小さじ½弱（2g）
	砂糖	小さじ⅓（2g）
	みりん	小さじ⅓（2g）
	かたくり粉	小さじ⅔（2g）

作り方

1 豚肉は3～4cm長さに切る。なすはへたを除き、パプリカはへたと種を除いてひと口大に切る。玉ねぎもひと口大に切る。

2 フライパンにサラダ油を中火で熱し、豚肉を入れて炒め、肉の色が変わったらなす、パプリカ、玉ねぎを加えて炒め合わせる。

3 混ぜ合わせたAを加えてからめながら炒める。

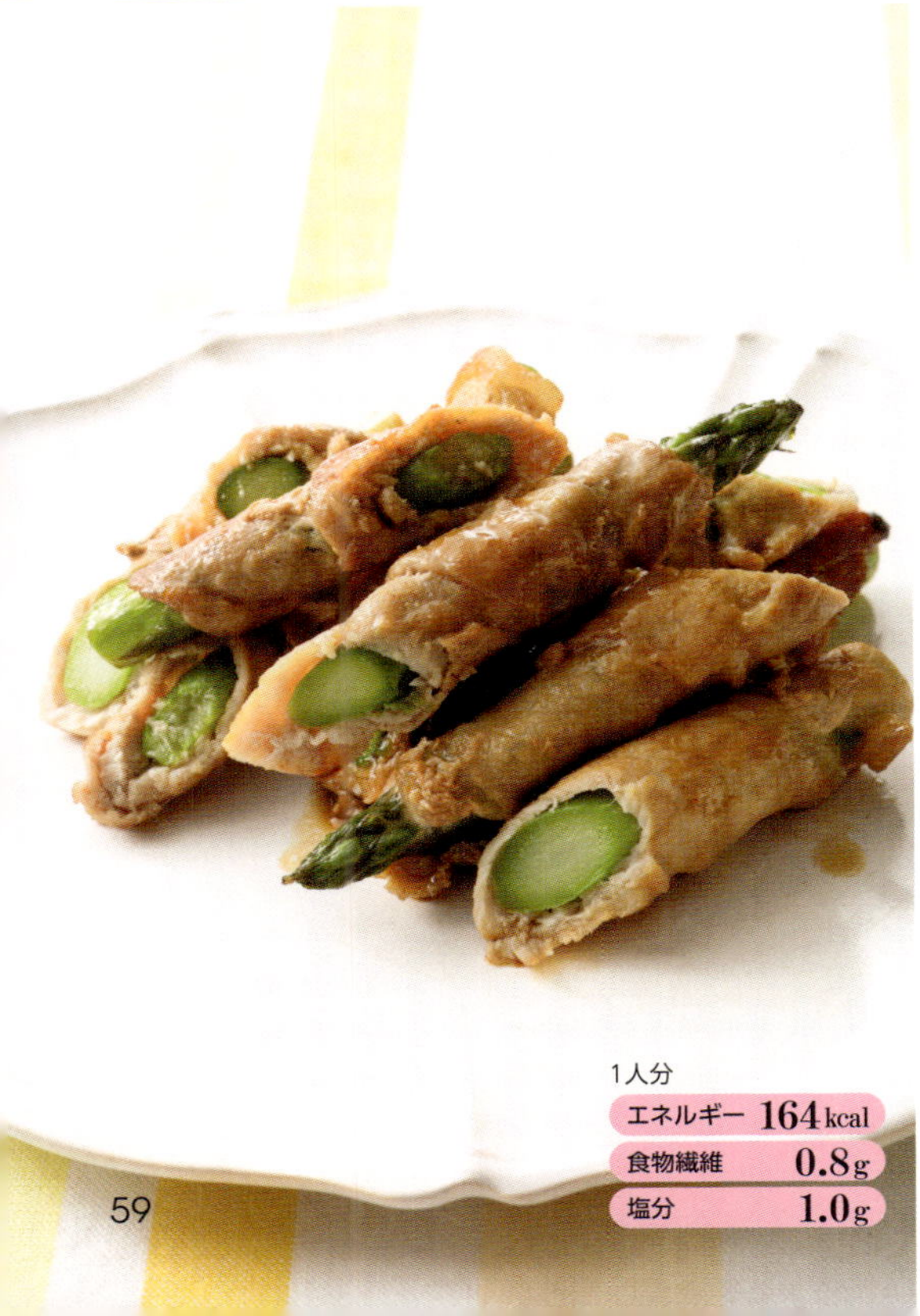

1人分

エネルギー	164kcal
食物繊維	0.8g
塩分	1.0g

手軽にできて、お弁当にもぴったり

豚肉のアスパラ巻き

材料（1人分）

	豚もも薄切り肉	80g
	グリーンアスパラガス	40g
	塩、こしょう	各少量
	小麦粉	小さじ⅔（2g）
	サラダ油	小さじ½（2g）
A	しょうゆ	小さじ1弱（5g）
	砂糖	小さじ⅓（2g）
	酒	小さじ½弱（2g）
	みりん	ミニスプーン1弱（1g）

作り方

1 アスパラガスは根元を切り落とし、根元近くの皮をむく。

2 豚肉は1枚ずつ広げて塩、こしょうをふる。アスパラガス1本につき豚肉1～2枚を巻き、小麦粉をまぶす。

3 フライパンにサラダ油を中火で熱し、2を入れて転がしながらこんがりと焼く。混ぜ合わせたAを加えてからめる。

4 斜め半分に切って器に盛る。

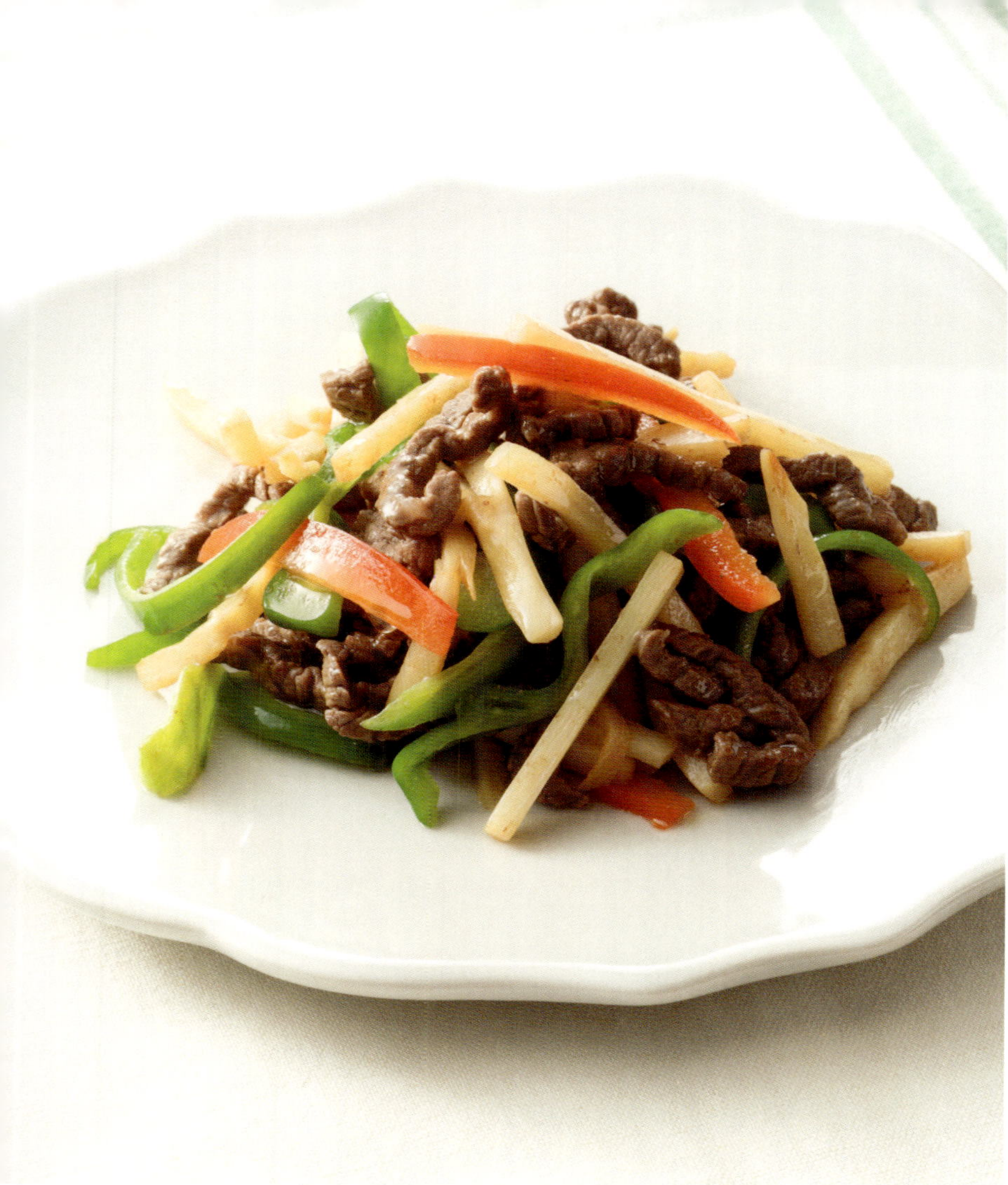

牛肉

定番中華は食物繊維の宝庫！

チンジャオロース

1人分

エネルギー	138kcal
食物繊維	1.6g
塩分	1.2g

材料（1人分）

牛もも薄切り肉		60g
A	酒	小さじ½強（2g）
	かたくり粉	小さじ⅔（2g）
	塩麹	ミニスプーン1（1g）
水煮竹の子（せん切り）		40g
ピーマン		20g
パプリカ（赤）		10g
サラダ油		小さじ½（2g）
B	オイスターソース	小さじ½（3g）
	しょうゆ	小さじ⅓（2g）
	酒	小さじ½弱（2g）
	かたくり粉	小さじ⅔（2g）
	顆粒鶏ガラスープ	小さじ⅓（1g）

作り方

1 牛肉は細切りにしてAをからめる。

2 ピーマン、パプリカはへたと種を除いて細切りにする。

3 フライパンにサラダ油を中火で熱し、1を入れて炒め、肉の色が変わったら竹の子、ピーマン、パプリカを加えて炒め合わせる。混ぜ合わせたBを加えてからめながら炒める。

アドバイス

牛肉は、塩麹をからめることで肉質がやわらかくなり、うま味もアップします。

牛肉のすき焼き風煮

しらたきは食物繊維食材の優等生

1人分

エネルギー	147 kcal
食物繊維	2.6 g
塩分	1.3 g

材料（1人分）

- 牛もも薄切り肉……70g
- しらたき（あく抜きしたもの）……50g
- 玉ねぎ……50g
- しょうが……少量（1g）
- サラダ油……小さじ¼（1g）
- A
  - だし汁……大さじ2
  - しょうゆ……小さじ1⅓（8g）
  - 砂糖……小さじ½（3g）
  - 酒……ミニスプーン1弱（1g）
- グリンピース（缶詰め）……5g

作り方

1. 牛肉、しらたきは3～4cm長さに切る。玉ねぎは1cm幅に切る。しょうがはせん切りにする。
2. フライパンにサラダ油を中火で熱し、牛肉と玉ねぎ、しょうがを入れて炒め、肉の色が変わったらしらたき、Aを加えて玉ねぎがしんなりするまで煮る。グリーンピースを加えて火を消す。

アドバイス

しらたきは、100gあたり食物繊維を2.9g含みます。積極的に取り入れて、食物繊維不足解消に役立てましょう。

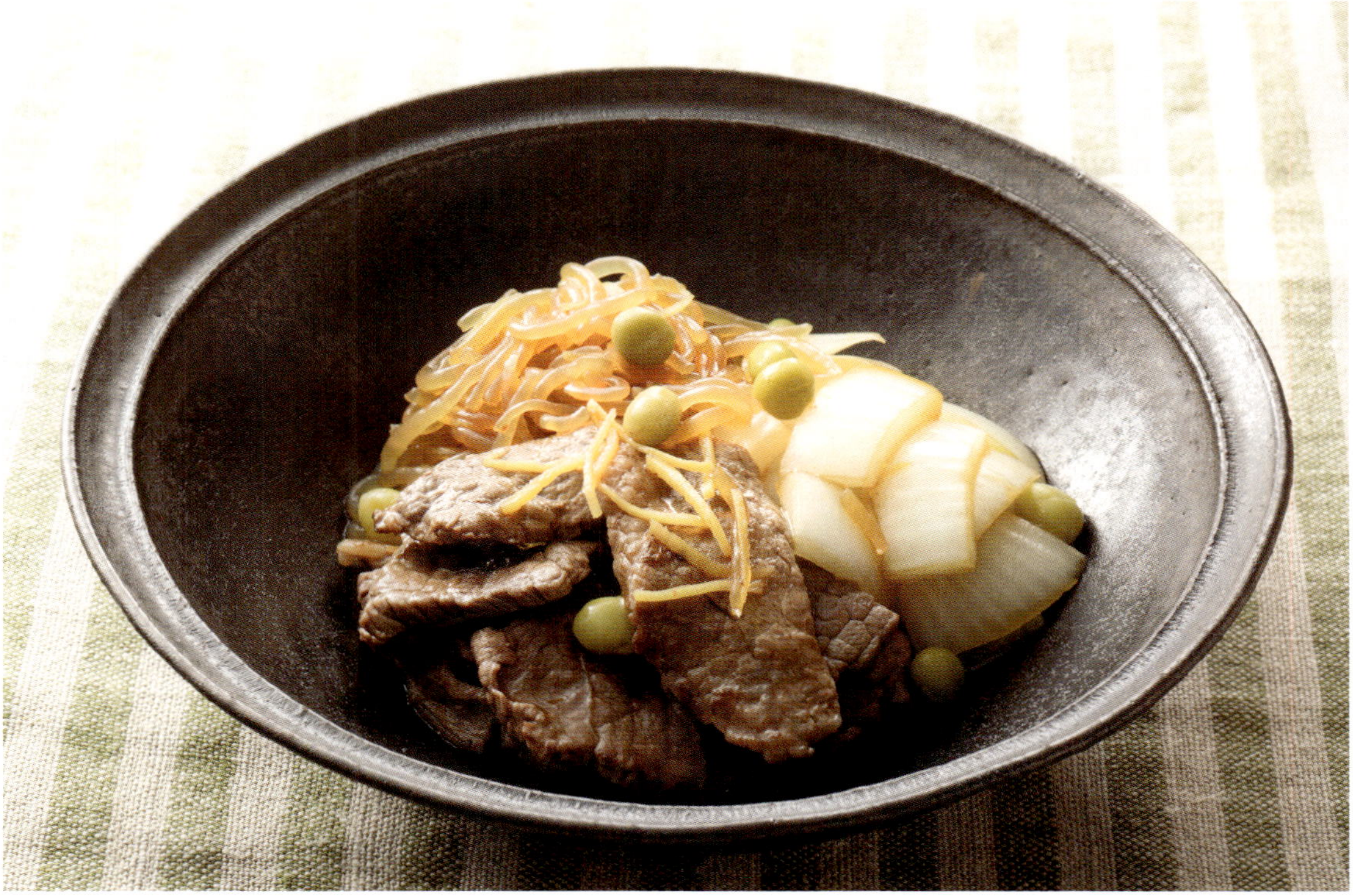

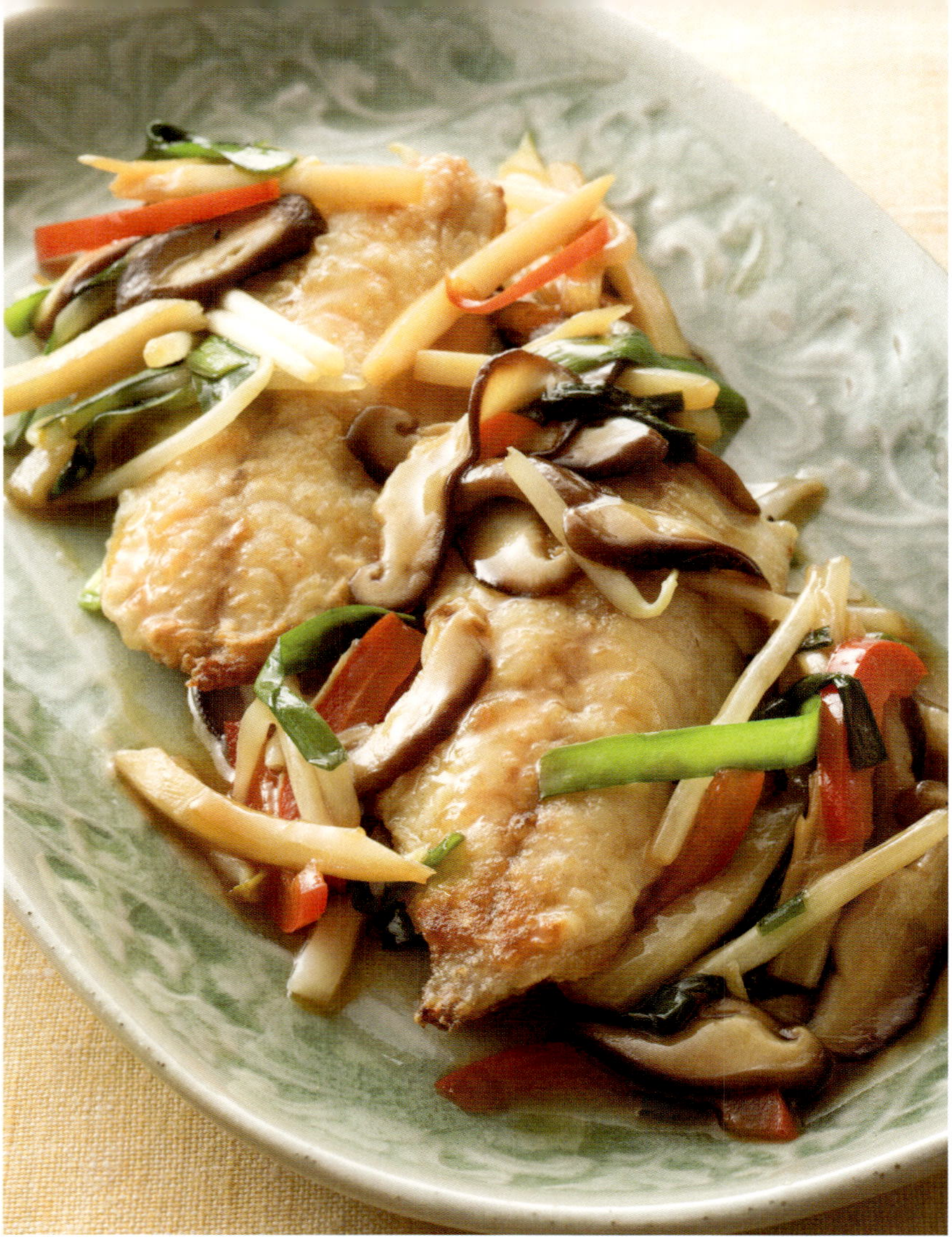

魚介

野菜あんでしっかり食物繊維を補給！

あじの野菜あんかけ

1人分

エネルギー	181kcal
食物繊維	1.9g
塩分	1.3g

材料（1人分）

あじ（三枚おろしにしたもの）……1尾分（60g）

A
- 酒……小さじ½弱（2g）
- しょうが（すりおろす）……少量（1g）
- 塩……少量（0.3g）

小麦粉……小さじ1⅓（4g）
しいたけ……20g
もやし……20g
水煮竹の子（せん切り）……15g
にら……10g
パプリカ（赤）……5g
サラダ油……小さじ1弱（3g）

B
- 昆布だし……大さじ1½
- しょうゆ……小さじ1（6g）
- 砂糖……小さじ⅓（2g）
- みりん……ミニスプーン1弱（1g）
- 酒……ミニスプーン1弱（1g）

C
- かたくり粉……小さじ⅔（2g）
- 水……小さじ1½

作り方

1 あじはAをからめ、小麦粉をまぶす。
2 しいたけは軸を除いて薄切りにする。にらは3cm長さに切る。パプリカはへたと種を除いてせん切りにする。
3 フライパンにサラダ油を中火で熱し、1を入れて両面をこんがりと焼いて取り出す。
4 フライパンの汚れを拭き取り、しいたけ、もやし、竹の子、パプリカ、Bを入れて強火にかけ、火が通るまで煮る。にらを加え、混ぜ合わせたCを加えてとろみをつける。
5 器に3を盛り、4をかける。

缶詰め利用で、味つけの失敗なし！

さばみそこんにゃく

1人分

エネルギー	272kcal
食物繊維	2.9g
塩分	1.3g

材料（1人分）

さばみそ煮缶詰め……1缶（115g）
結びしらたき……100g
酒……大さじ1（15g）

作り方

1 しらたきは熱湯でさっとゆで、ざるに上げる。
2 鍋にさば缶を汁ごと入れ、1、酒を加えて中火にかけ、汁けがなくなるまで煮る。

アドバイス

ストックできるさば缶を利用したメニューです。時間がない時にも手軽に作れます。

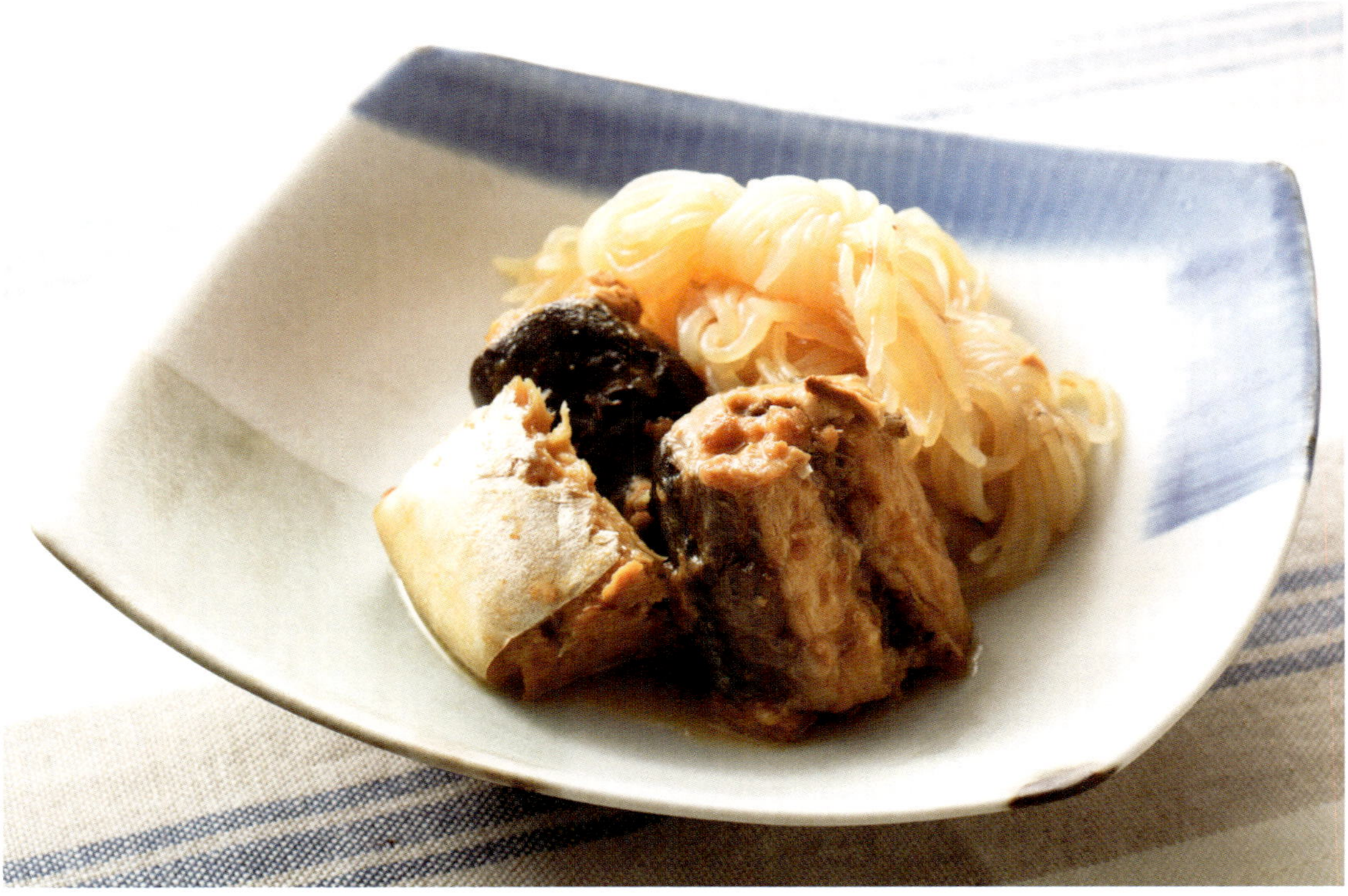

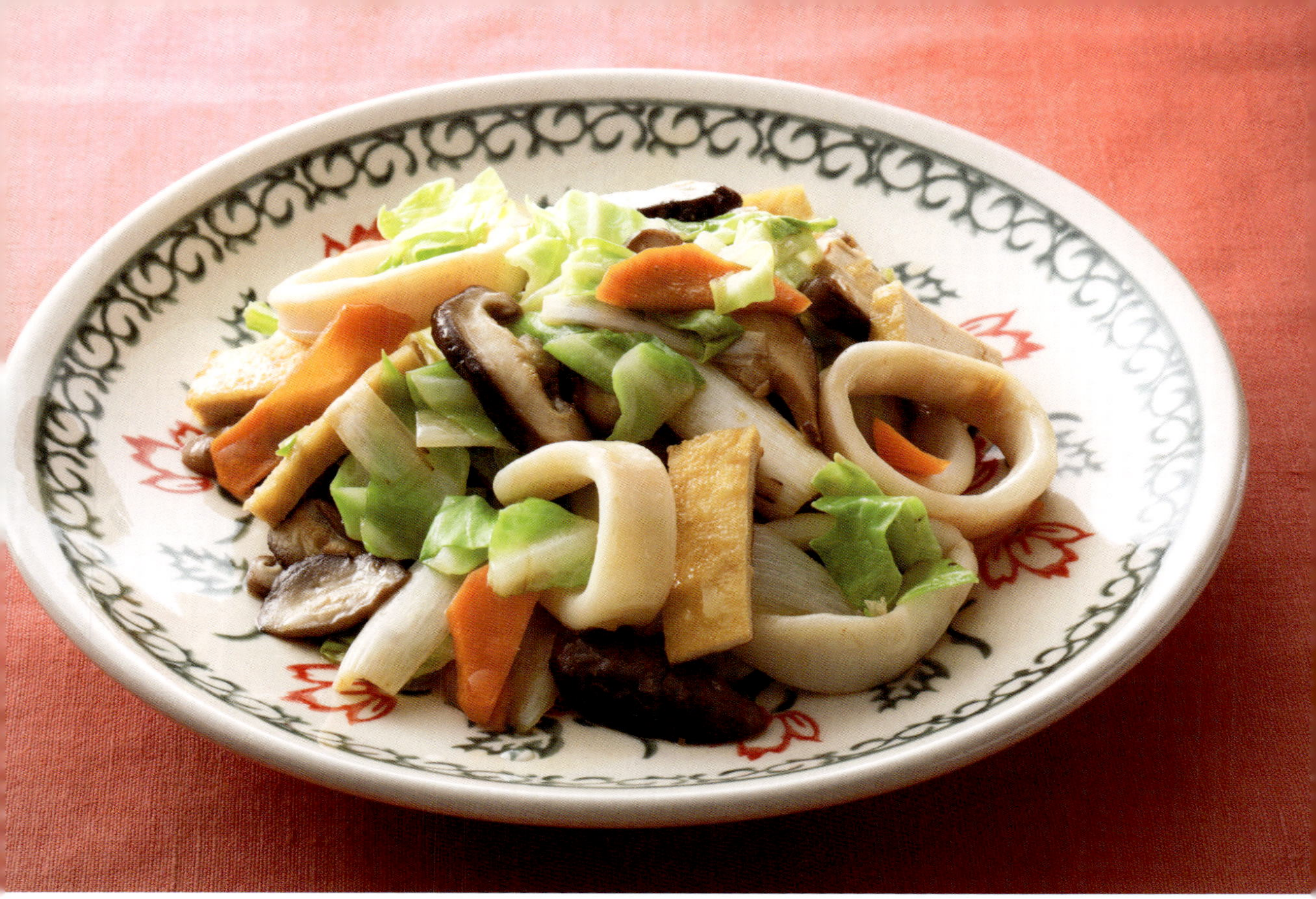

よく噛んで消化を促して！

いかのオイスターソース炒め

材料（1人分）

- いかの胴（内臓、軟骨を除いたもの）……50g
- 厚揚げ……40g
- キャベツ……60g
- しいたけ……20g
- 長ねぎ……20g
- にんじん……10g
- サラダ油……小さじ½（2g）
- A
  - 水……大さじ1½
  - オイスターソース・小さじ⅔（4g）
  - しょうゆ……小さじ⅓（2g）
  - 顆粒鶏ガラスープ……小さじ⅔（2g）
  - 塩……ミニスプーン½弱（0.5g）
  - しょうが（すりおろす）……少量
  - こしょう……少量

作り方

1. いかは1cm幅の輪切りにする。厚揚げは熱湯を回しかけてざるに上げ、厚みを半分に切って薄切りにする。キャベツはひと口大に切る。しいたけは薄切りにする。長ねぎは斜め薄切りにする。にんじんは皮をむいて短冊切りにする。
2. フライパンにサラダ油を中火で熱し、いかを入れていため、色が変わったら取り出す。
3. フライパンの汚れを拭き、中火にかけて厚揚げ、キャベツ、しいたけ、長ねぎ、にんじんを入れて野菜に火が通るまで炒める。2を戻し入れ、Aを加えて炒め合わせる。

1人分

エネルギー	158kcal
食物繊維	3.0g
塩分	2.1g

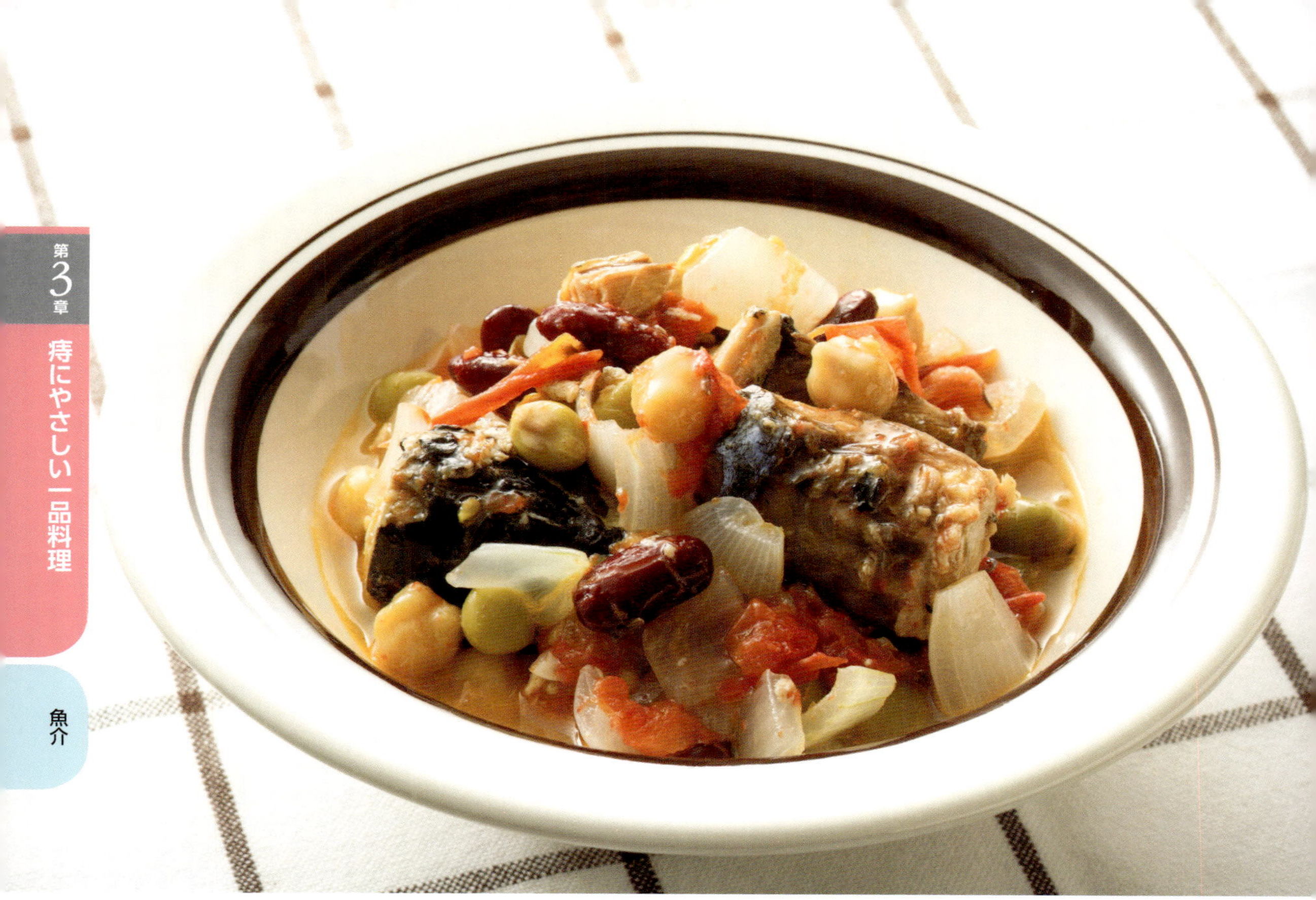

さば缶のトマトビーンズ煮

パスタのソースにしても◎

材料（1人分）

	さば水煮缶詰め	1缶（115g）
	トマト	100g
	ミックスビーンズ	60g
	玉ねぎ	100g
	オリーブオイル	小さじ1（4g）
A	水	大さじ1
A	砂糖	小さじ1（6g）

作り方

1 トマトはへたを除いてざく切りにする。玉ねぎは1.5㎝角に切る。

2 鍋にオリーブオイルを中火で熱し、玉ねぎを入れて全体に油が回るまで炒める。ミックスビーンズとさば缶を汁ごと加え、トマト、Aを加えてひと煮する。

アドバイス

ポークビーンズのさば缶バージョン！ミックスビーンズは、60gで食物繊維が8g摂取できる優秀な食材です。

1人分

エネルギー	421kcal
食物繊維	10.6g
塩分	1.0g

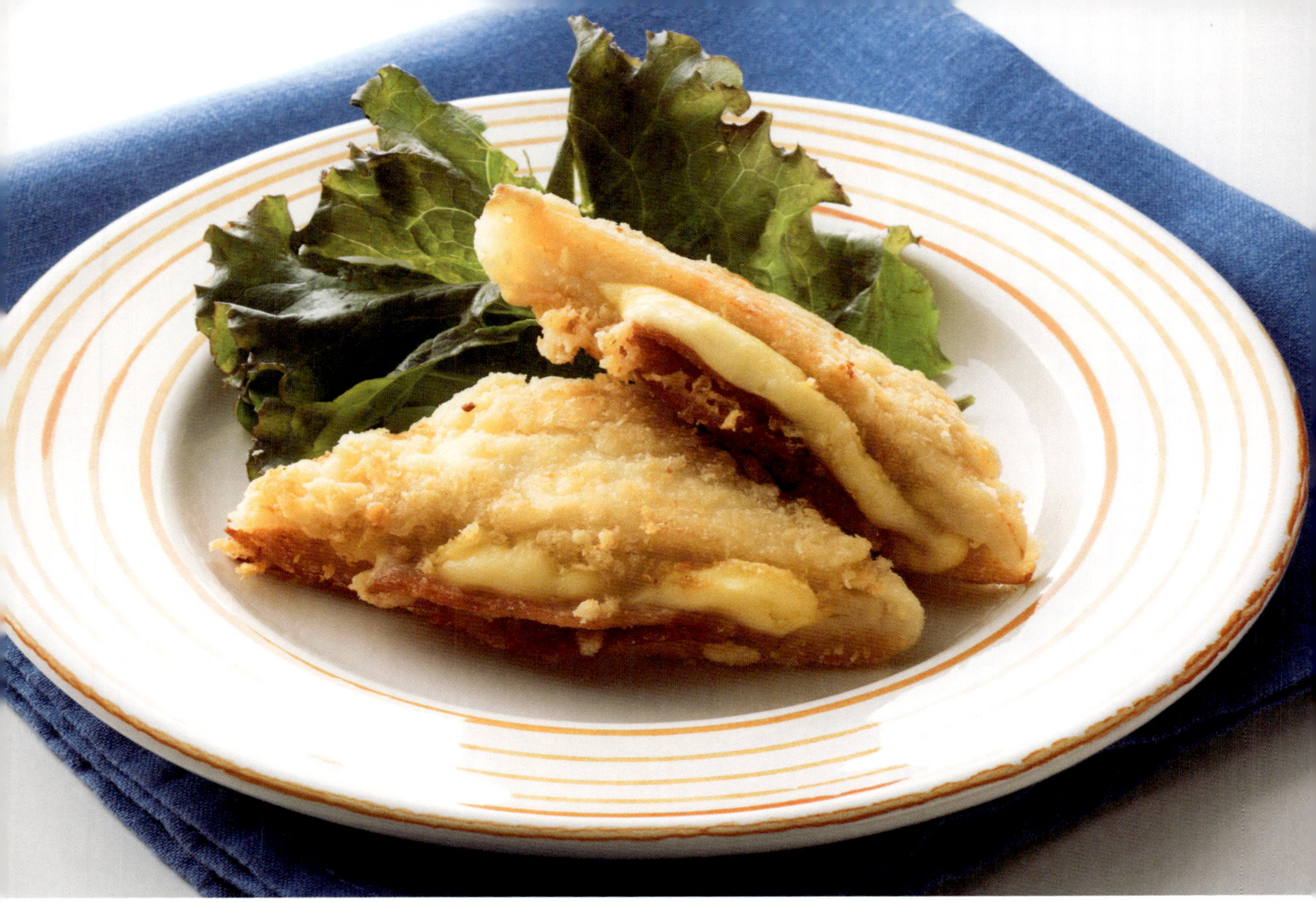

はんぺんフライ

衣におからパウダーを加えます

材料（1人分）

はんぺん		1枚（60g）
スライスチーズ		1枚（15g）
ロースハム		1枚（10g）
A	小麦粉	小さじ2（6g）
	水	大さじ1
B	パン粉	大さじ1（3g）
	おからパウダー	3g
サラダ油		大さじ½（6g）
サラダ菜		1枚（1g）

作り方

1 はんぺんは三角形になるように半分に切り、断面の厚みに切り込みを入れて袋状にする。スライスチーズ、ハムはそれぞれ三角形に切る。

2 はんぺんにスライスチーズ、ハムを等分につめ、混ぜ合わせたAをからめ、混ぜ合わせたBをまぶす。

3 フライパンにサラダ油を中火で熱し、2を入れてこんがりと揚げ焼きする。

4 器にサラダ菜を敷いて3を盛る。

アドバイス

たんぱく質のおかずからは、食物繊維は期待できません。見た目はいつものフライでも、衣におからパウダーを混ぜるだけで食物繊維を摂取できます。おからパウダー3gで食物繊維1.3gです。

1人分

エネルギー	228kcal
食物繊維	1.6g
塩分	1.6g

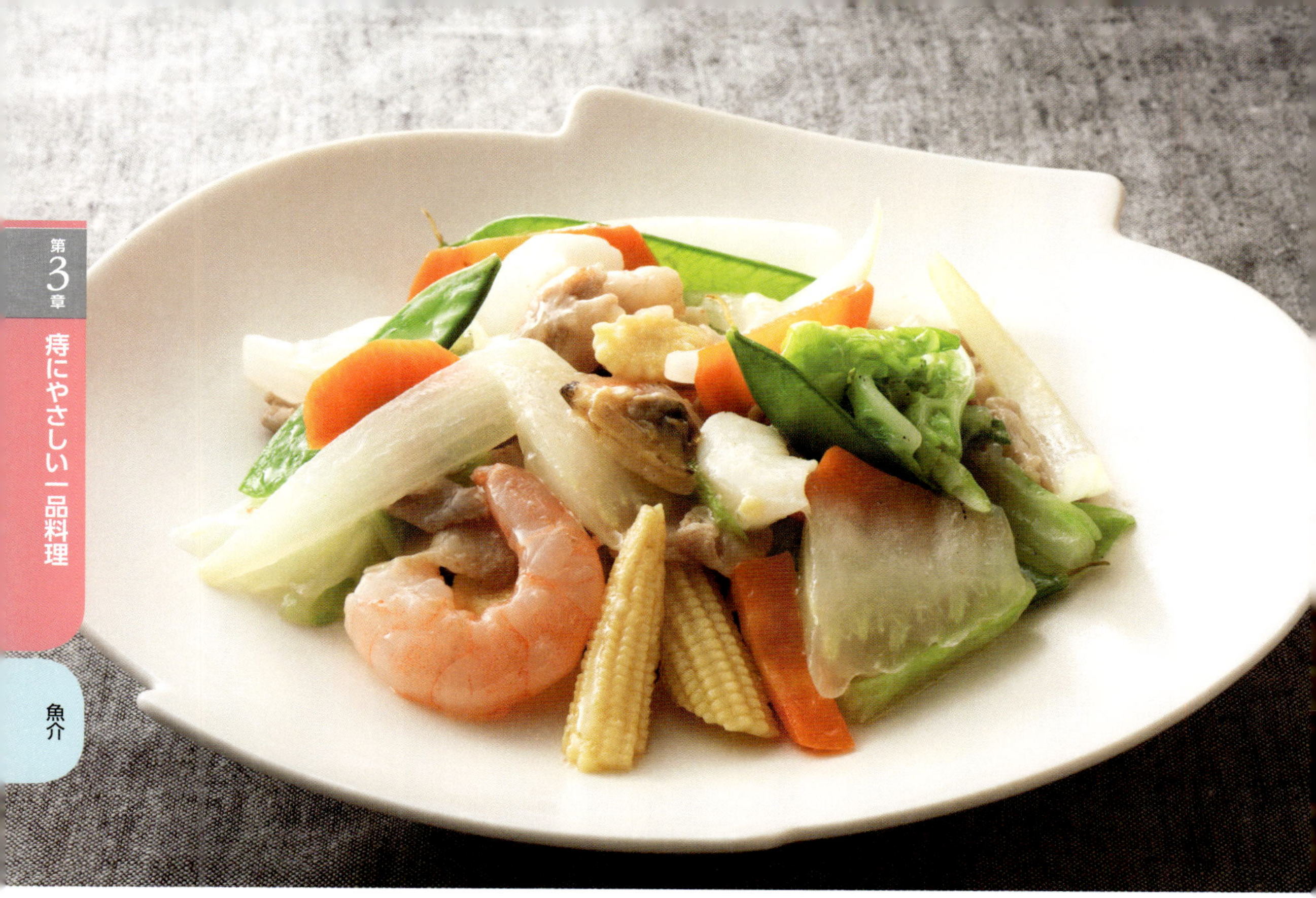

八宝菜

たんぱく質も野菜もたっぷり！

材料（1人分）

豚バラ薄切り肉	30g
シーフードミックス（冷凍）	15g
白菜	60g
玉ねぎ	20g
ヤングコーン	20g
絹さや	10g
にんじん	10g
サラダ油	小さじ½（2g）
A 水	大さじ1½
A 顆粒鶏ガラスープ	小さじ⅔（2g）
A 塩	ミニスプーン½弱（0.5g）
A かたくり粉	小さじ⅔（2g）
A 酒	ミニスプーン1（1g）
A ごま油	ミニスプーン1（1g）

作り方

1 豚肉は3cm長さに切る。シーフードミックスは解凍する。白菜はひと口大に切る。玉ねぎは1cm幅のくし形切りにする。ヤングコーンは斜め半分に切る。絹さやは筋を除く。にんじんは皮をむいて短冊切りにする。

2 フライパンにサラダ油を中火で熱し、豚肉、シーフードミックスを入れて炒める。肉の色が変わったら白菜、玉ねぎ、ヤングコーン、にんじん、絹さやを加えて野菜に火が通るまで炒め、混ぜ合わせたAを加えてからめながら炒める。

1人分

エネルギー	209kcal
食物繊維	2.2g
塩分	1.4g

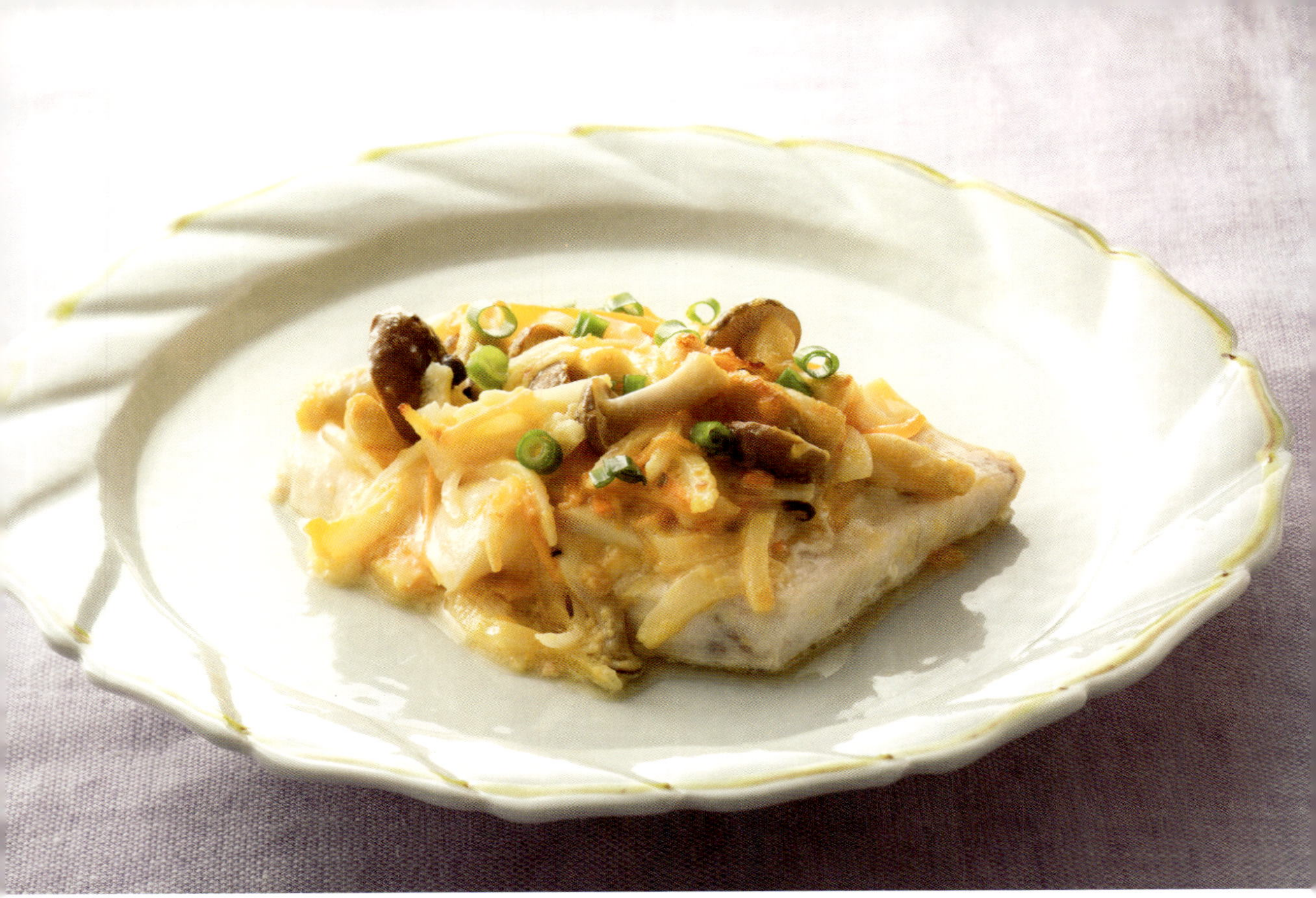

コクのあるみそマヨ味が食欲をそそる!

かじきのみそマヨ焼き

材料（1人分）

カジキマグロの切り身		60g
A	しょうが（すりおろす）	少量（1g）
	酒	小さじ½弱（2g）
サラダ油		小さじ¼（1g）
玉ねぎ		30g
しめじ		20g
にんじん		5g
B	ゆで卵（粗く刻む）	¼個分（10g）
	マヨネーズ	大さじ1（12g）
	みそ	小さじ⅔（4g）
	砂糖	ミニスプーン½（0.5g）
小ねぎ（小口切り）		少量（0.5g）

作り方

1 カジキマグロはAをからめる。玉ねぎは薄切りにする。しめじは石づきを除いてほぐす。にんじんは皮をむいてせん切りにする。

2 ボールにBを混ぜ合わせ、玉ねぎ、しめじ、にんじんを加えて混ぜる。

3 オーブントースターの天板にアルミ箔を敷いてサラダ油を塗る。カジキマグロをおいて2をのせ、オーブントースター（1000W）でカジキに火が通るまで焼く。

4 器にアルミ箔を除いて盛り、小ねぎを散らす。

アドバイス

野菜にゆで卵とみそマヨネーズを加えてコクをアップしました。魚料理が苦手な方にもおすすめです。

1人分

エネルギー	228kcal
食物繊維	1.5g
塩分	0.9g

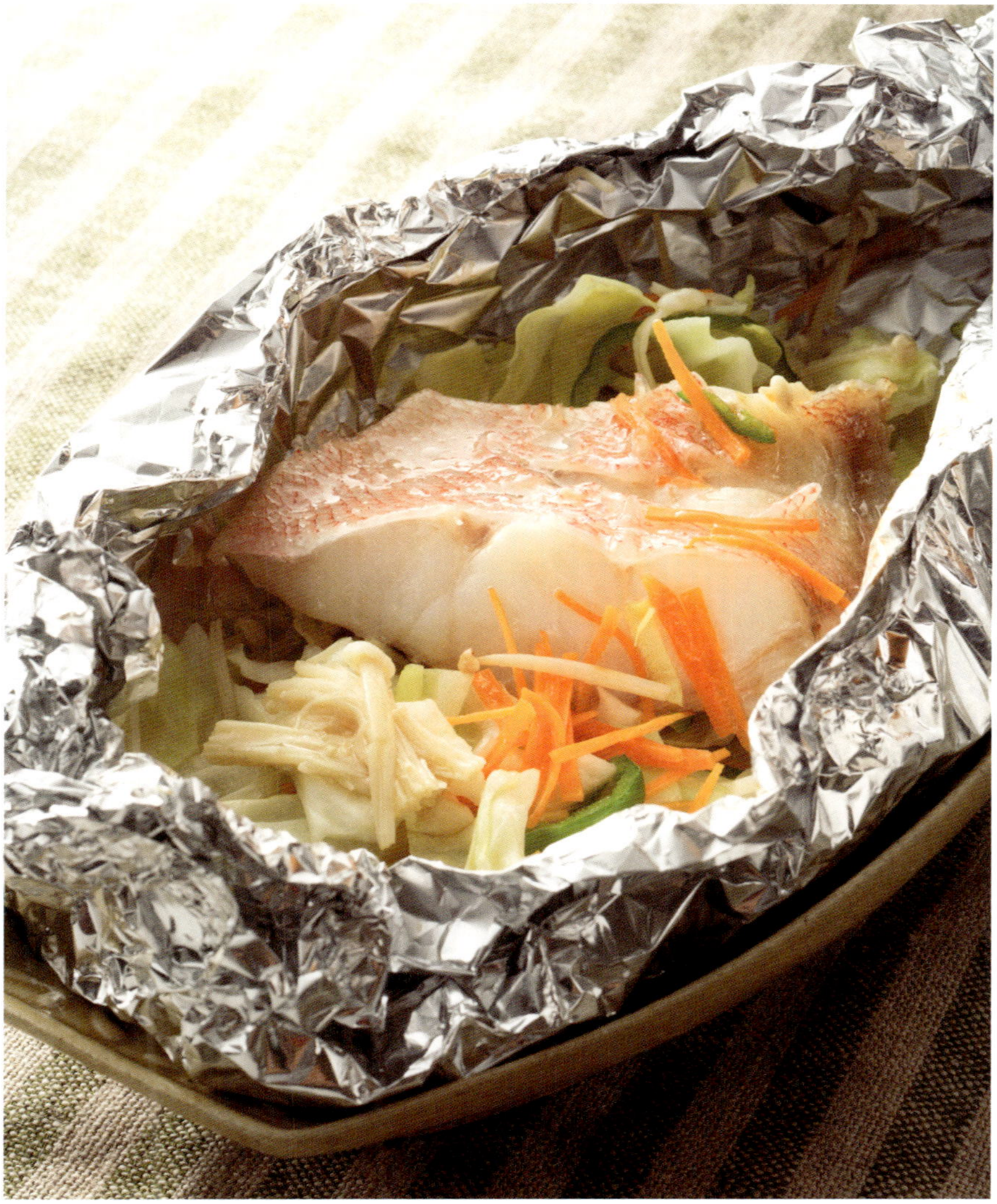

バターで魚も野菜も風味豊か

白身魚のホイル焼き

1人分

エネルギー	149kcal
食物繊維	2.3g
塩分	0.3g

材料（1人分）

- 赤魚の切り身……70g
- キャベツ……80g
- えのきだけ……20g
- にんじん……10g
- ピーマン……10g
- サラダ油……小さじ¼（1g）
- 酒……小さじ½強（3g）
- バター……5g

作り方

1 キャベツは短冊切りにする。えのきは根元を除いて3等分に切ってほぐす。にんじんは皮をむいてせん切りにする。ピーマンはヘタと種を除いてせん切りにする。

2 アルミ箔にサラダ油を塗り、赤魚、キャベツ、えのき、にんじん、ピーマンをのせて酒をふり、バターをのせる。折りたたんで口を閉じ、オーブントースター（1000W）で魚に火が通るまで焼く。

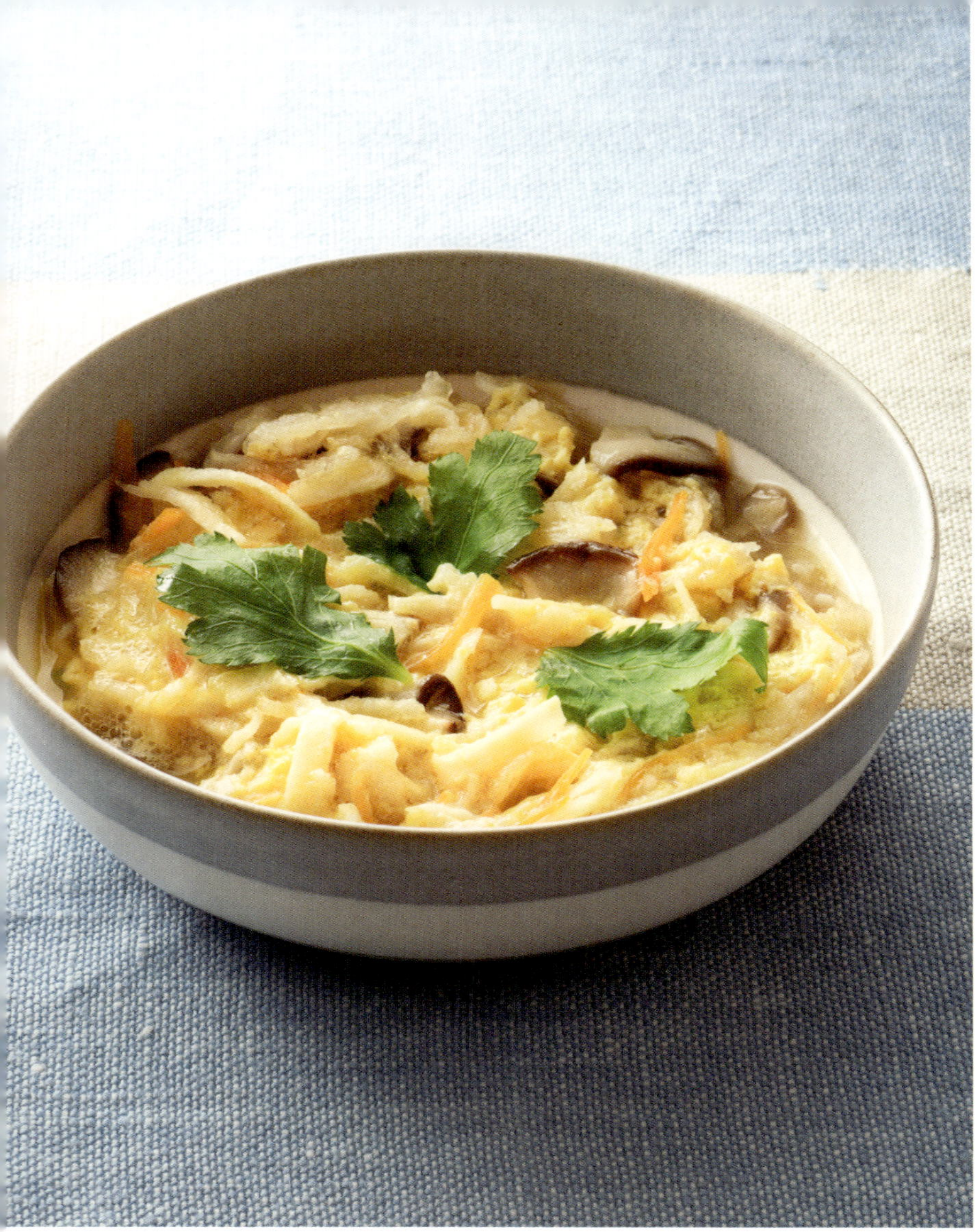

卵&豆腐

切り干し大根の卵とじ

切り干し大根は便秘解消の強い味方

1人分

エネルギー	139kcal
食物繊維	3.0g
塩分	0.8g

材料（1人分）

- 卵……L1個（60g）
- 切り干し大根（乾）……10g
- しいたけ……20g
- にんじん……5g
- A
  - だし汁……大さじ2
  - しょうゆ……小さじ$\frac{2}{3}$（4g）
  - 砂糖……小さじ$\frac{1}{3}$（2g）
  - 酒……ミニスプーン1（1g）
- 三つ葉……1g

作り方

1. 切り干し大根は水でもどし、水けを絞る。しいたけは軸を除いて薄切りにする。にんじんは皮をむいてせん切りにする。
2. フライパンにA、切り干し大根、しいたけ、にんじんを入れて中火にかけ、汁けが少し残るくらいまで煮る。
3. ボールに卵を溶きほぐし、2に流し入れて半熟状に火を通す。
4. 器に3を盛り、三つ葉をのせる。

アドバイス

市販の切り干し大根の煮物を利用すれば、さらに手軽に作れます。その際は、少しだしを足して煮て、調味はせずに、卵でとじてください。

五目卵焼き

つけ合わせからも食物繊維を！

材料（1人分）

卵	L1個（60g）
しいたけ	10g
水煮竹の子（せん切り）	10g
にんじん	10g
A　砂糖	小さじ½（3g）
A　塩	ミニスプーン¼弱（0.2g）
サラダ油	小さじ¼（1g）
大根おろし	80g
ブロッコリー	20g
しょうゆ（好みで）	少量

作り方

1 しいたけは軸を除いて薄切りにする。にんじんは皮をむいてせん切りにする。ブロッコリーは小房に分けて塩少量（分量外）を入れた熱湯でゆで、ざるに上げる。

2 ボールに卵を溶きほぐし、A、しいたけ、竹の子、にんじんを加えて混ぜる。

3 フライパンにサラダ油を中火で熱し、2を流し入れて大きく混ぜ、ひとまとまりになるように焼く。取り出して食べやすく切る。

4 器に3を盛り、大根おろし、ブロッコリーを添え、好みでしょうゆをかける。

アドバイス

野菜はなるべく細く切ったほうができ上がりの食感がよくなります。たっぷり添えた大根おろしで、さらに食物繊維を強化します。

1人分

エネルギー	134kcal
食物繊維	2.4g
塩分	0.5g

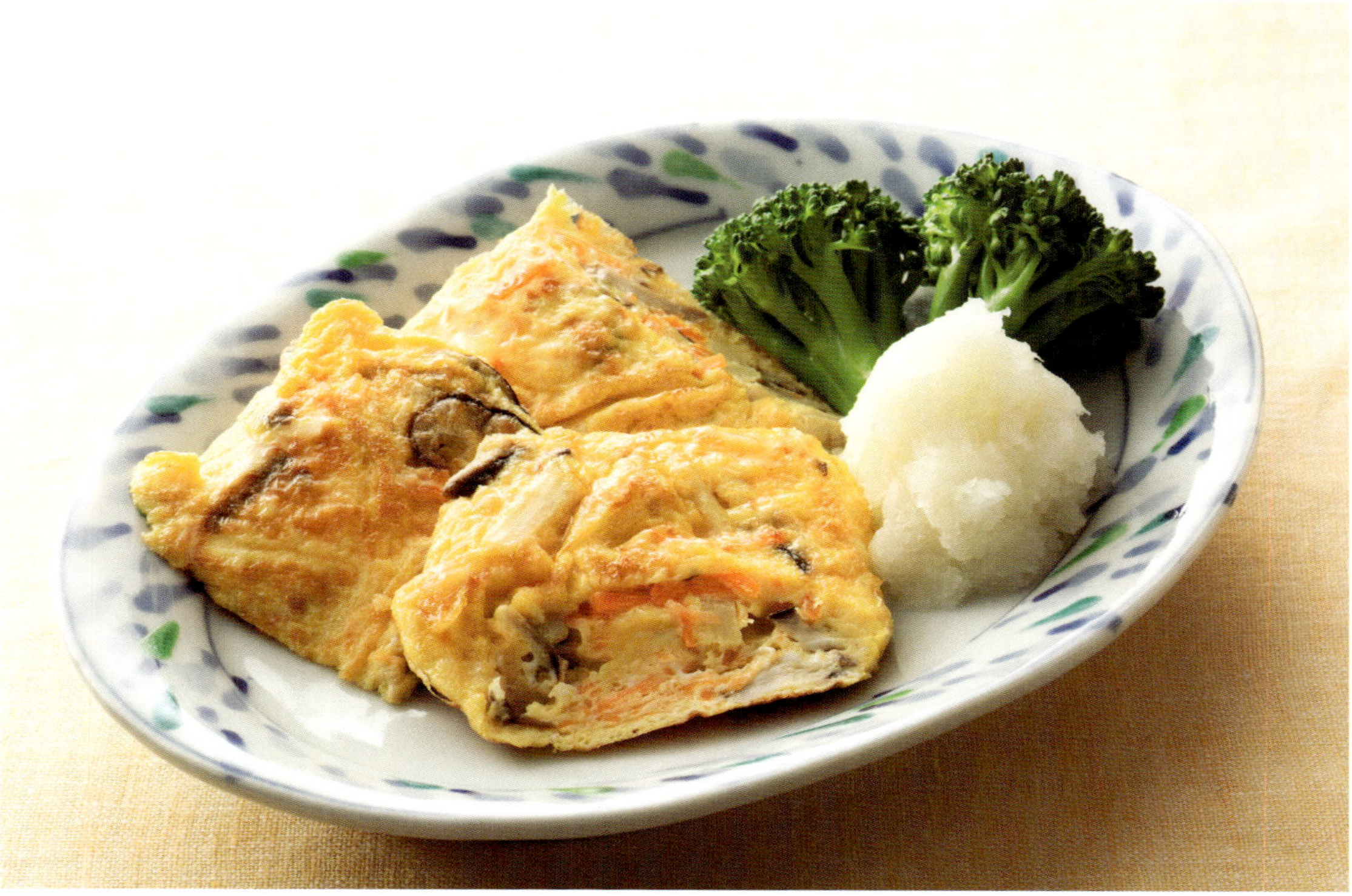

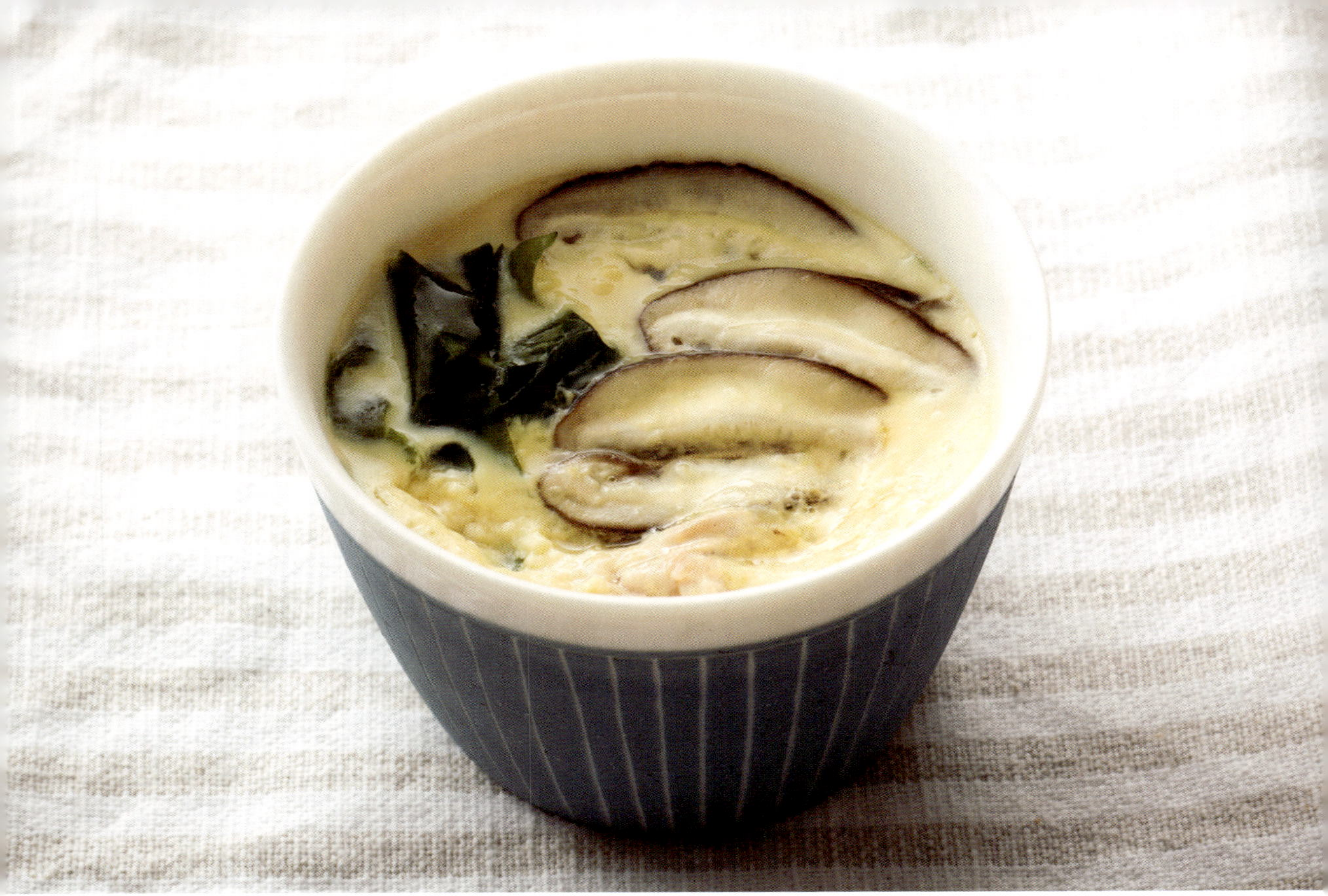

わかめのなめらかさが好相性

わかめ入り茶碗蒸し

1人分

エネルギー	76kcal
食物繊維	0.8g
塩分	0.4g

材料（1人分）

卵	L$\frac{2}{3}$個（35g）
カットわかめ	もどして5g
鶏もも肉	15g
しいたけ	10g
だし汁	大さじ5
しょうゆ	小さじ$\frac{1}{3}$（2g）

作り方

1 わかめは水けをきる。鶏肉はひと口大に切る。

2 ボールに卵を溶きほぐし、だし汁としょうゆを加えて混ぜ、ざるでこす。

3 耐熱容器にわかめ、鶏肉、しいたけを入れて2を注ぐ。蒸気の上がった蒸し器に入れて弱めの中火で10分ほど蒸す。

アドバイス

わかめは加熱してやわらかくすることで水溶性食物繊維がしっかり働いてくれるようになります。

カットごぼうや冷凍品でお手軽に！

揚げ豆腐の五目あんかけ

材料（1人分）

木綿豆腐……150g
鶏ひき肉……20g
グリーンアスパラガス……20g
冷凍コーン……10g
カットごぼう（市販品・せん切り）……10g
黒きくらげ（乾）……1g
小麦粉……小さじ2（6g）
サラダ油
……大さじ½（6g）＋小さじ¼（1g）

A しょうゆ……小さじ1強（7g）
砂糖……小さじ½（3g）
みりん……小さじ⅓（2g）
酒……少量（1g）
顆粒和風だし
……ミニスプーン1（0.5g）
水……大さじ2

B かたくり粉……小さじ⅔（2g）
水……小さじ1½

作り方

1 豆腐は半分に切り、ペーパータオルで包んで20分ほどおいて水きりする。
2 アスパラガスは根元を切り落とし、根元近くの皮をむいて斜め薄切りにする。きくらげは水で戻し、水けを絞ってざく切りにする。
3 豆腐に小麦粉をまぶす。フライパンにサラダ油大さじ½を中火で熱し、豆腐を入れて全体をこんがり焼いて取り出す。
4 フライパンの汚れを拭き、残りのサラダ油をたして中火にかけ、ひき肉を入れて炒め、肉の色が変わったらアスパラガス、コーン、ごぼう、きくらげを入れて火が通るまで炒める。
5 Aを加えて煮立ったら混ぜ合わせたBを加えてとろみをつける。
6 器に3を盛り、5をかける。

1人分

エネルギー	296kcal
食物繊維	2.7g
塩分	1.5g

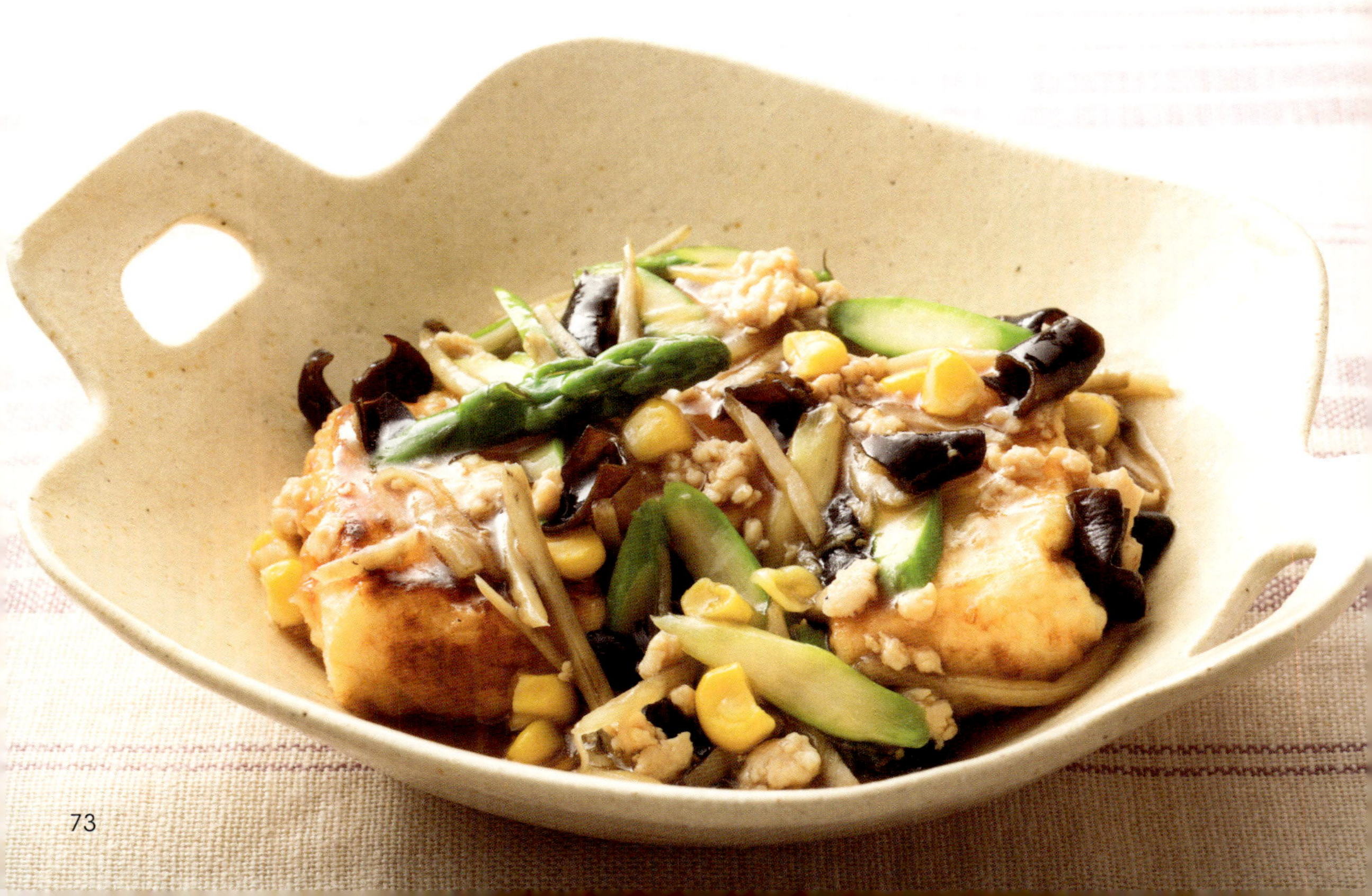

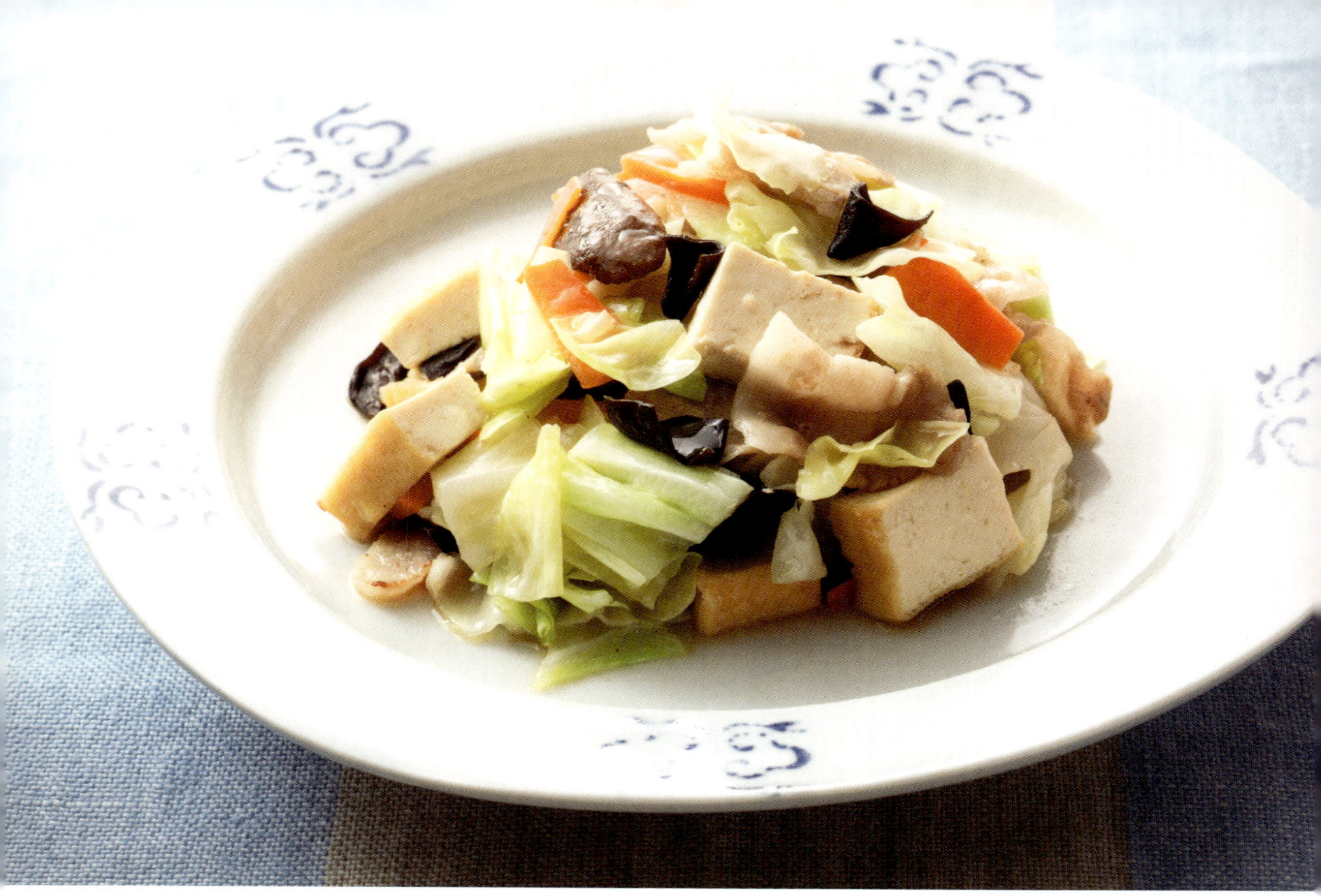

厚揚げと豚肉の炒め物

きくらげやきのこで食物繊維の底上げを！

1人分

エネルギー	330kcal
食物繊維	2.8g
塩分	1.5g

材料（1人分）

- 厚揚げ……40g
- 豚バラ薄切り肉……50g
- キャベツ……60g
- しいたけ……20g
- にんじん……10g
- 黒きくらげ(乾)……少量（0.5g）
- サラダ油……小さじ$\frac{1}{2}$（2g）
- A
  - 顆粒鶏ガラスープ…小さじ$\frac{2}{3}$（2g）
  - しょうゆ……ミニスプーン1（1g）
  - 砂糖……ミニスプーン1（1g）
  - みりん……ミニスプーン1（1g）
  - 塩……ミニスプーン（0.5g）
  - 酒……ミニスプーン1（1g）

作り方

1 厚揚げ、キャベツはひと口大に切る。豚肉は3～4㎝長さに切る。しいたけは軸を除いて薄切りにする。にんじんは皮をむいて短冊切りにする。きくらげは水でもどし、水けを絞ってざく切りにする。

2 フライパンにサラダ油を中火で熱し、豚肉を入れて炒め、肉の色が変わったらキャベツ、しいたけ、にんじん、きくらげを入れて野菜に火が通るまで炒める。Aを加えてからめながら炒める。

アドバイス

厚揚げはマグネシウムの他にカルシウム、鉄分なども豊富です。豚肉と一緒に炒めるとメインのおかずになります。

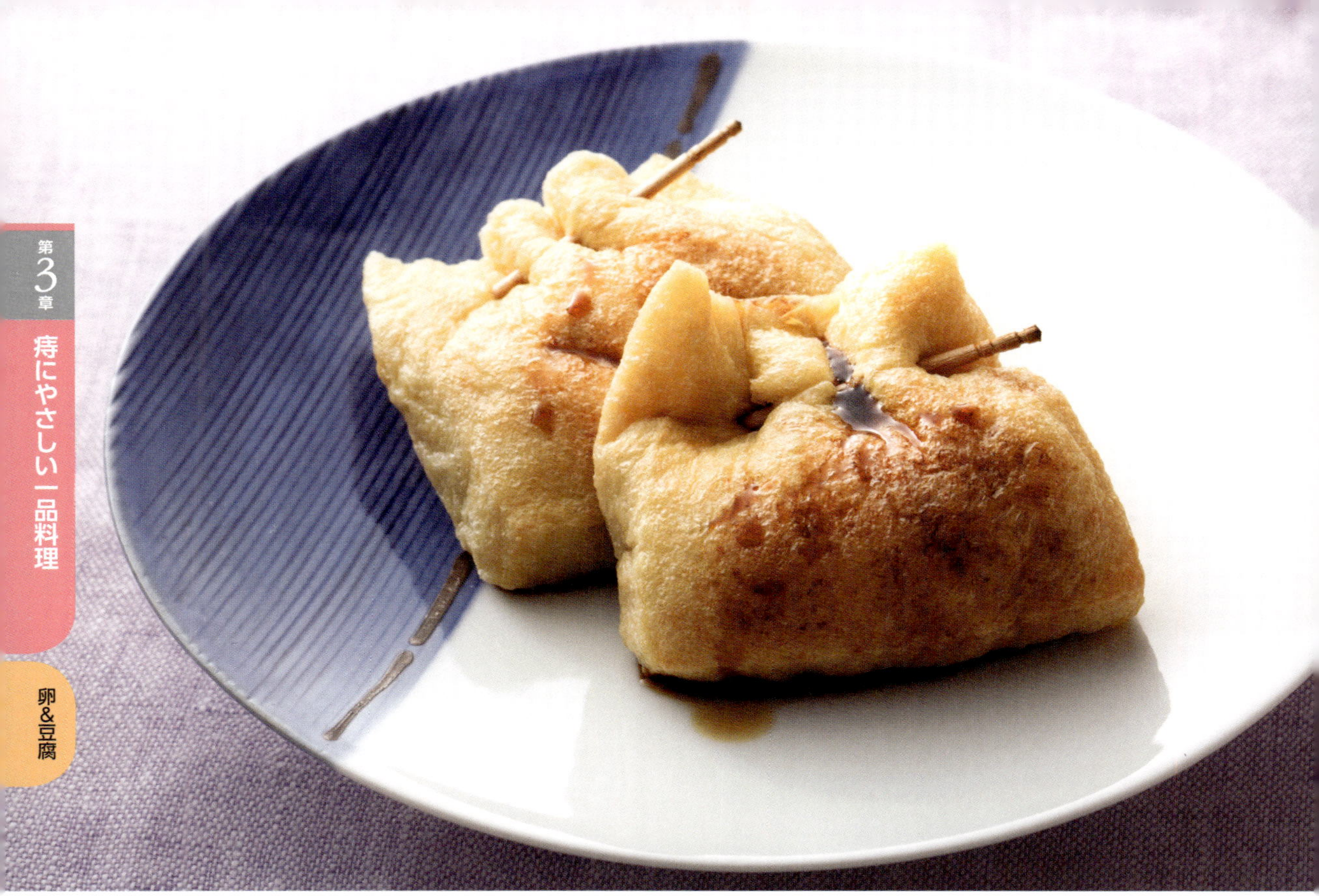

いなり納豆

おかずにもおつまみにも重宝します

材料（1人分）

- 油揚げ……1枚（18g）
- 納豆……1パック（50g）
- 長ねぎ……20g
- しょうゆ……小さじ$\frac{1}{3}$（2g）

作り方

1. 油揚げは長さを半分に切り、切り口を開いて袋状にする。
2. 長ねぎは小口切りにして納豆と混ぜ、1に等分に詰める。
3. オーブントースターでこんがり焼く。器に盛り、しょうゆをかける。

アドバイス

納豆は50gで食物繊維を3.3g摂取することができ、水溶性と不溶性の両方をバランスよく含みます。

1人分

エネルギー	182kcal
食物繊維	4.1g
塩分	0.3g

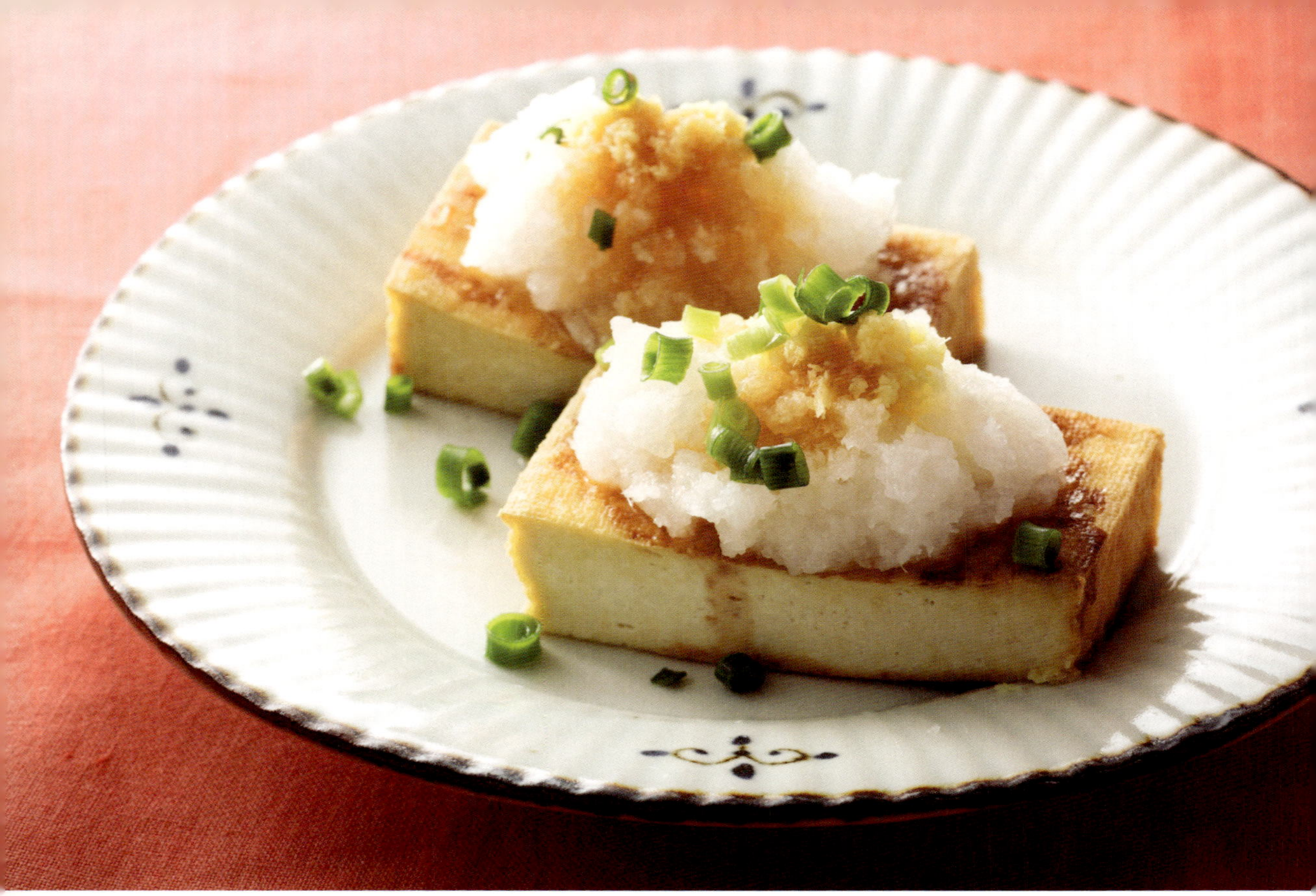

たっぷりの大根おろしがポイント

焼き厚揚げのおろしポン酢かけ

材料（1人分）

厚揚げ	½枚（100g）
しょうゆ	小さじ½（3g）
大根おろし	100g
しょうが（すりおろす）	1g
ポン酢しょうゆ	小さじ1⅓（8g）
小ねぎ（小口切り）	1g

作り方

1 厚揚げは厚みを半分に切る。
2 オーブントースター（1000W）で厚揚げをこんがり焼き、しょうゆをぬって乾くまで焼く。
3 器に2を盛り、大根おろし、しょうがをのせ、ポン酢しょうゆをかけ、小ねぎを散らす。

アドバイス

大豆製品に含まれるマグネシウムには、便を軟らかくする働きがあります。

1人分

エネルギー	174kcal
食物繊維	2.1g
塩分	1.0g

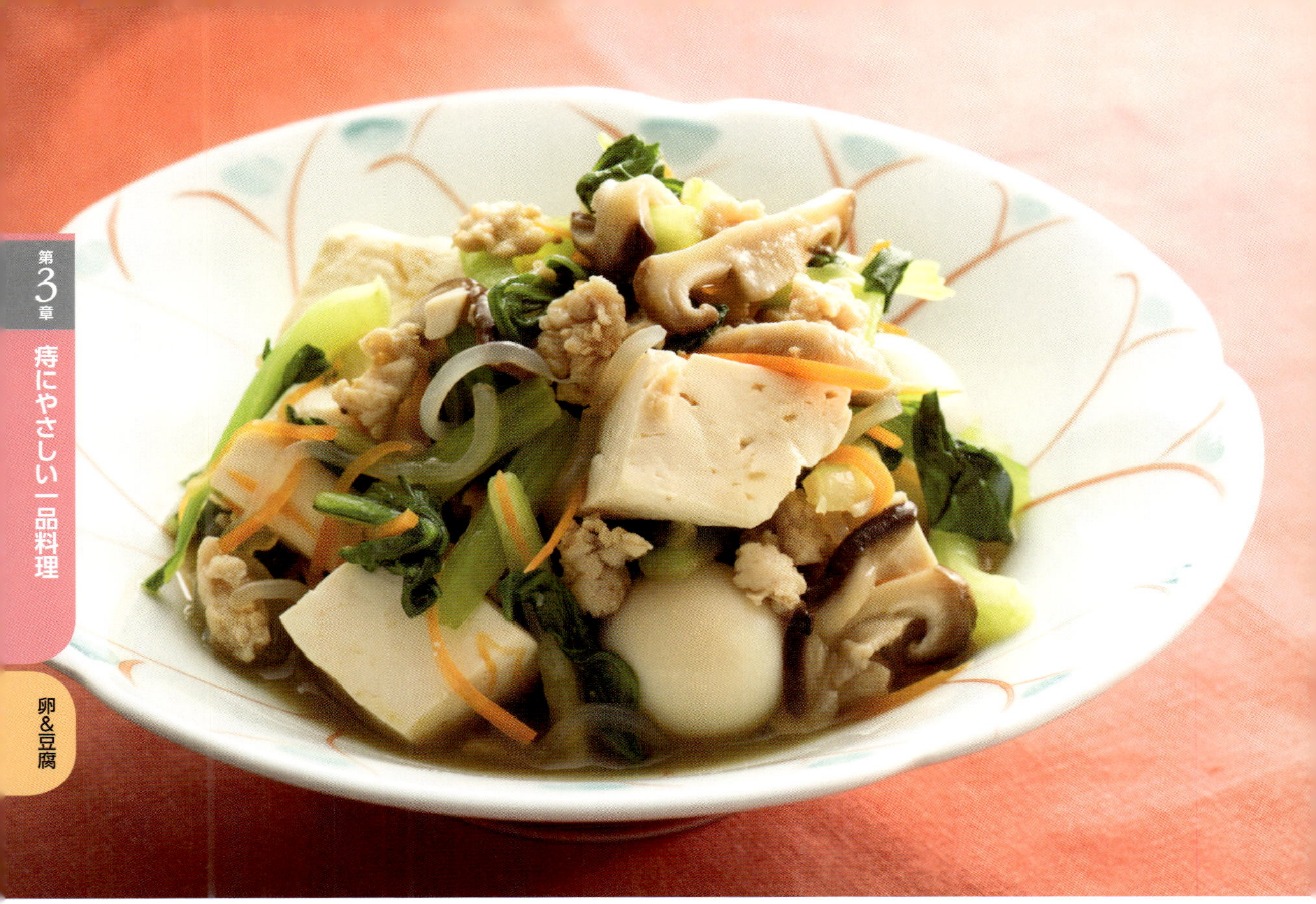

とろみをつけて食べやすく

豆腐の中華炒め煮

材料（1人分）

	木綿豆腐	125g
	鶏ひき肉	15g
	チンゲンサイ	60g
	しいたけ	20g
	にんじん	10g
	しらたき（あく抜きしたもの）	20g
	ごま油	小さじ½（2g）
A	しょうゆ	小さじ⅔（4g）
A	顆粒鶏ガラスープ	小さじ⅔（2g）
A	みりん	小さじ½（3g）
A	酒	小さじ½弱（2g）
	うずら卵（水煮）	20g
B	かたくり粉	小さじ⅔（2g）
B	水	大さじ½

作り方

1 豆腐はひと口大に切る。チンゲンサイは長さを2～3等分に切り、根元は4～6等分のくし形切りにする。しいたけは軸を除いて薄切りにする。にんじんは皮をむいてせん切りにする。しらたきは2～3cm長さに切る。

2 フライパンにごま油を中火で熱し、ひき肉を入れて炒め、肉の色が変わったらA、1、豆腐を加えて野菜に火が通るまで煮る。うずら卵を加え、再び煮立ったら、混ぜ合わせたBを加えてとろみをつける。

アドバイス

豆腐、鶏ひき肉、うずらの卵でたんぱく質を、野菜としらたきでビタミン、ミネラル、食物繊維がしっかり摂れます。量を少なめにすれば、サブおかずにも。

1人分

エネルギー	209kcal
食物繊維	2.9g
塩分	1.8g

ごはん&めん

ねばねば丼

ねばねば食材でおなかすっきり

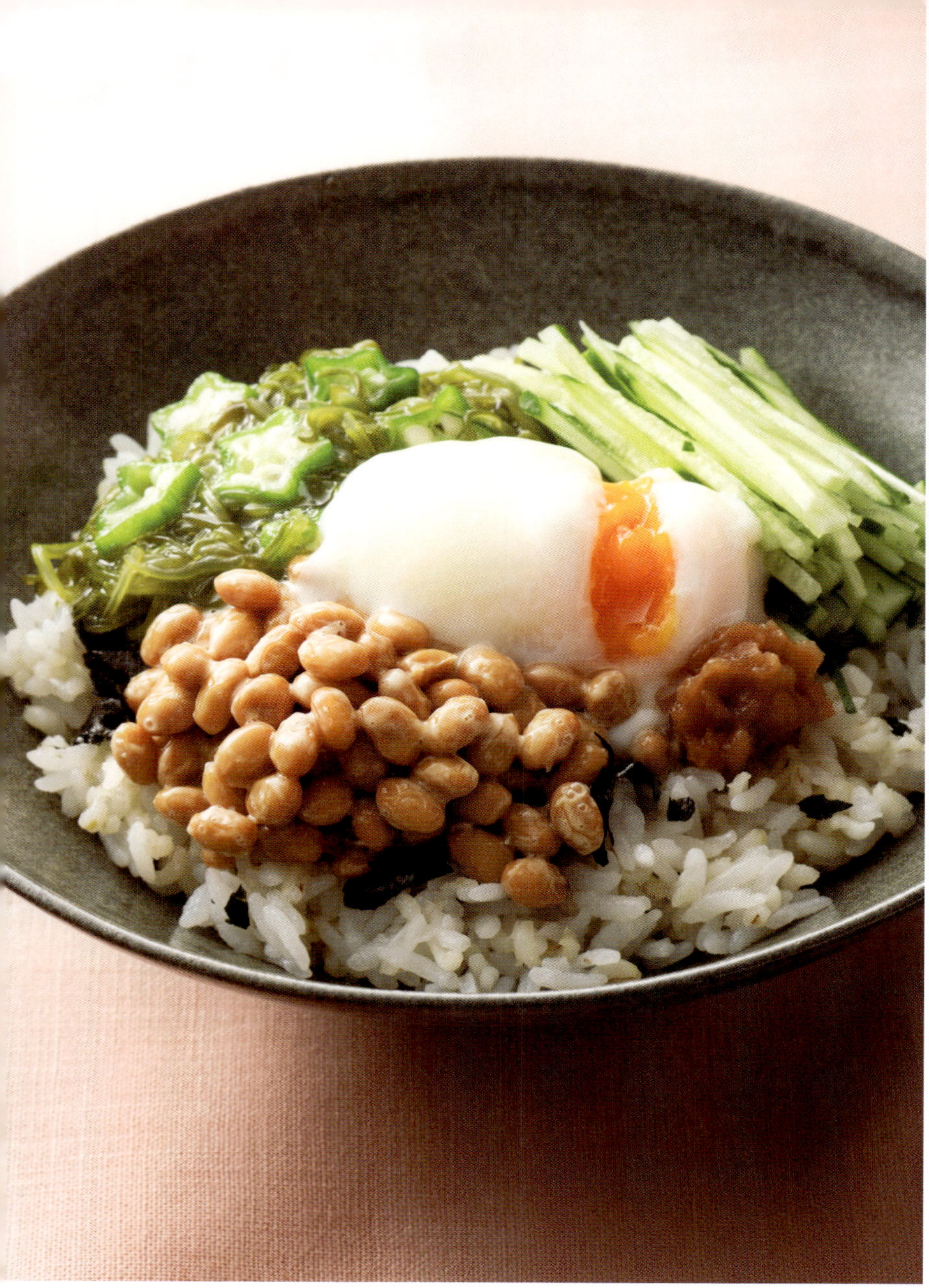

1人分

エネルギー	464 kcal
食物繊維	7.2g
塩分	0.9g

材料（1人分）

五穀ごはんまたは麦入りごはん
（レトルトパック）……150g
オクラ入りめかぶ……1パック（45g）
納豆（小粒）……1パック（45g）
きゅうり…15g　もみのり…少量（1g）
梅干し……½個（5g）
温泉卵（市販品）……1個（60g）
ポン酢しょうゆ……小さじ1（6g）

作り方

1 ごはんは表示のとおりに温める。きゅうりはせん切りにする。梅干しは種を除いてたたく。

2 器にごはんを盛り、もみのり、オクラ入りめかぶ、納豆、きゅうり、梅干しをのせ、温泉卵を割り落とし、ポン酢しょうゆをかける。

アドバイス

ねばねばの成分は、ムチンという水溶性食物繊維。おなかの調子を整えてくれます。夏場や食欲がないときの手軽な食事にぴったり。

もち麦入りごはんなら食物繊維が豊富

3色いなりずし

1人分

エネルギー	447kcal
食物繊維	3.3g
塩分	1.6g

材料（1人分）

もち麦入りごはん（レトルトパック）……150g
味つきいなり用油揚げ（市販品）……3枚（60g）
すし酢（市販品）……大さじ1強（15g）
A｜いり白ごま……小さじ$\frac{1}{3}$（0.5g）
　｜いり黒ごま……小さじ$\frac{1}{3}$（0.5g）
B｜切り干し大根の煮物（市販品）……5g

作り方

1 ごはんは表示のとおりに温め、すし酢を加えて混ぜる。3等分して$\frac{1}{3}$量は油揚げに詰める。残りのご飯はそれぞれA、Bを混ぜ、油揚げに詰める。

アドバイス

もち麦は水溶性食物繊維を豊富に含みます。プチプチとした食感もおいしさの秘訣です。

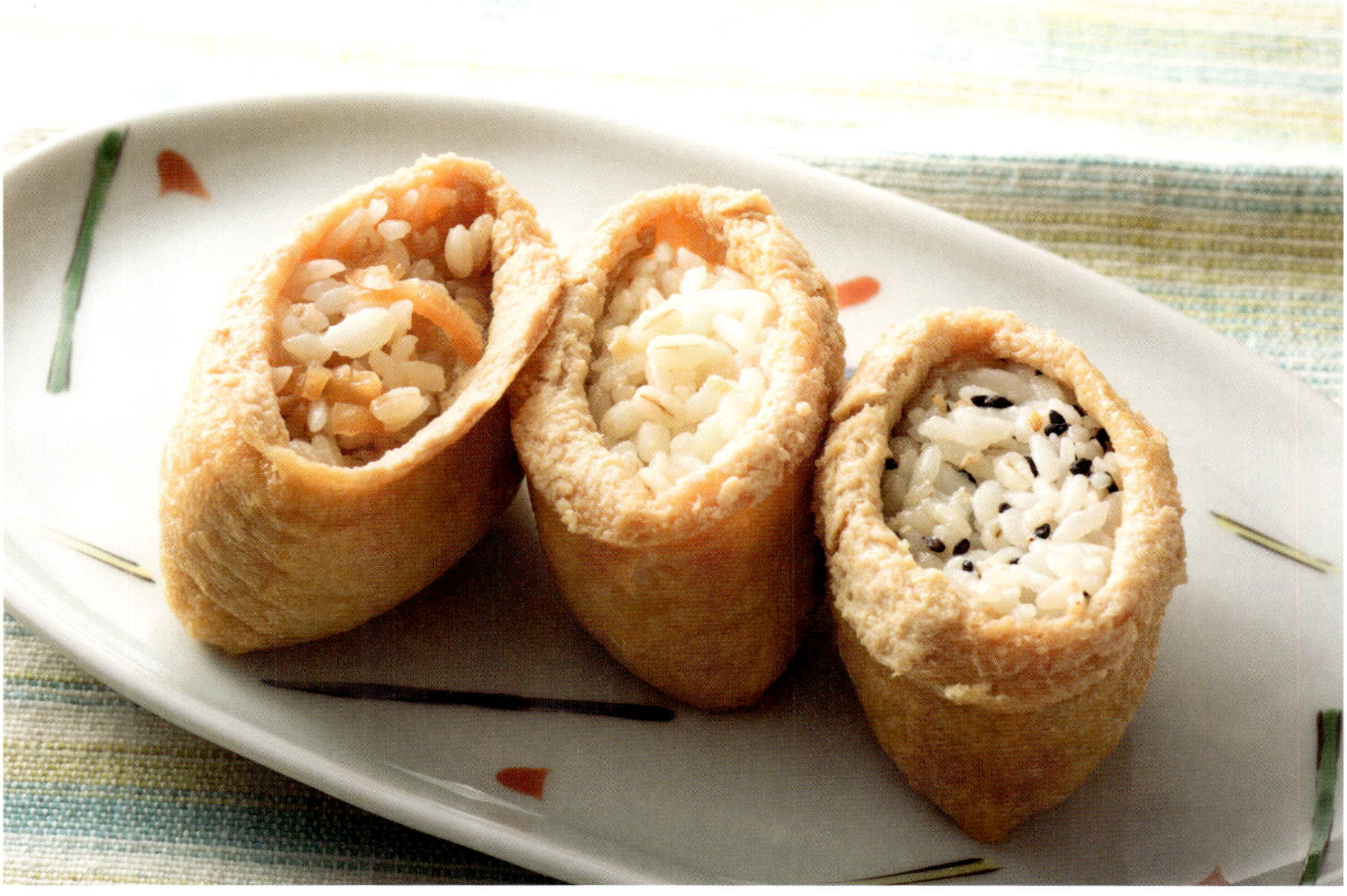

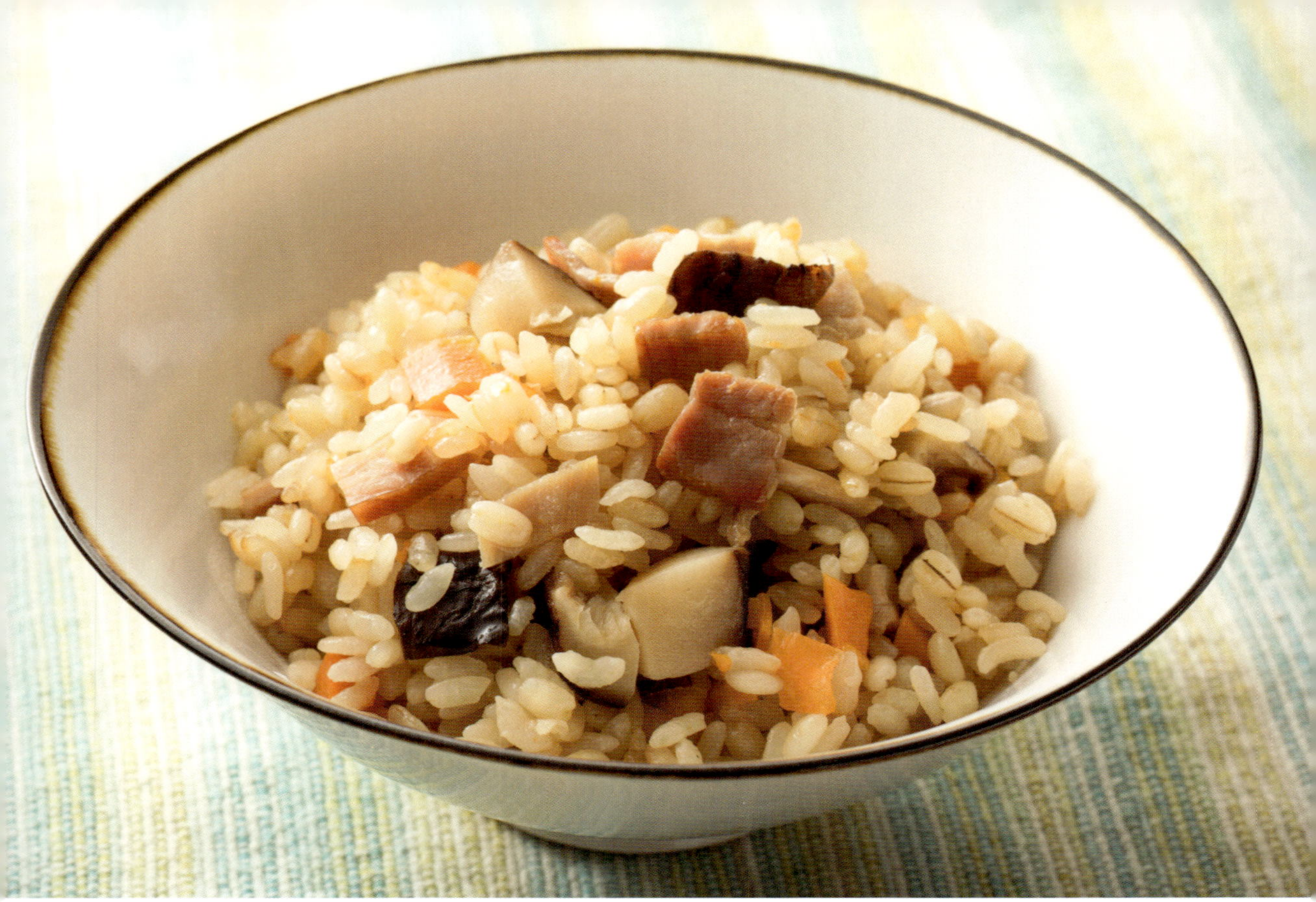

中華おこわ

野菜が不足気味な時にもおすすめ

材料（4人分）

米……160g
もち麦……80g
水……¾カップ（150ml）
にんじん……80g
干ししいたけ……2g
干ししいたけのもどし汁……¾カップ
焼き豚……50g
A オイスターソース……大さじ2（36g）
　しょうゆ……大さじ½（9g）
　砂糖……大さじ½（9g）
　酒……大さじ½（7.5g）
　ごま油……大さじ½（6g）

作り方

1 米は洗ってざるに上げる。炊飯器の内釜に入れ、分量の水ともち麦を加えて30分ほど浸水させる。
2 にんじんは皮をむいて1cm角に切る。干ししいたけは1カップの水（分量外）でもどし、軸を除いて1cm角に切る。もどし汁は3/4カップを取り分けておく。焼き豚も1cm角に切る。
3 1の内釜にA、干ししいたけのもどし汁を入れて混ぜ、にんじん、干ししいたけ、焼き豚をのせて普通に炊く。炊き上がったらさっくり混ぜる。

アドバイス

手軽に作れるよう、米を炒めないで炊き込みました。焼き豚とオイスターソースが味の決め手！

1人分
エネルギー 258kcal
食物繊維 1.1g
塩分 1.7g

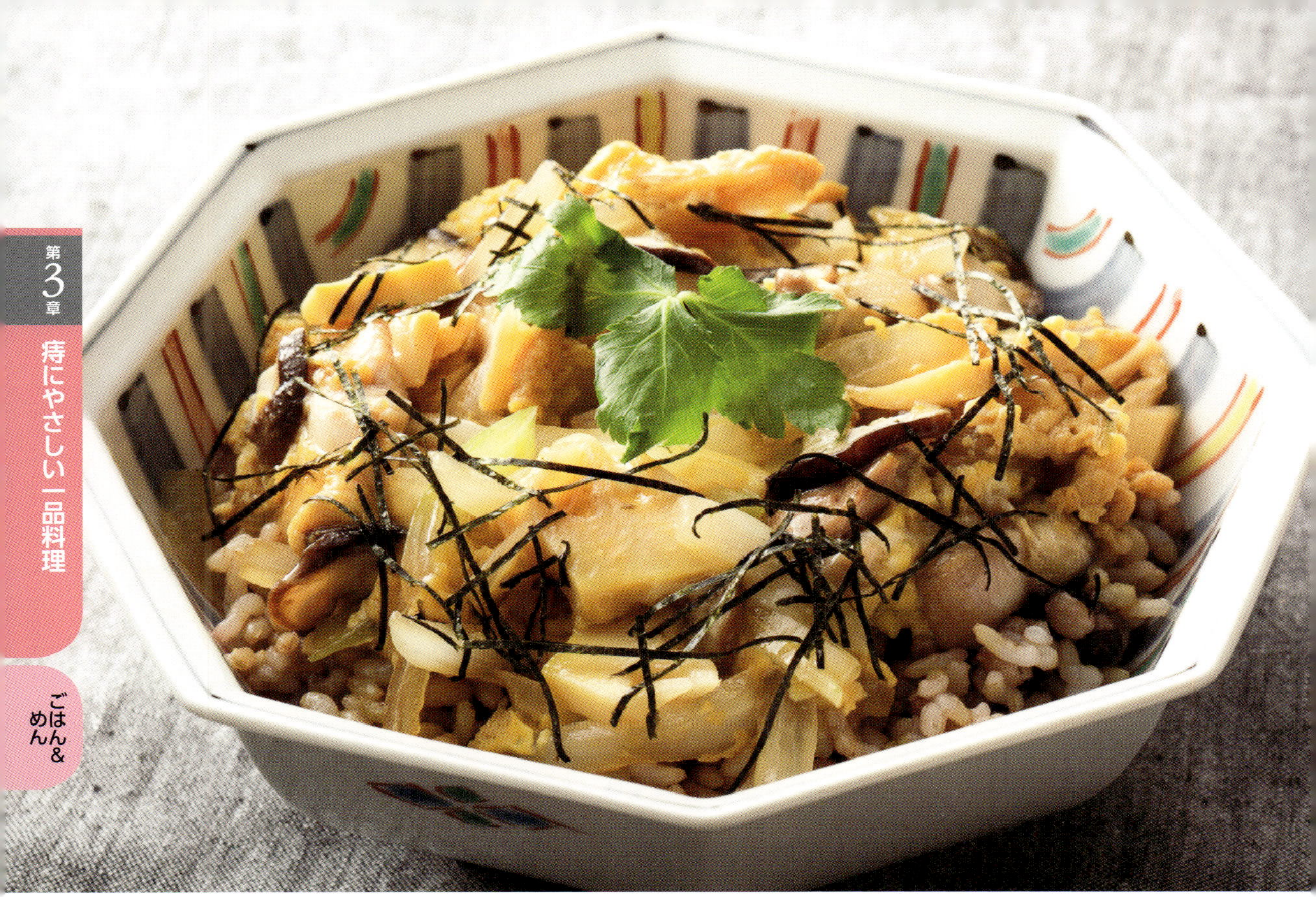

親子丼

雑穀、竹の子、しいたけでおなかも大満足

材料（1人分）

五穀ごはん（レトルトパック）		150 g
鶏もも肉		30g
卵		L1⅓個（75g）
玉ねぎ		50g
水煮竹の子		15g
しいたけ		30g
A	水	大さじ3
	しょうゆ	小さじ1⅓（8g）
	砂糖	小さじ⅔（4g）
	酒	小さじ½弱（2g）
	顆粒和風だし	ミニスプーン1（0.5g）
刻みのり		少量（1g）
三つ葉		少量（1g）

作り方

1 鶏肉はひと口大に切る。玉ねぎ、竹の子は薄切りにする。しいたけは軸を除いて薄切りにする。卵は溶きほぐす。ごはんは表示のとおりに温める。

2 フライパンにA、玉ねぎ、竹の子、しいたけを入れて中火にかけ、玉ねぎが少ししんなりするまで煮る。鶏肉を加えて火が通るまで煮て卵を流し入れ、半熟状に火を通す。

3 器にごはんを盛り、2、刻みのり、三つ葉をのせる。

アドバイス

いつもの親子丼に竹の子としいたけを加えて、食物繊維量を1.6gアップ。

1人分

エネルギー	498kcal
食物繊維	3.8g
塩分	1.5g

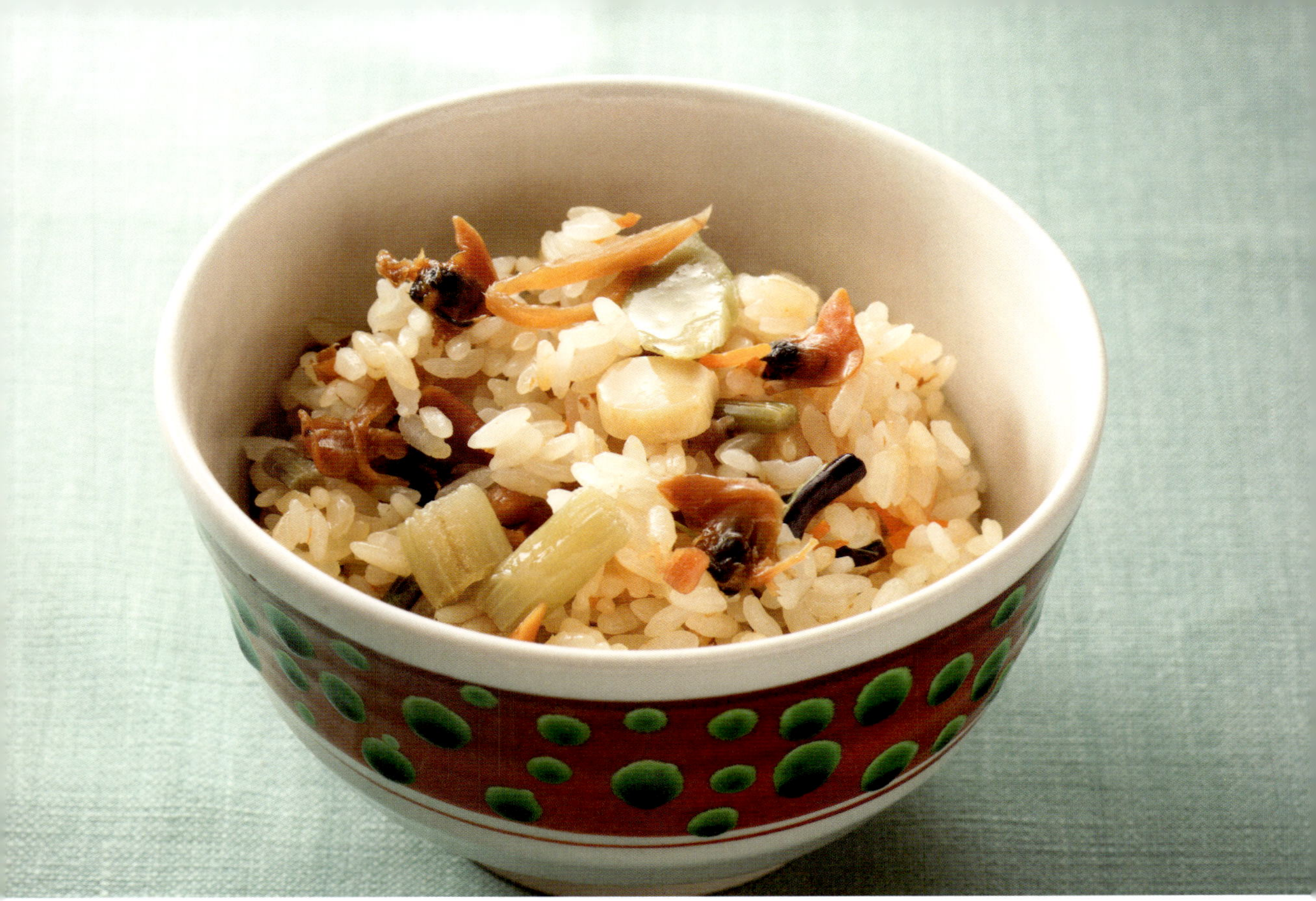

山菜おこわ

山菜は水煮を使って、手間を省きます

材料（4人分）

	米	180g
	もち米	120g
	水煮山菜	120g
	水	$1\frac{3}{5}$カップ（320mℓ）
	にんじん	20g
	あさりの佃煮	60g
A	みりん	大さじ$1\frac{1}{3}$（20g）
	酒	大さじ$\frac{2}{3}$（12g）

作り方

1. 米ともち米は洗ってざるに上げる。炊飯器の内釜に入れ、分量の水を加えて30分ほど浸水させる。
2. 山菜は水けをきる。にんじんは皮をむいて細切りにする。
3. 1の内釜にAを入れて混ぜ、2、あさりの佃煮をのせて普通に炊く。炊き上がったらさっくり混ぜる。

アドバイス

あさりの佃煮を調味料にして炊き込みます。うるち米ともち米を混ぜて、ほどよいもちもち感にしました。

1人分

エネルギー	286kcal
食物繊維	1.8g
塩分	1.1g

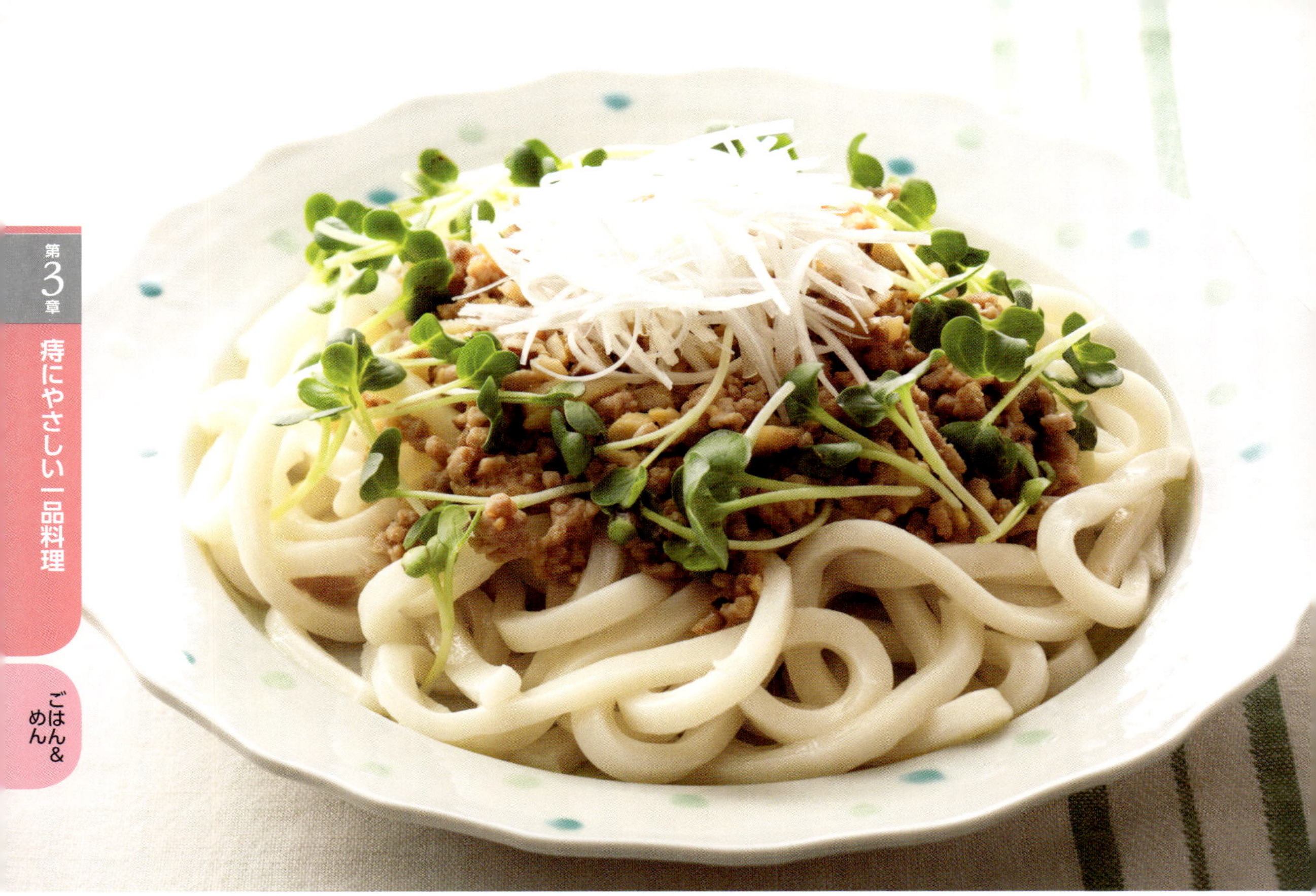

野菜たっぷりの肉みそが絶品
肉みそうどん

材料（1人分）

ゆでうどん……1玉（200g）
豚ひき肉……80g
長ねぎ……50g
しいたけ……20g
水煮竹の子……10g
しょうが（すりおろす）……3g
にんにく（すりおろす）……少量（0.5g）
ごま油……小さじ½（2g）

A
水……小さじ2
みそ……小さじ1（6g）
砂糖……小さじ⅔（4g）
しょうゆ……小さじ⅓（2g）
酒……小さじ½弱（2g）

B
長ねぎ（せん切りにして水にさらす）……10g
貝割れ大根（2cm長さに切る）……10g

作り方

1 長ねぎ、しいたけ、竹の子はみじん切りにする。
2 フライパンにごま油を中火で熱し、ひき肉、しょうが、にんにくを入れて炒め、肉の色が変わったら1を加えて炒める。
3 野菜に火が通ったら混ぜ合わせたAを加えてからめながら炒める。
4 ゆでうどんは熱湯でさっとゆでて湯をきり、器に盛る。3をかけてBをのせる。

アドバイス

うどんはしっかり水けをきると、味が薄くならずおいしくいただけます。肉みそを常備菜として作り置きしておくのもおすすめです。

1人分

エネルギー	477kcal
食物繊維	4.8g
塩分	1.8g

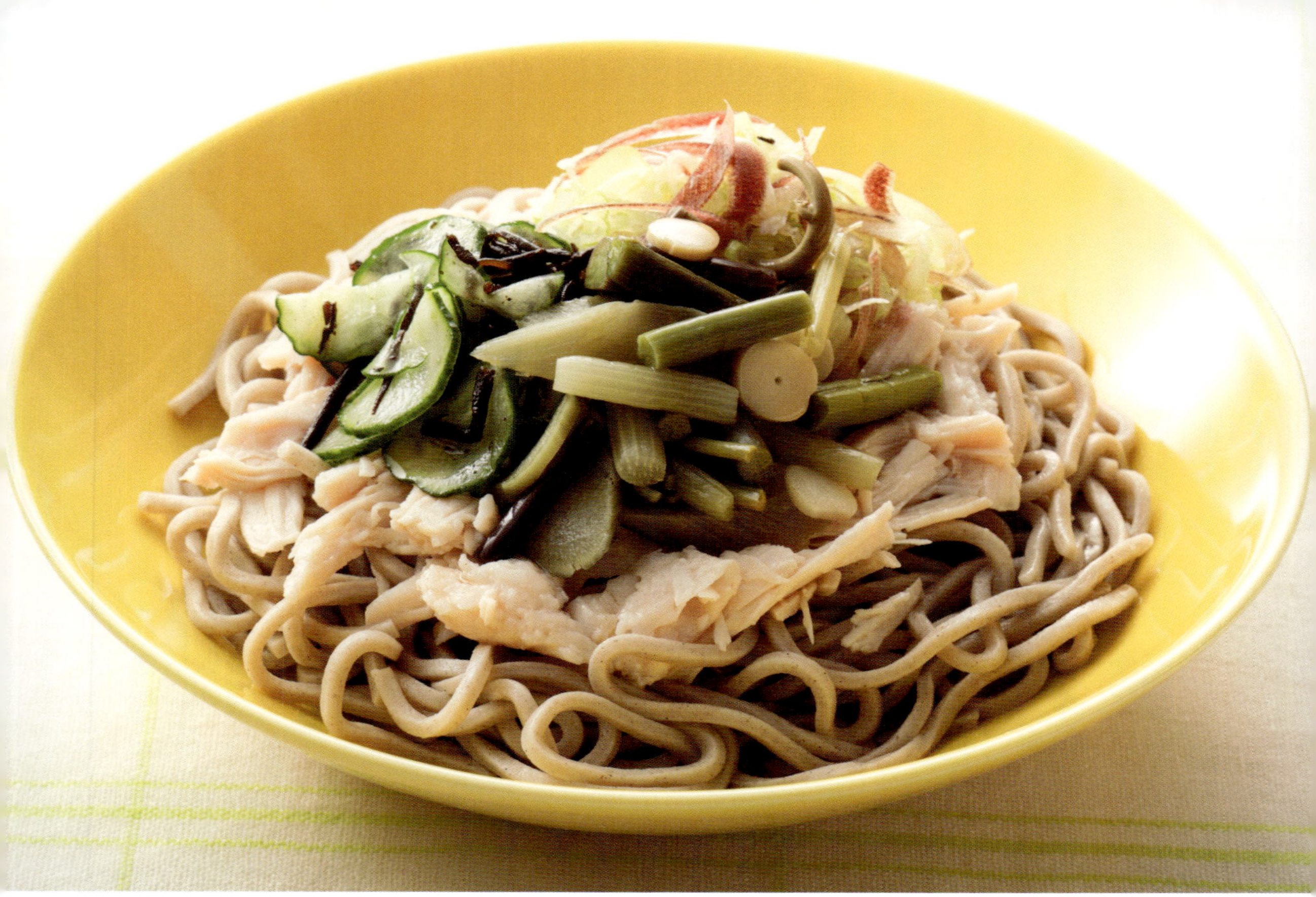

サラダめん

山菜&ひじきがとりやすい一品

材料（1人分）

ゆでそば……1玉（180g）
サラダチキン（市販品）……60g
水煮山菜……30g
きゅうり……15g
ゆでひじき……5g
みょうが……5g
めんつゆ（ストレートタイプ）……大さじ2（32g）

作り方

1 サラダチキンは細かく裂く。山菜は水けをきる。きゅうりは薄い半月切りにしてひじきと混ぜる。みょうがは縦半分に切って薄切りにする。
2 そばはさっとゆでて洗い、水けをきる。
3 器に2を盛り、1をのせ、めんつゆをかける。

アドバイス

ざるそばなど単品料理だと栄養が偏ってしまいます。タンパク質のおかずと野菜、海藻をいっしょに盛ることで、栄養バランスがとてもよくなります。

1人分

エネルギー	339kcal
食物繊維	5.5g
塩分	3.9g

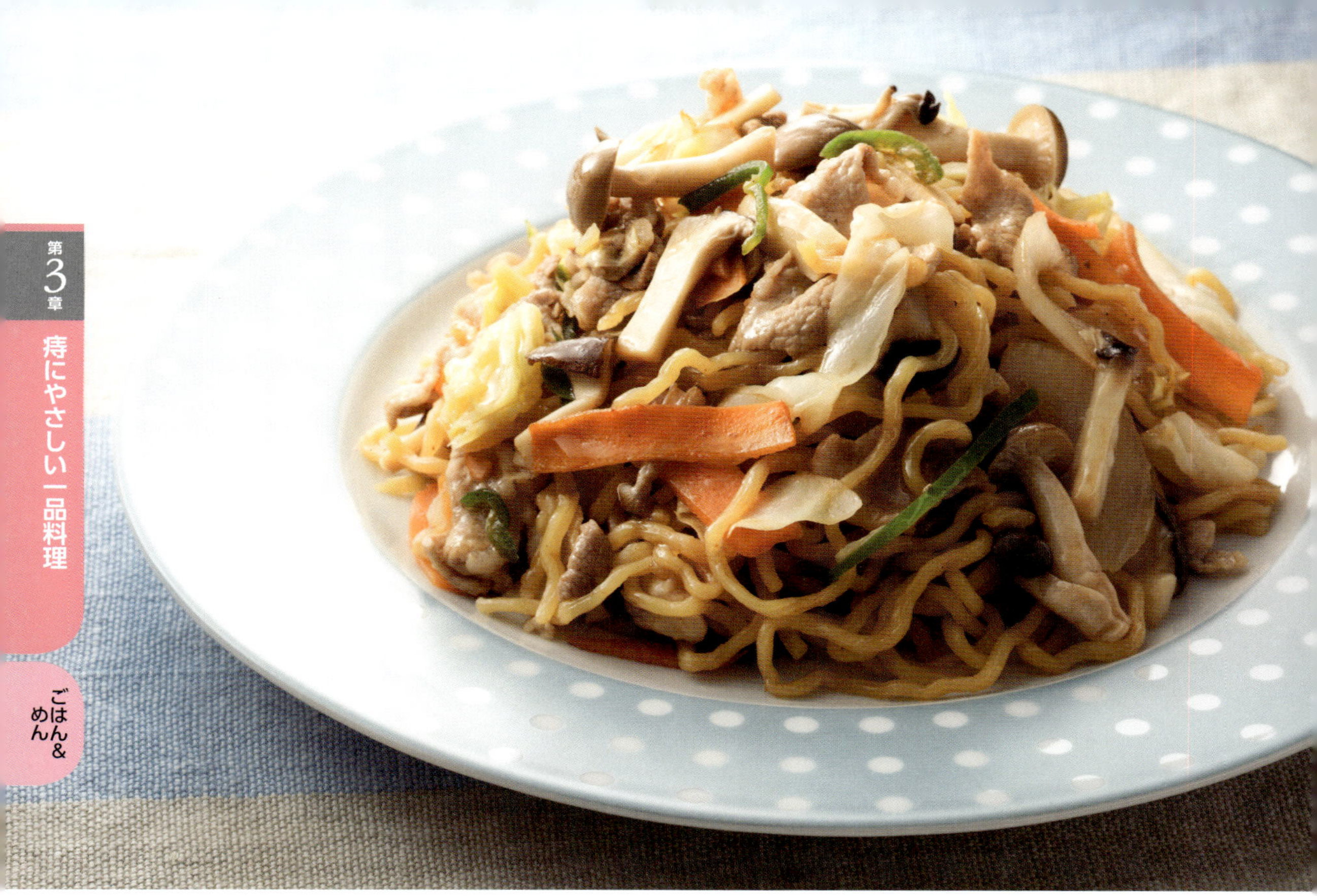

カット野菜をフル活用！

野菜たっぷりソース焼きそば

材料（1人分）

中華蒸しめん	1玉（150g）
豚こま切れ肉	50g
野菜炒め用カット野菜	80g
しめじ	5g
エリンギ	5g
サラダ油	大さじ1（12g）
お好み焼きソース	大さじ1（18g）

作り方

1 豚肉は大きければひと口大に切る。しめじは石づきを除いてほぐす。エリンギは長さを半分に切り、薄切りにする。

2 フライパンにサラダ油を中火で熱し、豚肉を入れて炒め、肉の色が変わったらカット野菜、しめじ、エリンギを加えて野菜に火が通るまで炒める。

3 蒸しめんを加えてほぐしながら炒め合わせ、お好み焼きソースを加えてからめる。

アドバイス

いつもの焼きそばより少し多めに野菜を入れるだけで食物繊維量をアップすることができます。

1人分

エネルギー	537kcal
食物繊維	4.9g
塩分	1.6g

汁物

大根とあさりののっぺい風汁

あさりのうま味が味の決め手

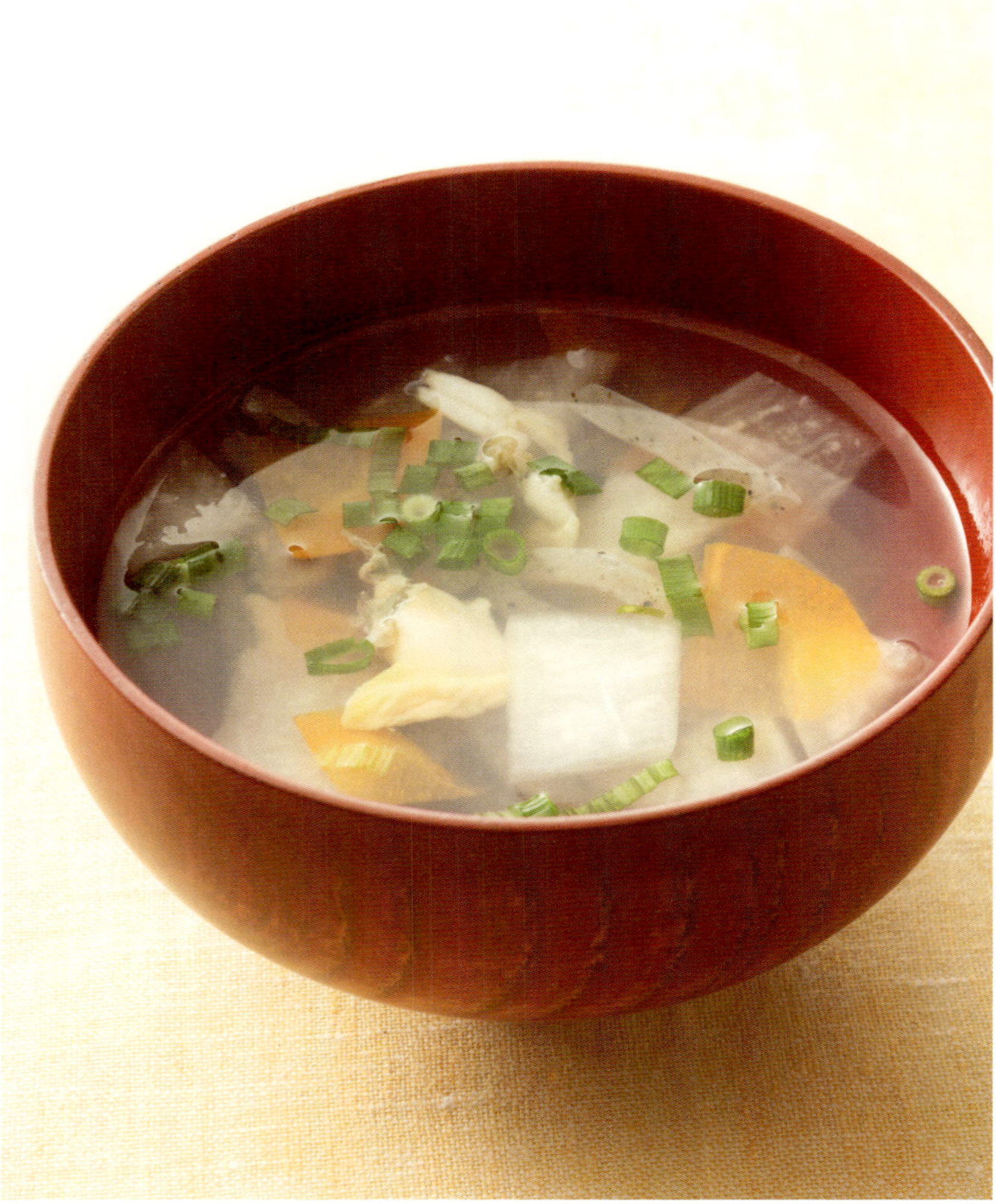

材料（1人分）

あさりむき身……15g
大根……20g
にんじん……5g
糸こんにゃく（あく抜きしたもの）……15g
A 水……$\frac{3}{4}$カップ（150ml）
　顆粒和風だし……ミニスプーン1（0.5g）
　酒……ミニスプーン1（1g）
　塩……ミニスプーン$\frac{1}{2}$強（0.7g）
B かたくり粉……小さじ$\frac{1}{3}$（1g）
　水……小さじ$\frac{1}{3}$
小ねぎ……少量

作り方

1 大根は皮をむいて2㎝四方に切る。にんじんは皮をむいていちょう切りにする。糸こんにゃくは2㎝長さに切る。
2 鍋にあさりむき身、1、Aを入れて中火にかけ、野菜がやわらかくなるまで煮る。混ぜ合わせたBを加えてとろみをつける。
3 器に2を盛り、小ねぎを散らす。

1人分

エネルギー	29kcal
食物繊維	0.7g
塩分	0.9g

アドバイス

あさりのうま味がおいしい汁物です。糸こんにゃくを入れて食物繊維量を増やしました。

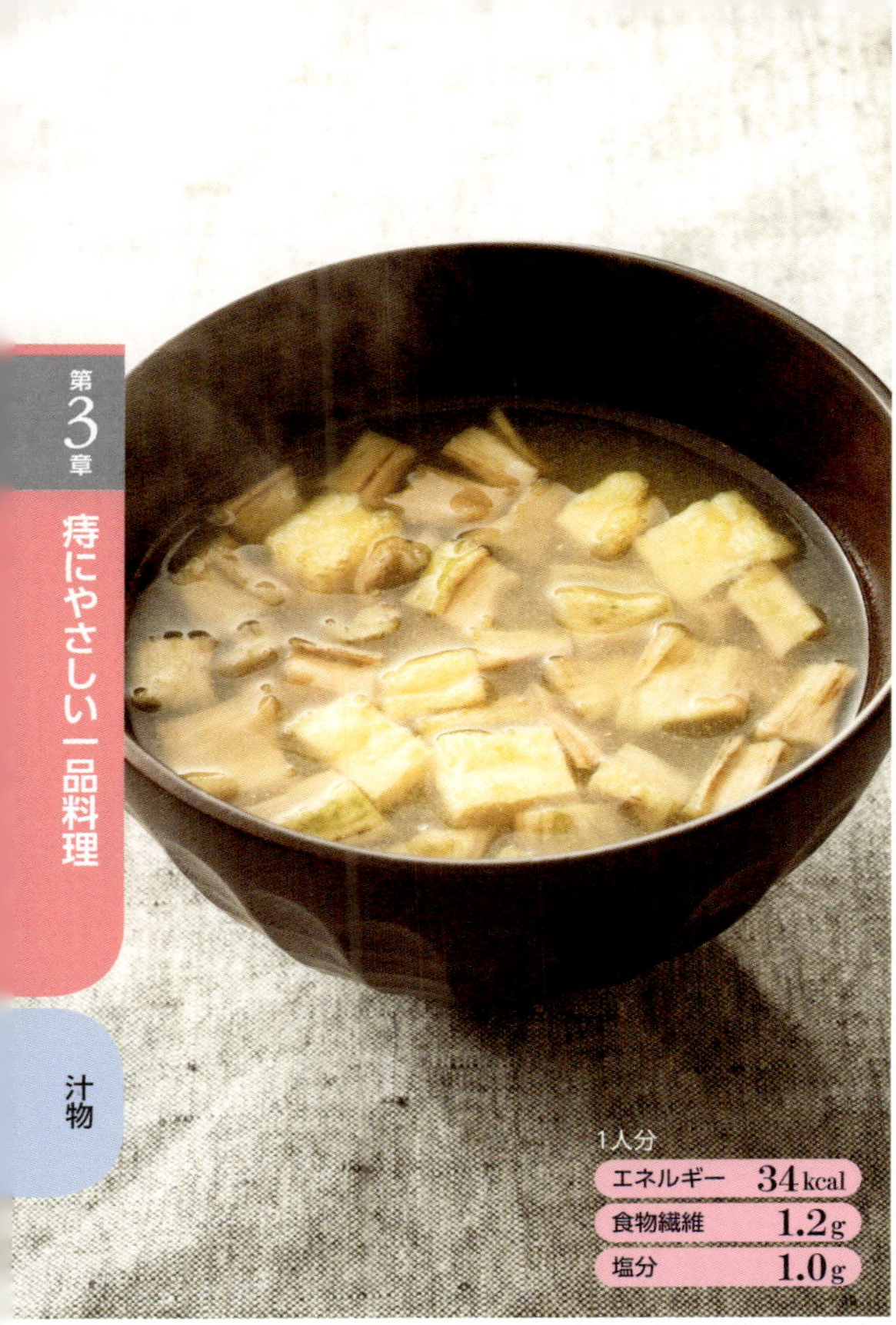

1人分

エネルギー	34kcal
食物繊維	1.2g
塩分	1.0g

食物繊維が豊富なずいきを手軽なみそ汁に

ずいきのみそ汁

材料（1人分）

干しずいき……3g
油揚げ……3g
だし汁……$\frac{3}{4}$カップ（150ml）
みそ……大さじ$\frac{1}{2}$（9g）

作り方

1 干しずいきは充分に水でもどし、1cm長さに切る。油揚げは1cm四方に切る。
2 鍋にだし汁、1を入れて中火にかけて、ずいきがやわらかくなるまで煮て、みそを溶き入れる。

アドバイス

干しずいき（芋がら）は里芋やハス芋の茎を干した、昔ながらの乾物です。水でしっかり戻してから使うのがコツです。

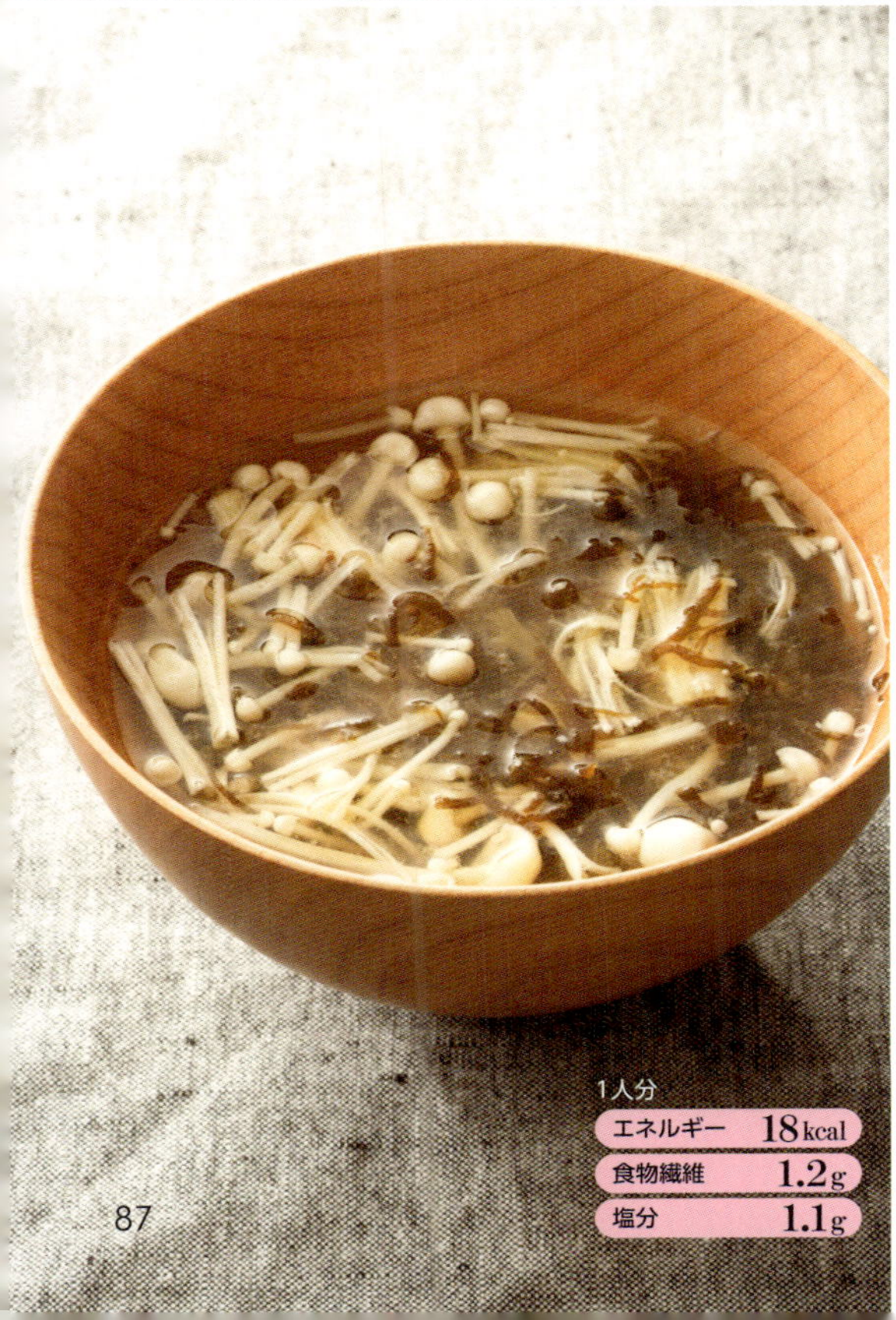

1人分

エネルギー	18kcal
食物繊維	1.2g
塩分	1.1g

つるんとしたのどごしで食べやすい！

もずくとえのきのみそ汁

材料（1人分）

もずく……30g
えのきだけ……10g
だし汁……$\frac{3}{4}$カップ（150ml）
みそ……大さじ$\frac{1}{2}$（9g）

作り方

1 えのきは根元を切り落とし、長さを3等分に切る。
2 鍋にもずく、えのき、だし汁を入れて中火にかけ、煮立ったらみそを溶き入れる。

アドバイス

もずくは、味つけされていないものを使用しています。加熱することで水溶性食物繊維が溶け出し、整腸効果がアップします。

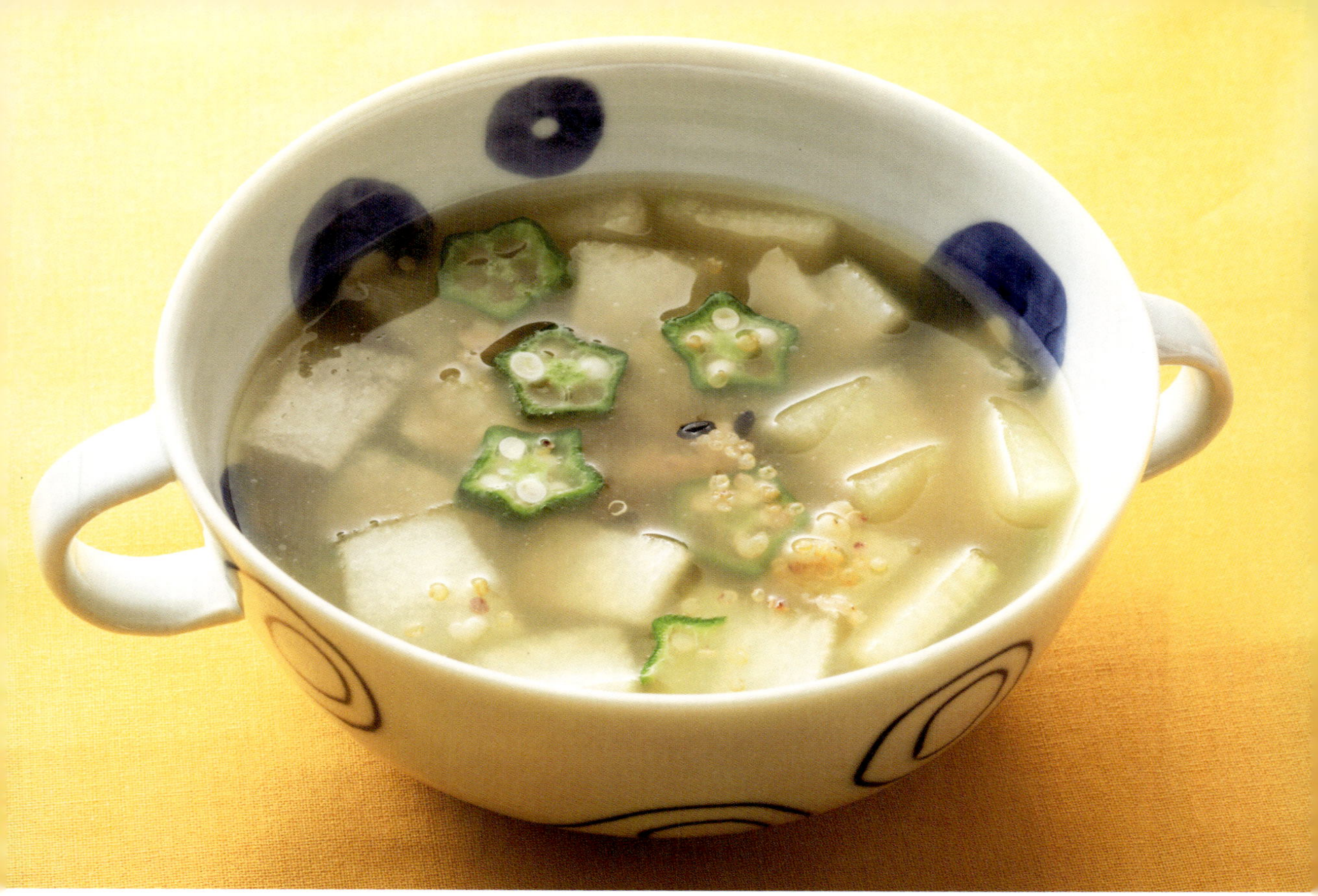

とうがんとオクラの雑穀スープ

蒸し雑穀を加えて食物繊維量をアップ

1人分

エネルギー	32kcal
食物繊維	2.0g
塩分	0.8g

材料（1人分）

とうがん……30g
オクラ……2本（25g）
蒸し雑穀ミックス（市販品）……5g
水……¾カップ（150ml）
顆粒鶏ガラスープ……小さじ⅓（1g）
A しょうゆ…ミニスプーン1弱（1g）
塩……少量（0.2g）

作り方

1 とうがんは皮をむいて1cm四方に切る。オクラはへたをとり、小口切りにする。

2 鍋にとうがん、水、顆粒鶏ガラスープを入れて中火にかけ、やわらかくなるまで煮る。オクラ、蒸し雑穀ミックス、Aを加えてひと煮する。

アドバイス

食物繊維量が少ないとうがんと食物繊維量が豊富なオクラと雑穀を一緒にスープにしました。水溶性と不溶性が1：2とバランスよく理想的な一品です。

ねばねば効果で腸の調子を整えます

モロヘイヤのスープ

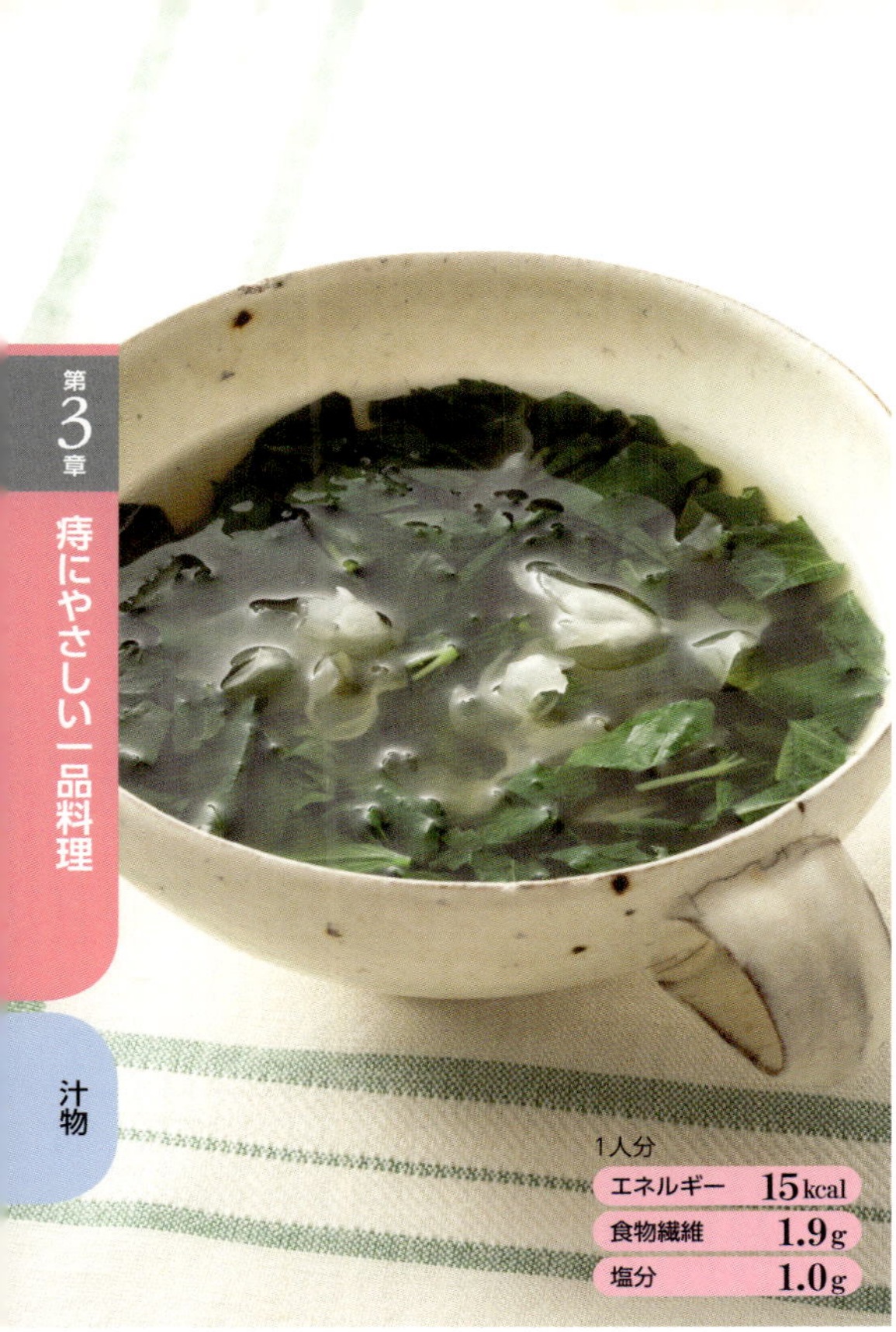

1人分

エネルギー	15kcal
食物繊維	1.9g
塩分	1.0g

材料（1人分）

モロヘイヤ	20g
白きくらげまたは黒きくらげ（乾）	1g
A 水	$\frac{3}{4}$カップ（150ml）
A 固形ブイヨン	小$\frac{1}{4}$個（1g）
A しょうゆ	小$\frac{1}{2}$強（4g）
こしょう	少量

作り方

1. モロヘイヤは葉先を摘んで粗く刻む。きくらげは水でもどし、大きければ食べやすい大きさに切る。
2. 鍋に1、Aを入れて中火にかけ、モロヘイヤに火が通るまで煮てこしょうを加える。

アドバイス

モロヘイヤは食物繊維だけでなく、抗酸化作用のあるビタミン類やカルシウムも豊富。きくらげを加えることで、噛んで食べることを意識してもらうスープにしました。

切り干し大根の食感がアクセント

切り干し大根のみそ汁

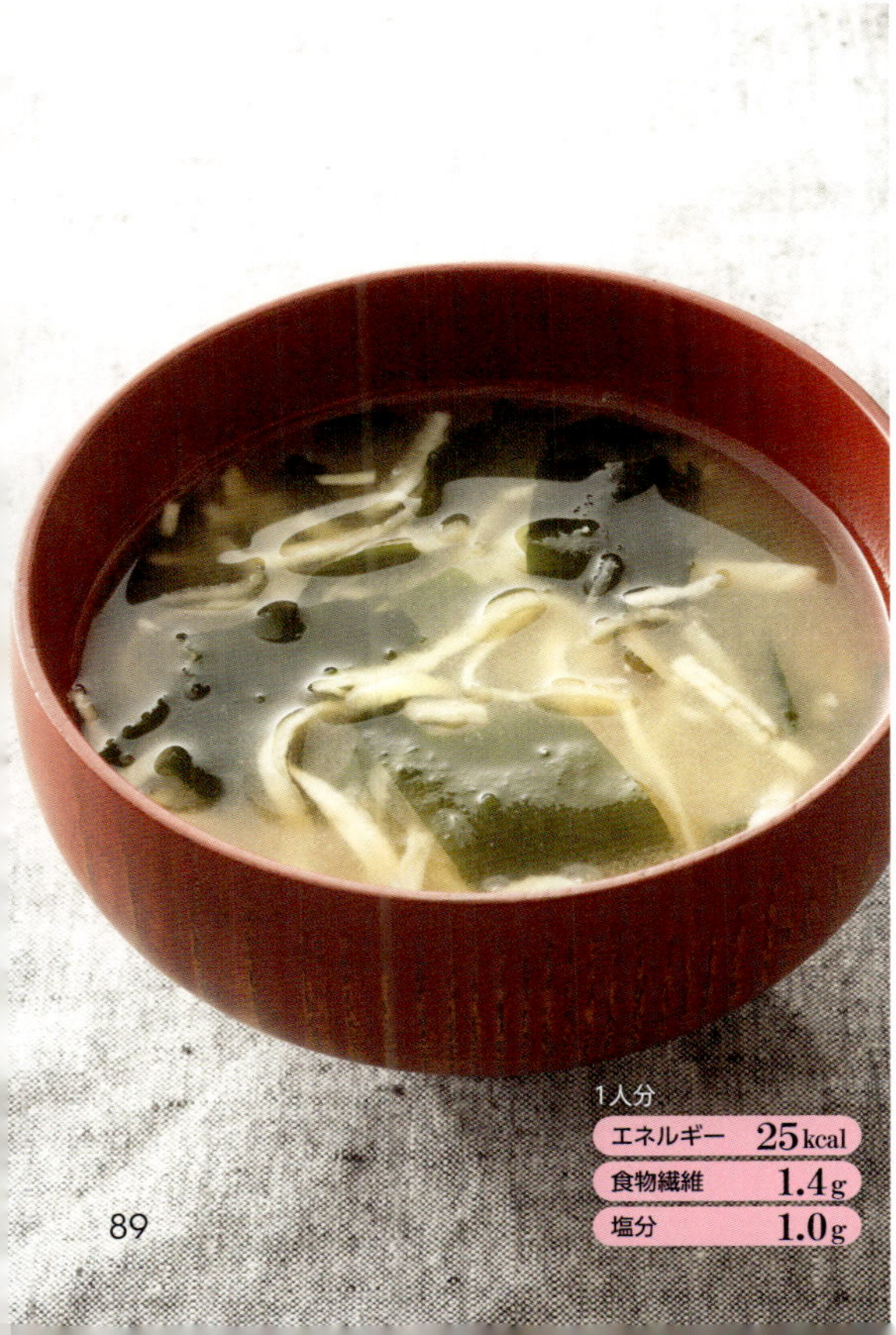

1人分

エネルギー	25kcal
食物繊維	1.4g
塩分	1.0g

材料（1人分）

切り干し大根（乾）	3g
カットわかめ（乾）	1g
だし汁	$\frac{3}{4}$カップ（150ml）
みそ	大さじ$\frac{1}{2}$（9g）

作り方

1. 切り干し大根は2～3cm長さにはさみで切る。
2. 鍋に1とカットわかめ、だし汁を入れて中火にかけ、切り干し大根がやわらかくなるまで煮て、みそを溶き入れる。

アドバイス

切り干し大根は煮物だけでなくみそ汁にしてもおいしくいただけます。

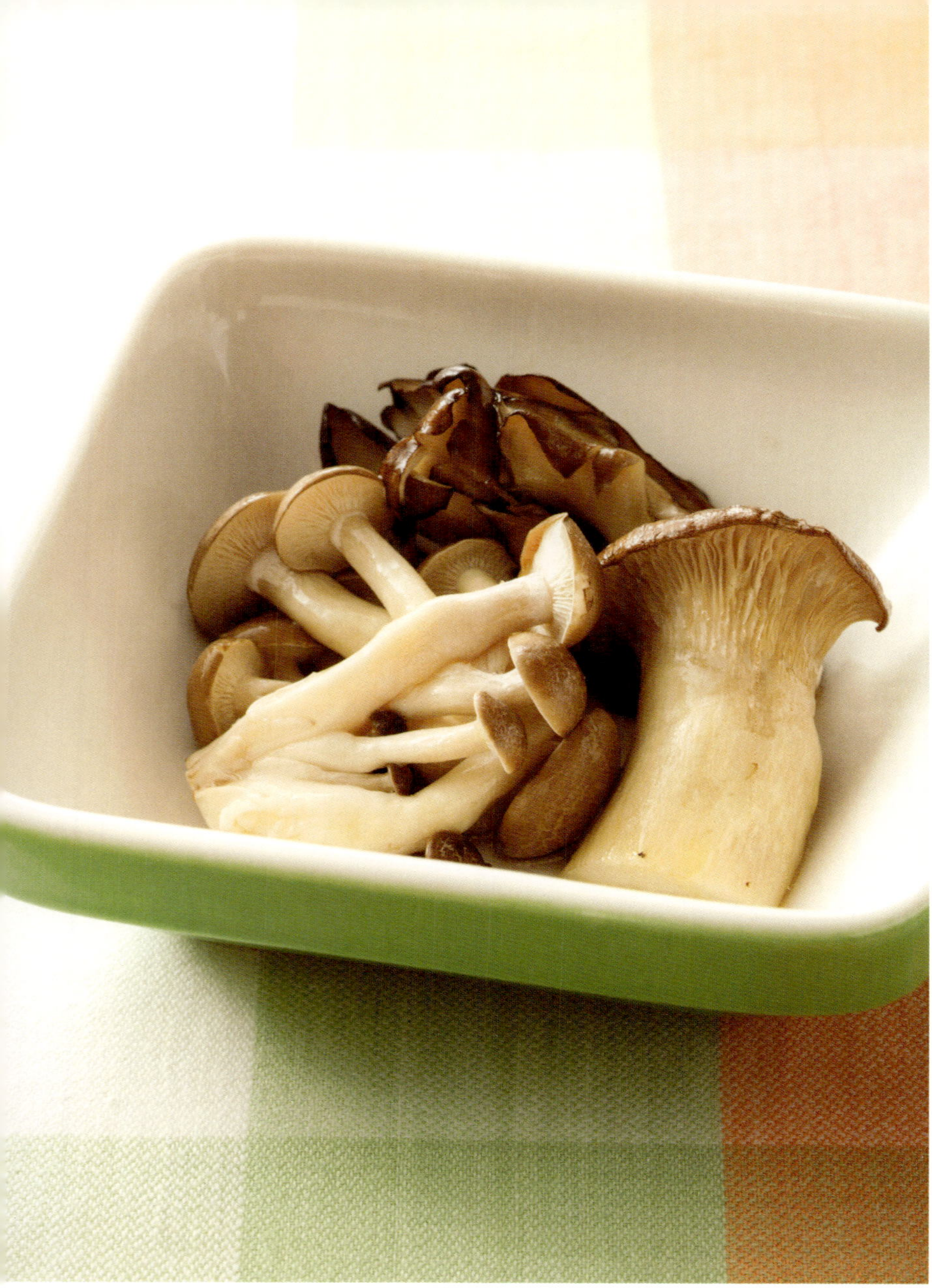

食物繊維たっぷりおかず

きのこのオイル漬け

パスタにからめたり、パンにのせてもおいしい!

1人分

エネルギー	125kcal
食物繊維	2.7g
塩分	0.6g

材料(1人分)

しめじ……25g
エリンギ……25g
まいたけ……25g
オリーブオイル……大さじ1(12g)
塩……ミニスプーン½(0.6g)

作り方

1 しめじとまいたけは石づきを除いてほぐす。エリンギは縦半分に切る。

2 フライパンにオリーブオイルを中火で熱し、1を入れてさっと炒め、塩をふる。そのまま粗熱をとり、10分程度オリーブオイルに漬け込む。

アドバイス

炒めた時に出るきのこの水分と一緒に保存用袋に入れて漬け込むと、少ない油でもおいしくでき上がります。

うま味たっぷり！ お弁当のおかずにも

にんじんしりしり

全量

エネルギー	297kcal
食物繊維	3.2g
塩分	0.8g

材料（作りやすい分量）

にんじん……100g
ツナ缶（油漬け）……中1缶（90g）
いり白ごま……小さじ1（3g）

作り方

1 にんじんは皮をむいて細切りにする。
2 フライパンにツナ缶の缶汁を入れ、にんじんを入れて中火でしんなりするまで炒める。ツナを加えてさっと混ぜる。
3 器に2を盛り、いり白ごまを散らす。

アドバイス

ごまは表皮が硬いのでよく噛んで食べましょう。混ぜご飯にしてもおいしいです。

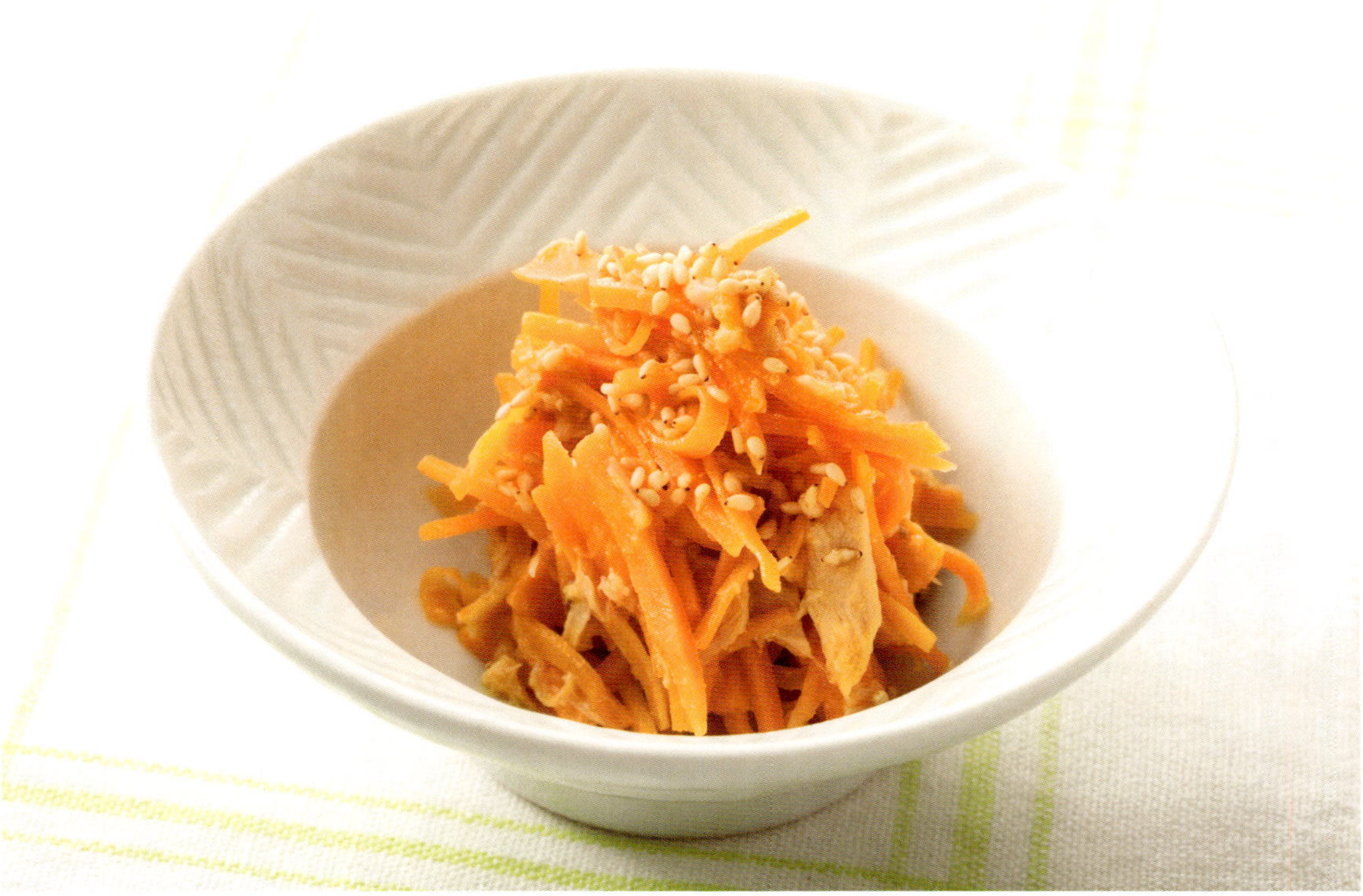

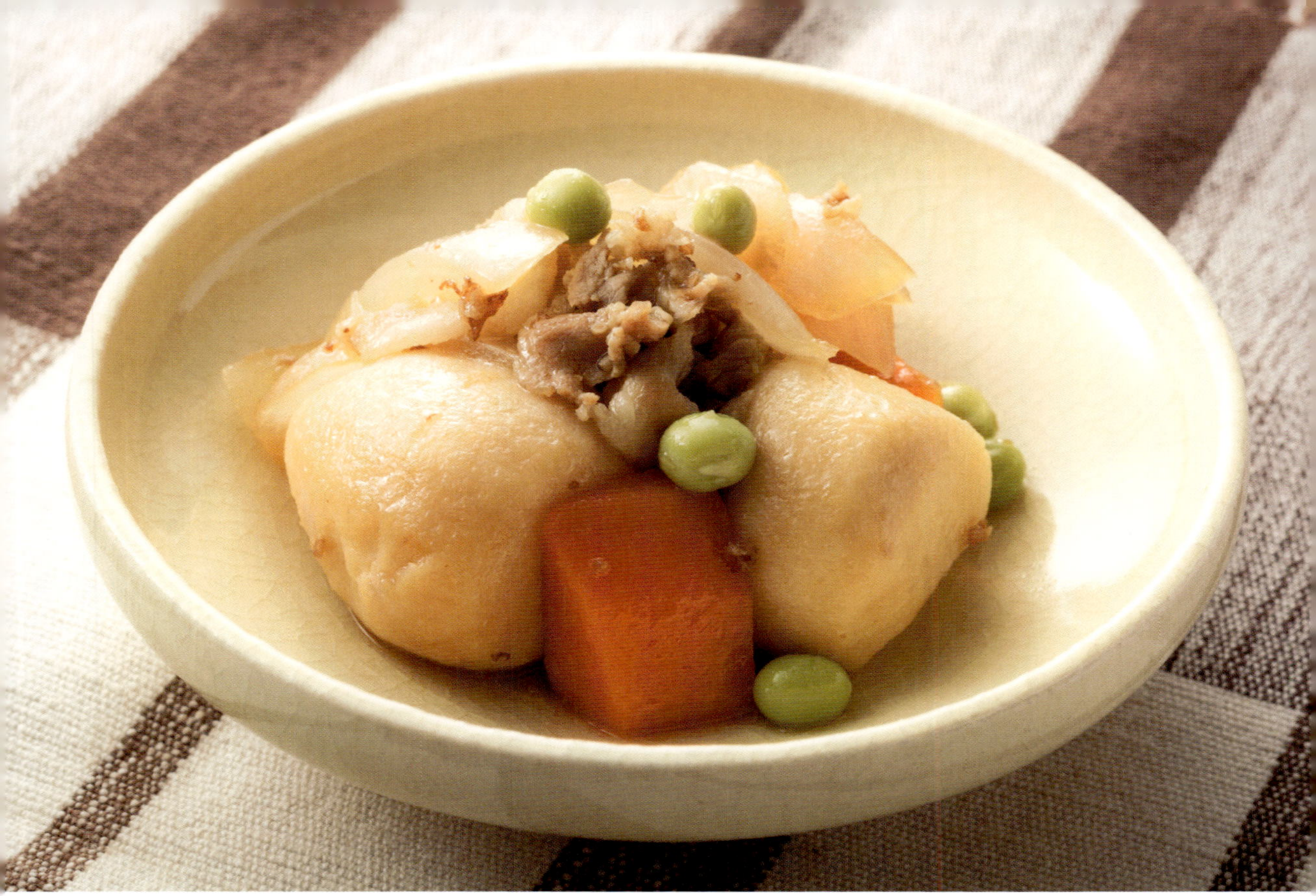

里芋の肉じゃが

ねっとりした里芋がクセになる味

材料（1人分）

里芋	60g
玉ねぎ	20g
にんじん	10g
豚こま切れ肉	10g
サラダ油	小さじ1/4（1g）
A だし汁	70～80ml
A しょうゆ	小さじ1弱（5g）
A 砂糖	小さじ1/3（2g）
グリンピース缶詰め	3g

作り方

1 里芋は皮をむいて大きければ半分に切る。玉ねぎは2㎝幅のくし形切りにする。にんじんは皮をむいてひと口大に切る。豚肉は大きければ2～3㎝長さに切る。

2 鍋にサラダ油を中火で熱し、豚肉を入れて炒め、肉の色が変わったら里芋、玉ねぎ、にんじんを加えて炒める。全体に油が回ったらAを加えて里芋がやわらかくなるまで煮る。水けをきったグリーンピースを加えてさっと煮る。

アドバイス

里芋のネバネバは水溶性食物繊維のムチンです。オリゴ糖が豊富な玉ねぎも一緒に煮て、整腸作用を促します。

1人分

エネルギー	92kcal
食物繊維	2.0g
塩分	0.8g

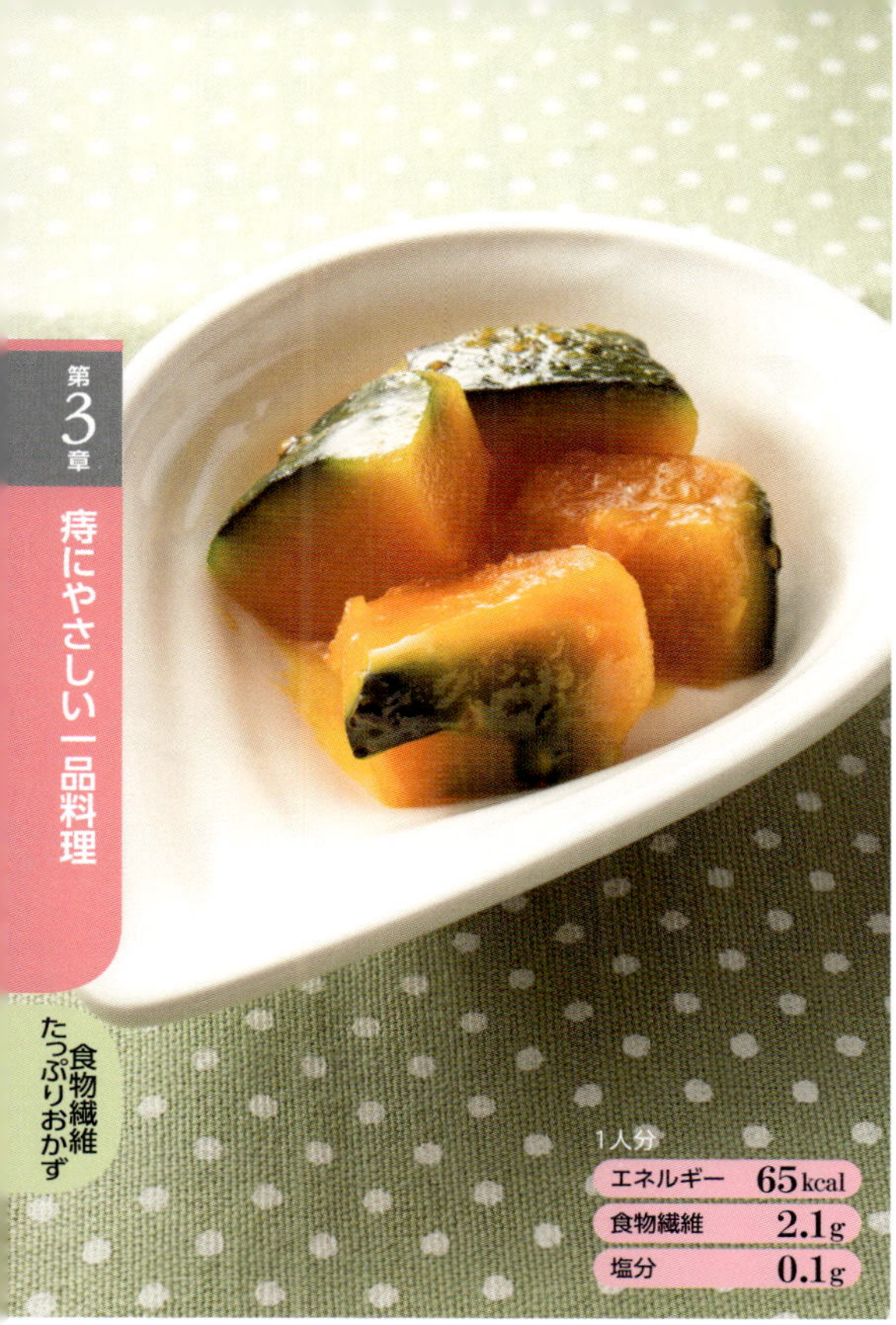

1人分

エネルギー	65kcal
食物繊維	2.1g
塩分	0.1g

かぼちゃのはちみつ煮

やさしい甘みで、無理なくたっぷり食べられます

材料（1人分）

かぼちゃ……60g

A はちみつ……小さじ½弱（3g）

　しょうゆ……ミニスプーン1弱（1g）

作り方

1 かぼちゃは種とわたを除いてひと口大に切る。

2 鍋にかぼちゃを入れ、ひたひたの水（分量外）を加えて中火にかけ、やわらかくなるまで煮る。Aを加えてからめる。

アドバイス

砂糖の代わりにはちみつを使用。はちみつはオリゴ糖を多く含み、整腸作用が期待できます。

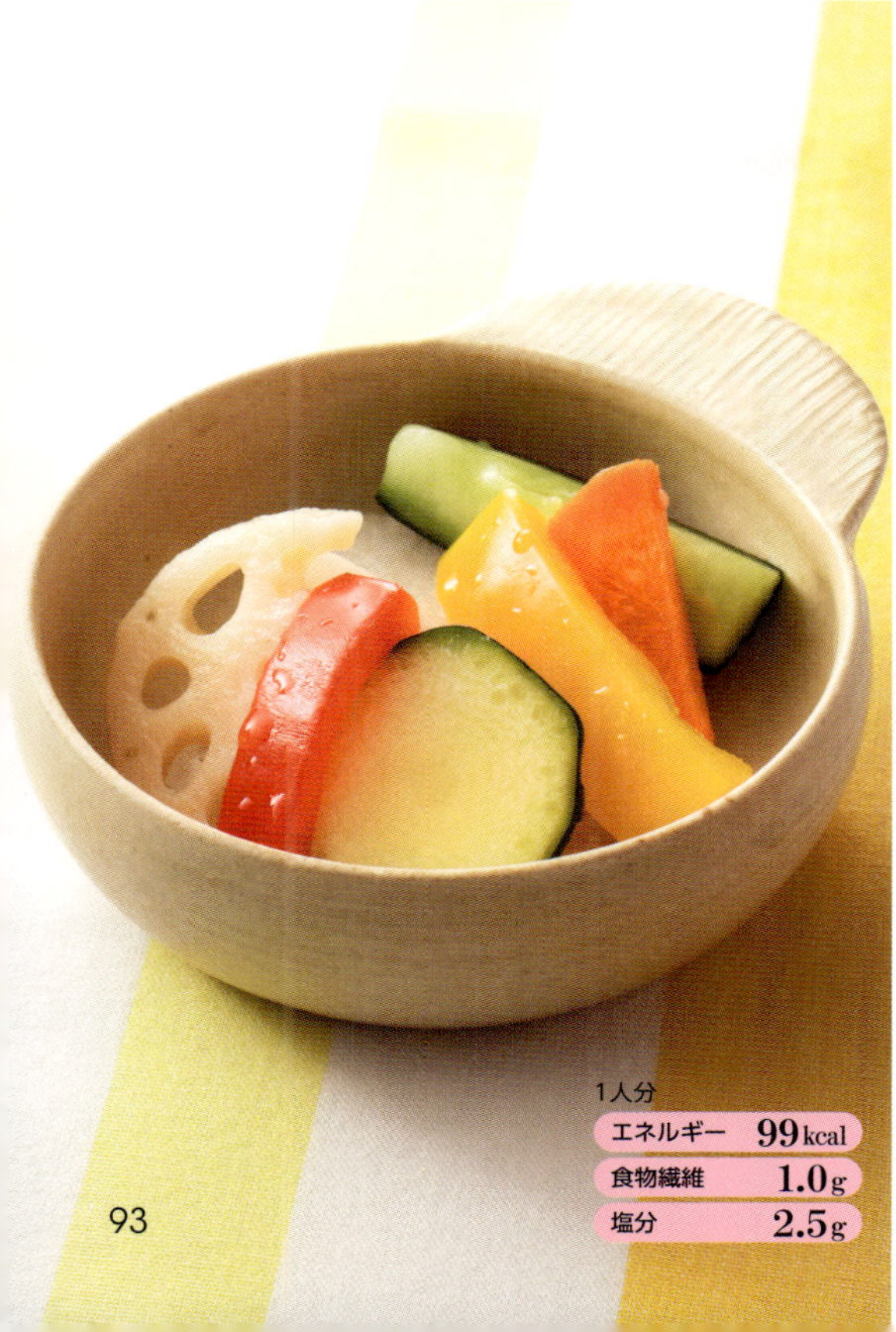

1人分

エネルギー	99kcal
食物繊維	1.0g
塩分	2.5g

ピクルス

多めに作っておくと便利。冷蔵庫で2～3日保存できます

材料（1人分）

れんこん……10g

にんじん……10g

パプリカ（赤、黄）……各10g

ズッキーニ……10g

きゅうり……10g

A 水……1カップ

　酢……大さじ3（45g）

　砂糖……大さじ2（36g）

　塩……小さじ½（2.5g）

作り方

1 れんこん、にんじんは皮をむいて半月切りにし、熱湯でかためにゆでてさます。パプリカはへたと種を除いて2cm幅に切る。ズッキーニはへたを除いて輪切りにする。きゅうりはへたを除いて縦4等分に切り、3cm長さ切る。

2 鍋にAを入れて中火にかけ、煮立ったら火を消す。

3 耐熱容器に1を入れ、2を注いでさめるまでおく。

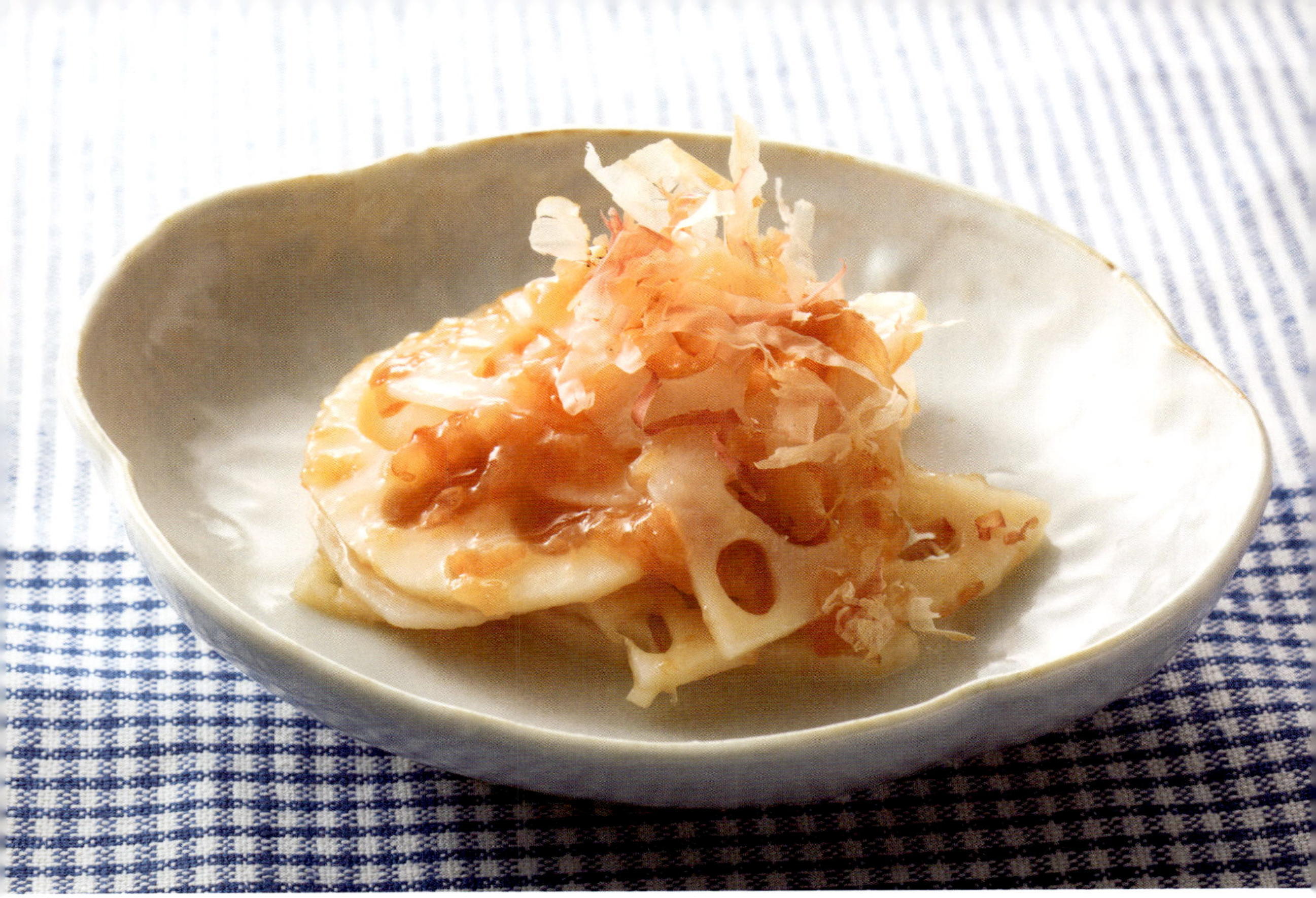

れんこんの梅あえ

梅の風味でさっぱりいただけます

材料（1人分）

れんこん……30g
梅干し……½個（5g）
A みりん……小さじ½（3g）
A 酢……ミニスプーン1（1g）
A 削りがつお……少量

作り方

1 れんこんは皮をむいて薄い輪切りにする。熱湯でさっとゆでて、水けをきる。
2 梅干しは種を除いて包丁でたたく。ボールに梅干し、Aを入れて混ぜ、れんこんを加えてあえる。

アドバイス

食物繊維が豊富なれんこんの手軽な食べ方です。れんこんは薄く切ったほうが食べやすく、味もよくからみます。削りがつおのうま味が味を整えてくれます。

1人分

エネルギー	33kcal
食物繊維	0.7g
塩分	0.4g

山芋入りもずく酢

ごはんやそばにかければ、手軽な食事に！

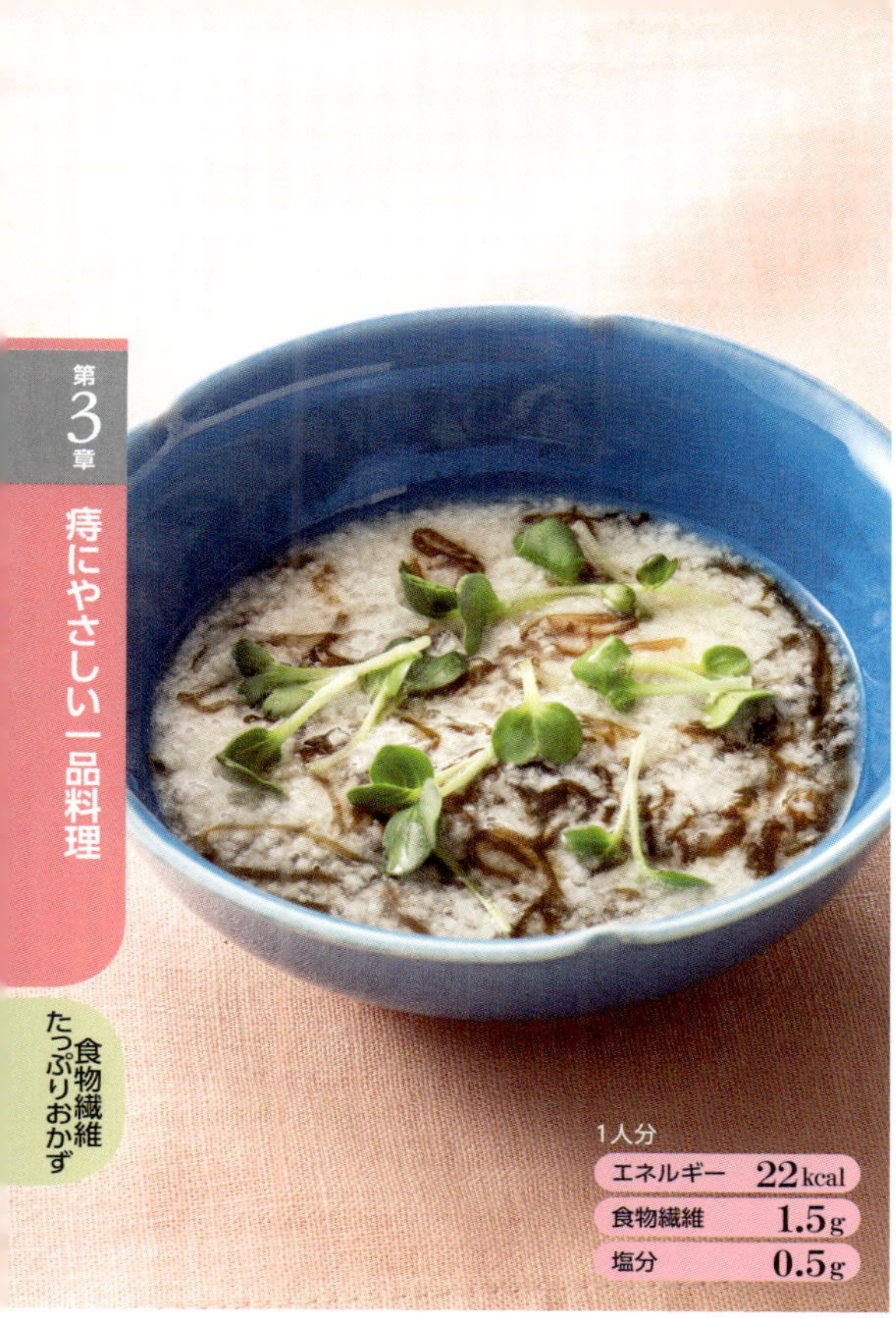

1人分

エネルギー	22kcal
食物繊維	1.5g
塩分	0.5g

材料（1人分）

- 冷凍山芋（すりおろしたもの）……15g
- もずく酢（三杯酢味）……1パック（80g）
- 貝割れ大根……2g

作り方

1. 冷凍山芋は解凍してもずく酢と混ぜる。
2. 貝割れ大根は根を切り落とし、2㎝長さに切る。
3. 器に1を盛り、2を散らす。

アドバイス

生の山芋は粗く刻んで入れても食感がよいです。しっかり噛んで食べましょう。

コーンとそら豆のかき揚げ

冷凍野菜なら、揚げ物も手軽に楽しめます

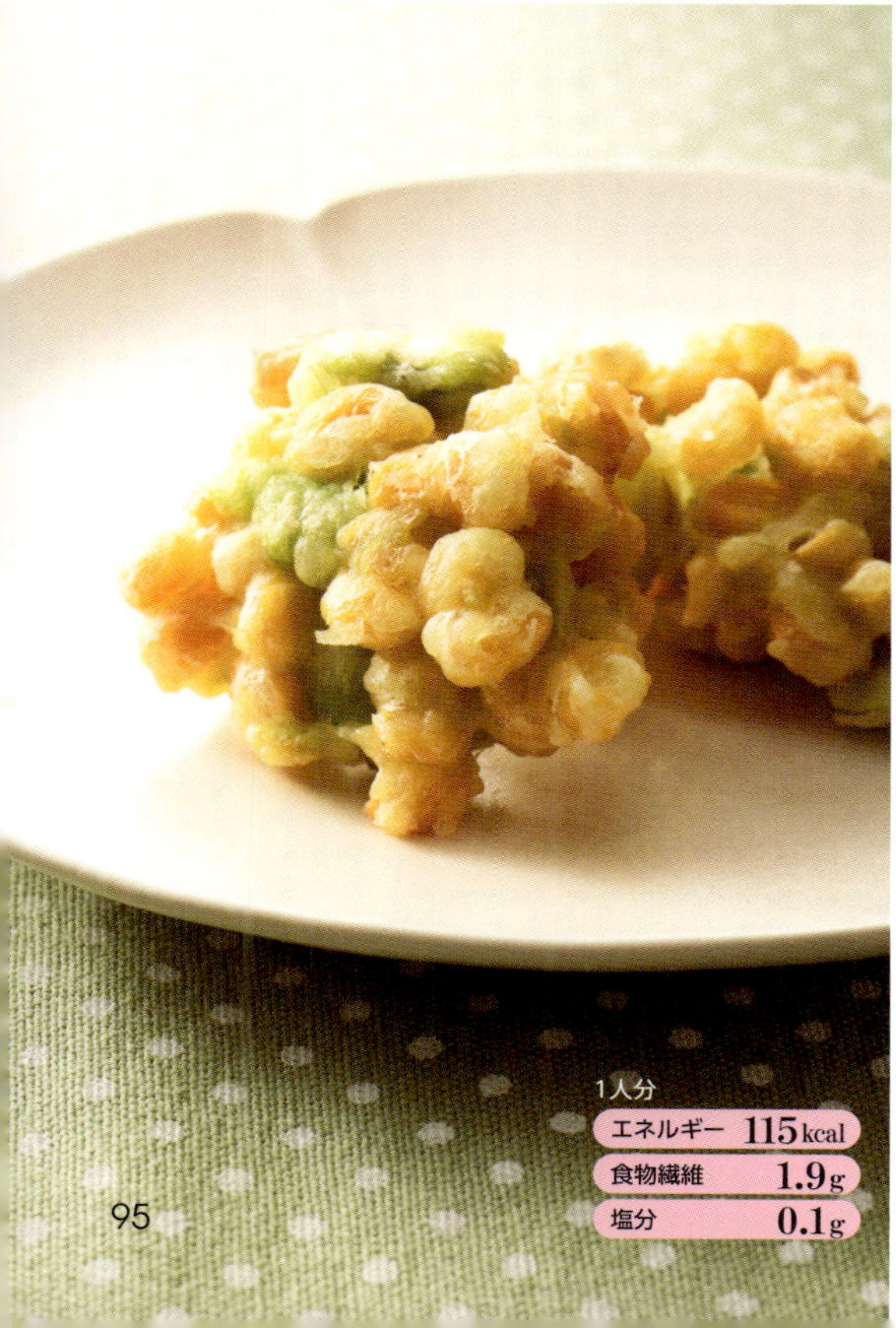

1人分

エネルギー	115kcal
食物繊維	1.9g
塩分	0.1g

材料（1人分）

- 冷凍コーン……30g
- 冷凍そら豆……20g
- 天ぷら粉……大さじ1強（10g）
- 水……適量
- 揚げ油

作り方

1. ボールにコーンとそら豆を凍ったまま入れ、天ぷら粉を加えて混ぜ、水をぽってりした衣になるまで少しずつ加えながら混ぜる。
2. 鍋に揚げ油を170℃に熱し、1を半量ずつ木べらにのせてすべらせて入れ、ときどき上下を返しながらからっと揚げる。
3. 器に2を盛り、好みで塩（分量外）を添える。

ごまで食物繊維と香ばしさをプラスします

大根のごま酢あえ

1人分

エネルギー 34kcal　食物繊維 0.9g　塩分 0.3g

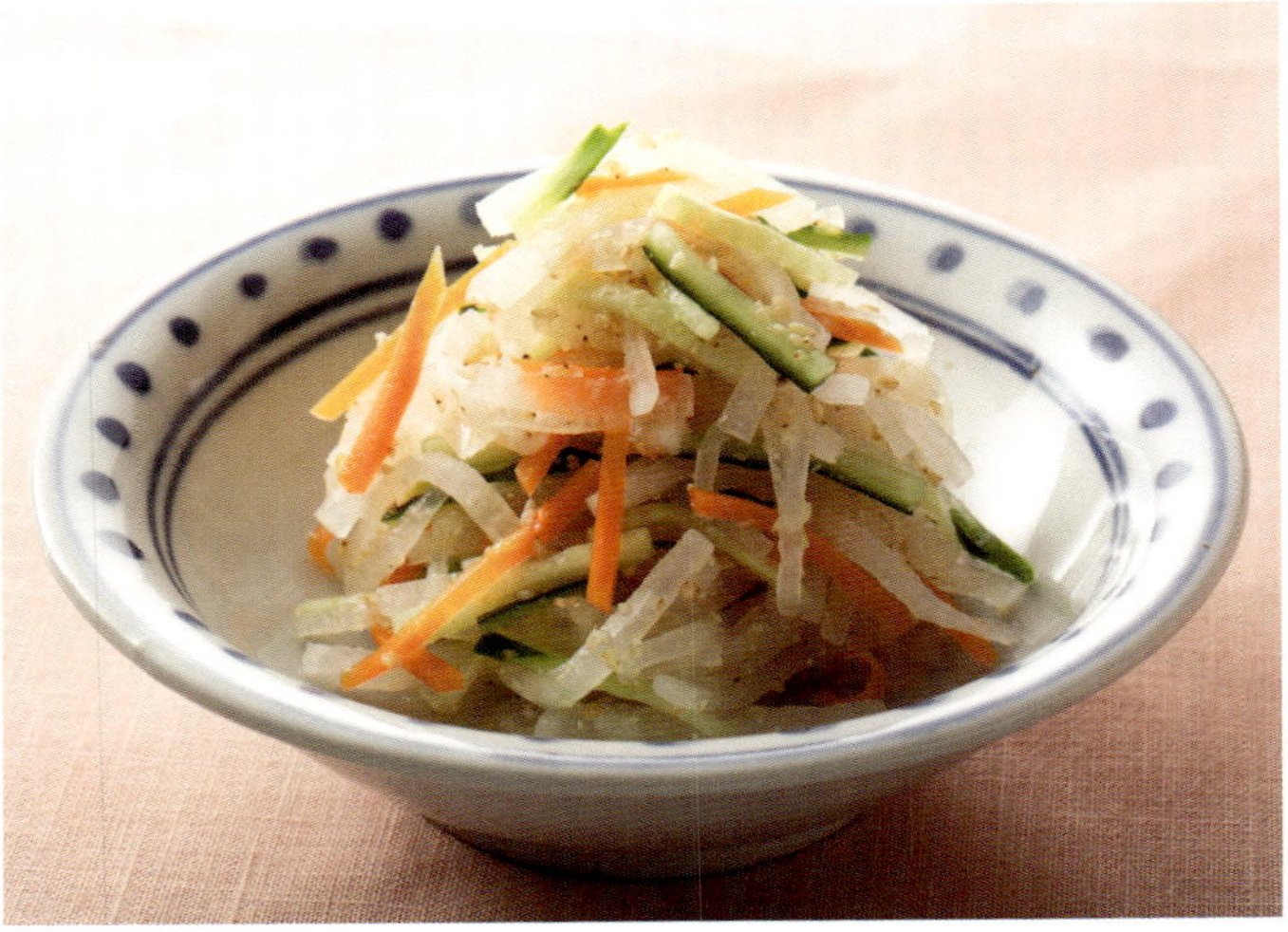

材料（1人分）

大根		30g
にんじん		5g
きゅうり		5g
A	酢	小さじ1強（6g）
	白すりごま	小さじ1（2g）
	砂糖	小さじ½（3g）
	塩	ミニスプーン¼（0.3g）

作り方

1 大根、にんじんは皮をむいてせん切りにする。きゅうりはへたを除いてせん切りにし、分量外の塩をふってしんなりするまでおき、水けを絞る。

2 ボールにAを混ぜ合わせ、1を加えてあえる。

アドバイス

ごまの表皮は硬いので、すりごまにしたほうが栄養成分を効率よく摂取できます。よく噛んで食べましょう。

いつものお浸しに飽きたら、お試しを!

ほうれん草のなます

1人分

エネルギー 33kcal　食物繊維 1.7g　塩分 1.2g

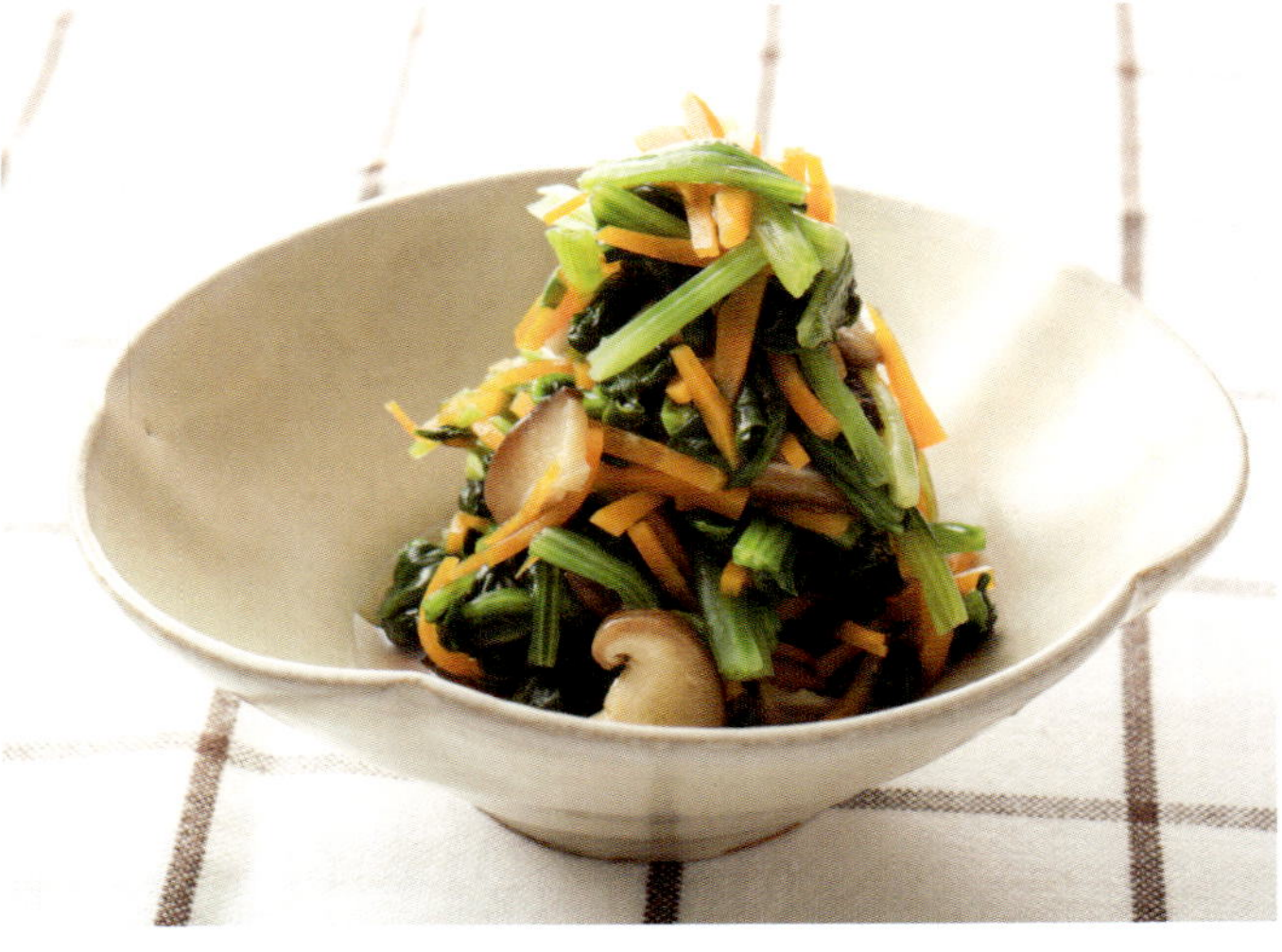

材料（1人分）

ほうれん草		50g
にんじん		5g
生しいたけ		5g
A	酢	大さじ½強（8g）
	しょうゆ	小さじ1⅓（8g）
	砂糖	小さじ½（3g）

作り方

1 ほうれん草は塩少量（分量外）を入れた熱湯でさっとゆで、水にとる。水けを絞って2cm長さに切る。にんじんは皮をむいて2cm長さのせん切りにする。生しいたけは軸を除いて薄切りにし、熱湯でさっとゆでてさます。

2 ボールにAを混ぜ合わせ、1を加えてあえる。

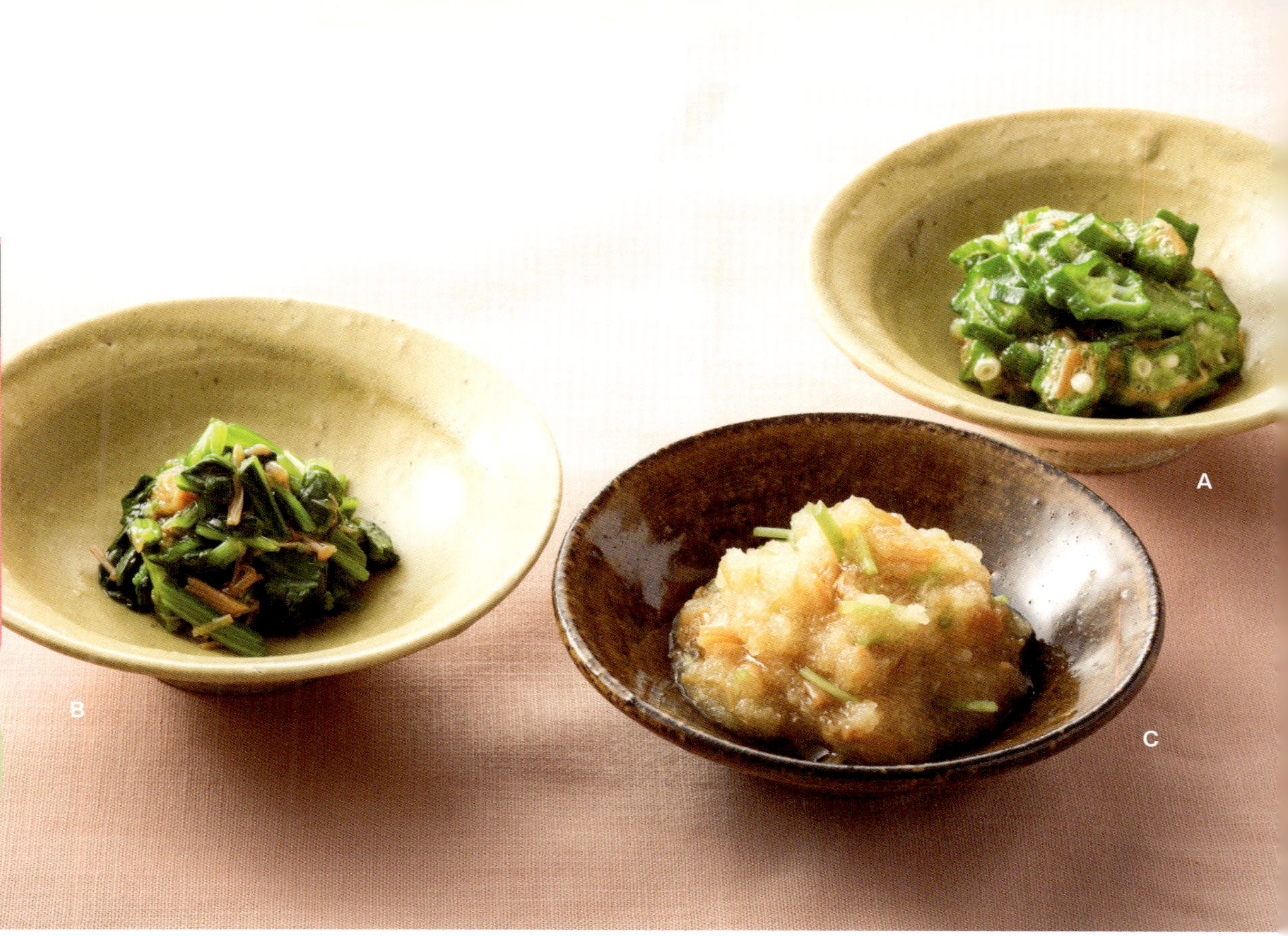

味つけいらずの手軽さが魅力

なめたけあえ3種

材料（1人分）

- **A**
  - 冷凍オクラ（小口切りにしたもの）……30g
  - 味つけなめたけ（市販品）……10g
- **B**
  - ほうれん草……30g
  - 味つけなめたけ（市販品）……10g
- **C**
  - 大根おろし……60g
  - 三つ葉……3g
  - 味つけなめたけ（市販品）……20g

作り方

1 Bのほうれん草は、塩少量（分量外）を入れた熱湯でさっとゆで、水にとる。水けを絞って2cm長さに切る。Cの三つ葉は2cm長さに切る。

2 A、B、Cをそれぞれあえる。

アドバイス

なめたけを調味料として使用しました。お好みの野菜をあえてお試しください。

	1人分 A	1人分 B	1人分 C
エネルギー	19kcal	15kcal	29kcal
食物繊維	2.0g	1.2g	1.7g
塩分	0.4g	0.5g	0.9g

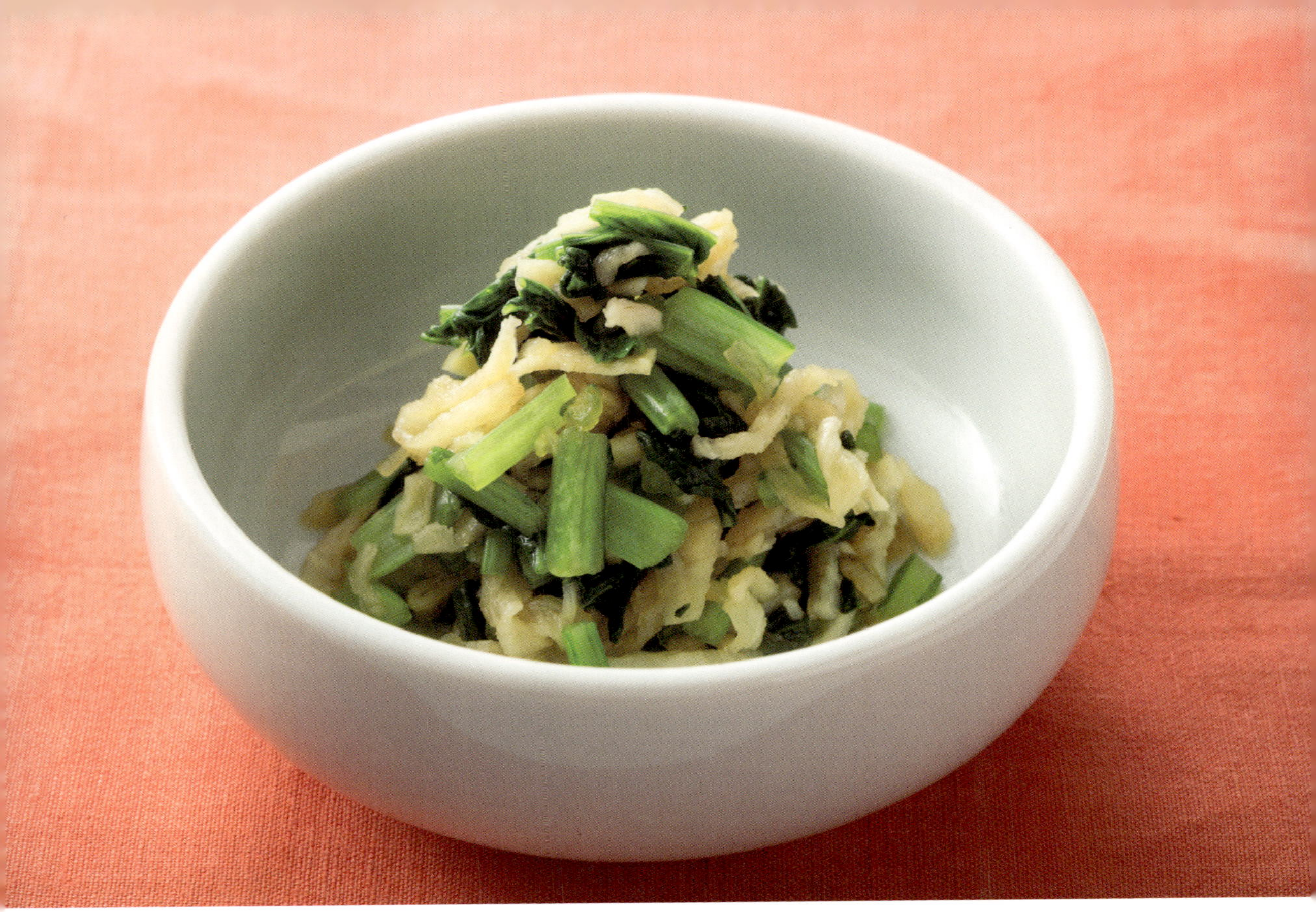

切り干し大根は、ナムルにもぴったり

切り干し大根と小松菜のナムル

材料（1人分）

切り干し大根（乾）……4g
小松菜……50g
A しょうゆ……小さじ2/3（4g）
A ごま油……ミニスプーン1/2（0.5g）

作り方

1 切り干し大根は水でもどし、熱湯でやわらかくなるまでゆでる。粗熱をとり、水けを絞って3㎝長さに切る。小松菜は塩少量（分量外）を入れた熱湯でさっとゆで、水にとる。水けを絞って2㎝長さに切る。
2 ボウルに1、Aを入れてあえる。

アドバイス

ごま油の香りが食欲をそそる一品です。切り干し大根と小松菜はしっかり水けをきってから味つけしましょう。

1人分

エネルギー	27kcal
食物繊維	1.9g
塩分	0.6g

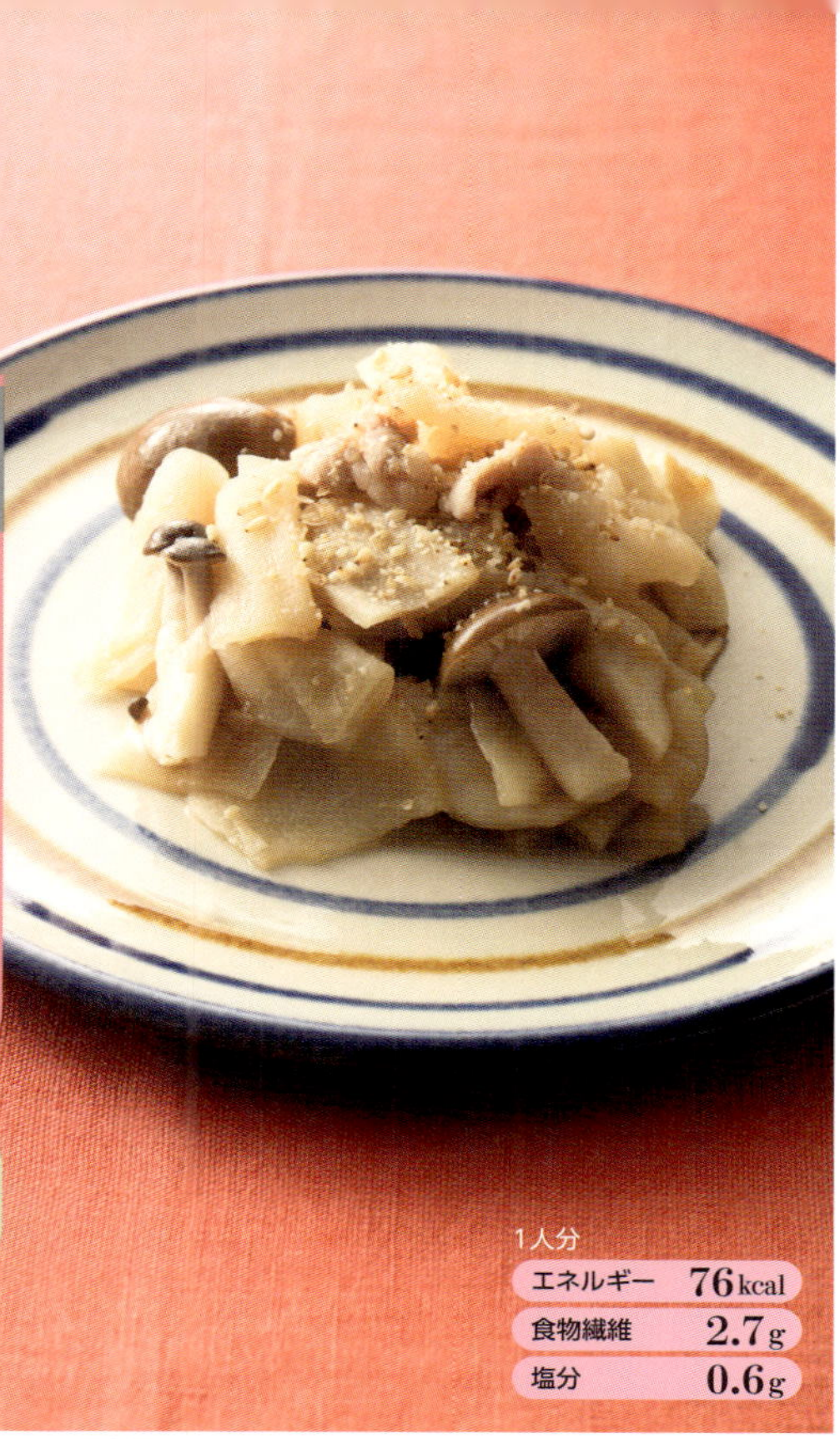

1人分

エネルギー	76kcal
食物繊維	2.7g
塩分	0.6g

かんぴょうのごま炒め

かんぴょうに調味料をよくからめるのがコツ

材料（1人分）

かんぴょう（乾）……6g
しめじ……15g
豚もも薄切り肉……15g
サラダ油……小さじ¼（1g）
A しょうゆ……小さじ⅔（4g）
　砂糖……小さじ⅓（2g）
　白すりごま……小さじ1（2g）
　酒……ミニスプーン1弱（1g）
　みりん……ミニスプーン1弱（1g）
　顆粒和風だし……ミニスプーン1（0.5g）

作り方

1 かんぴょうは表示のとおり下処理し、水けを絞って2cm長さに切る。しめじは石づきを除いてほぐす。豚肉は3cm長さに切る。
2 フライパンにサラダ油を中火で熱し、豚肉を入れて炒め、肉の色が変わったらかんぴょう、しめじ、Aを加えて炒め合わせる。

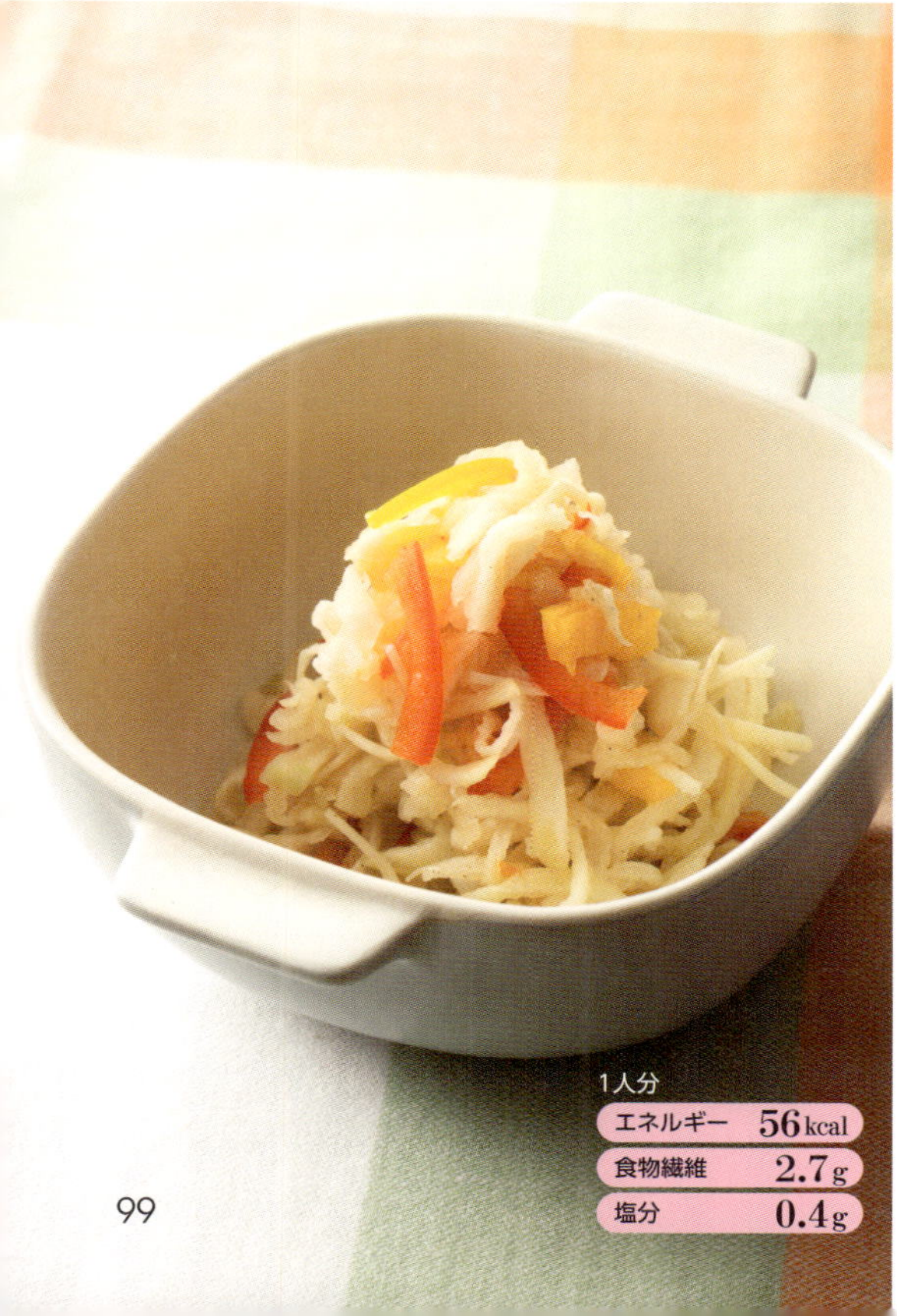

1人分

エネルギー	56kcal
食物繊維	2.7g
塩分	0.4g

切り干し大根のマリネ

レモンのさわやかさで食べ飽きません

材料（1人分）

切り干し大根（乾）……10g
えのきだけ……10g
パプリカ（黄、赤）……各5g
A 酢……小さじ2（10g）
　レモンの搾り汁……小さじ1（5g）
　砂糖……小さじ⅓（2g）
　オリーブオイル……小さじ¼（1g）
　塩……ミニスプーン¼（0.3g）
　こしょう……少量

作り方

1 切り干し大根は水でもどし、熱湯でやわらかくなるまでゆでる。粗熱をとり、水けを絞って3cm長さに切る。えのきは根元を切り落とし、長さを2〜3等分に切り、熱湯でさっとゆでてさます。パプリカはへたと種を除いて3cm長さの細切りにする。
2 ボールにAを混ぜ合わせ、1を加えてあえ、味がなじむまでおく。

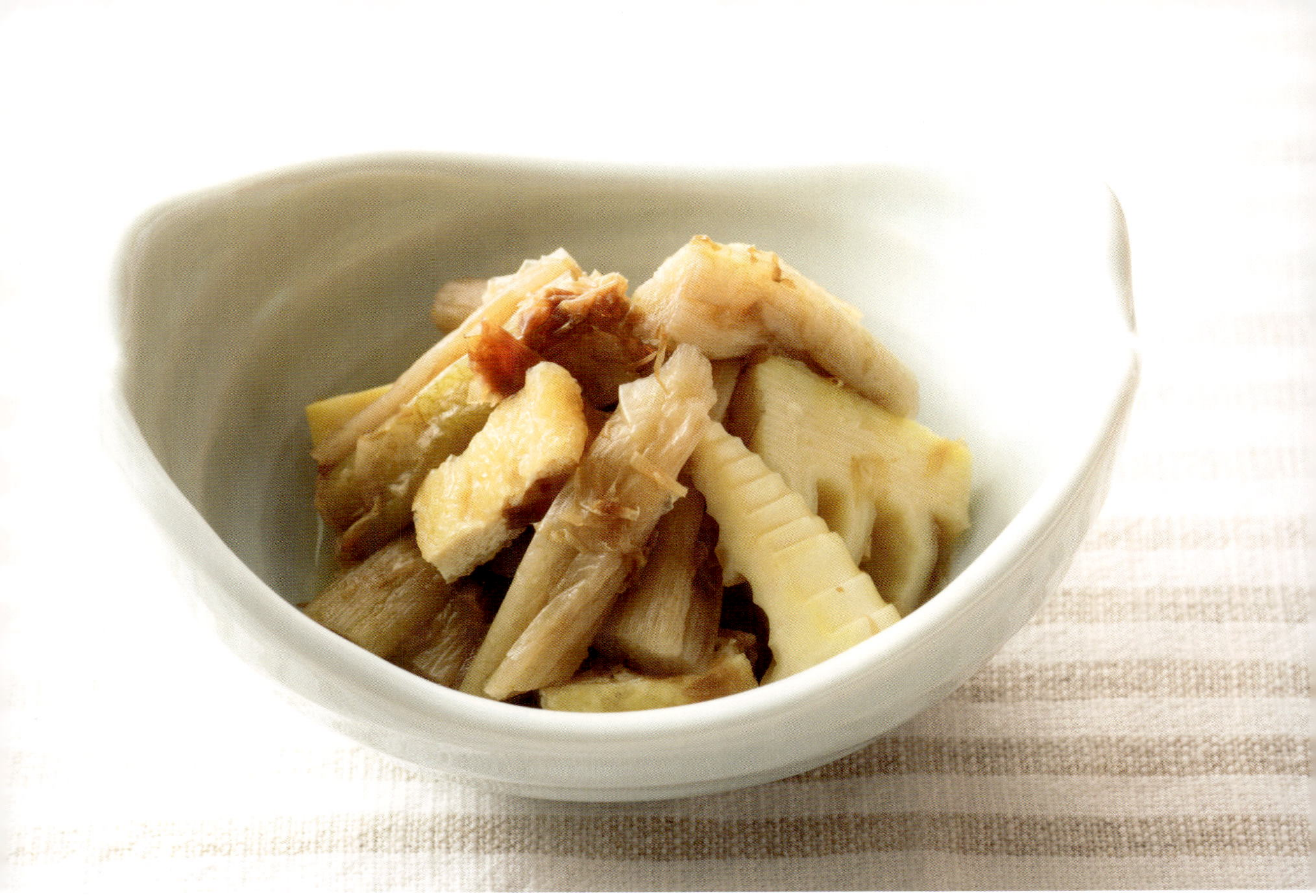

ずいきのおかか煮

ずいきと竹の子で食物繊維豊富な一品

材料（1人分）

干しずいき（乾）		6g
水煮竹の子		40g
油揚げ		5g
A	だし汁	80ml
	しょうゆ	小さじ½（3g）
	砂糖	ミニスプーン1弱（1g）
	みりん	ミニスプーン½（0.5g）
削りがつお		少量

作り方

1 干しずいきは充分に水でもどし、熱湯でやわらかくなるまでゆでる。粗熱をとり、水けを絞って2cm長さに切る。竹の子は乱切りにする。油揚げは短冊切りにする。

2 鍋に1、Aを入れて中火にかけ、汁けがほとんどなくなるまで煮る。削りがつおを加えて混ぜる。

アドバイス

ずいきは水もどししたあと、しっかり水を切ってだしをたっぷり煮含めるとおいしく仕上がります。

1人分

エネルギー	53kcal
食物繊維	2.5g
塩分	0.4g

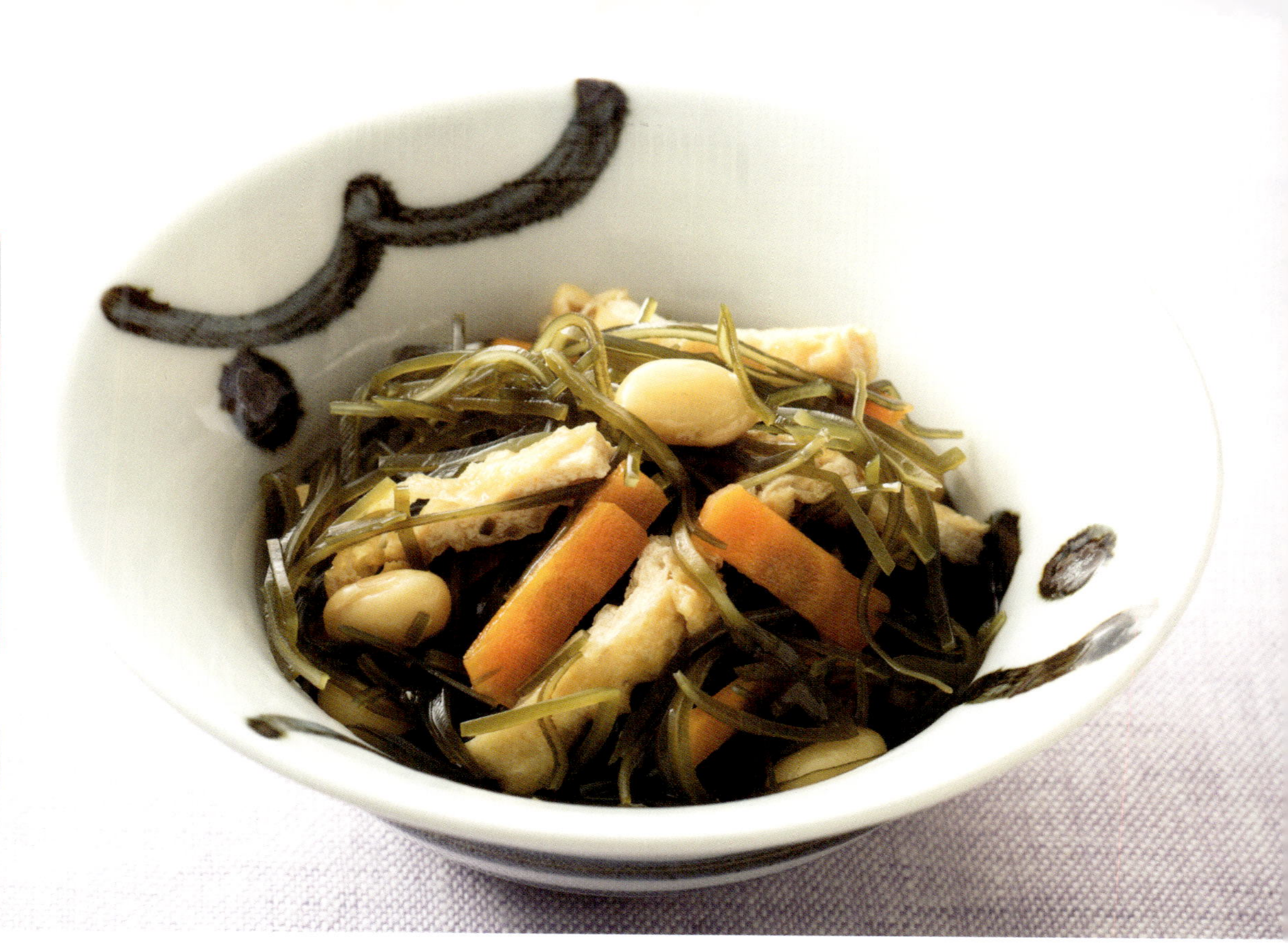

ひなびた味わいが、ほっとするおいしさ

切り昆布と大豆の煮物

1人分

エネルギー	73kcal
食物繊維	3.5g
塩分	0.7g

材料（1人分）

切り昆布（乾）	6g
水煮大豆	15g
にんじん	5g
油揚げ	5g
A だし汁	1/4カップ（50ml）
しょうゆ	小さじ1弱（5g）
砂糖	小さじ1/3（2g）
みりん	小さじ1/3（2g）
酒	ミニスプーン1弱（1g）

作り方

1 切り昆布は水でもどし、水けをきる。にんじんは皮をむいて短冊切りにする。油揚げは短冊切りにする。

2 鍋にすべての材料を入れて中火にかけ、汁けがほとんどなくなるまで煮る。

アドバイス

昆布と大豆は食物繊維を多く含む食品です。多めに作って常備菜にしておくと便利です。

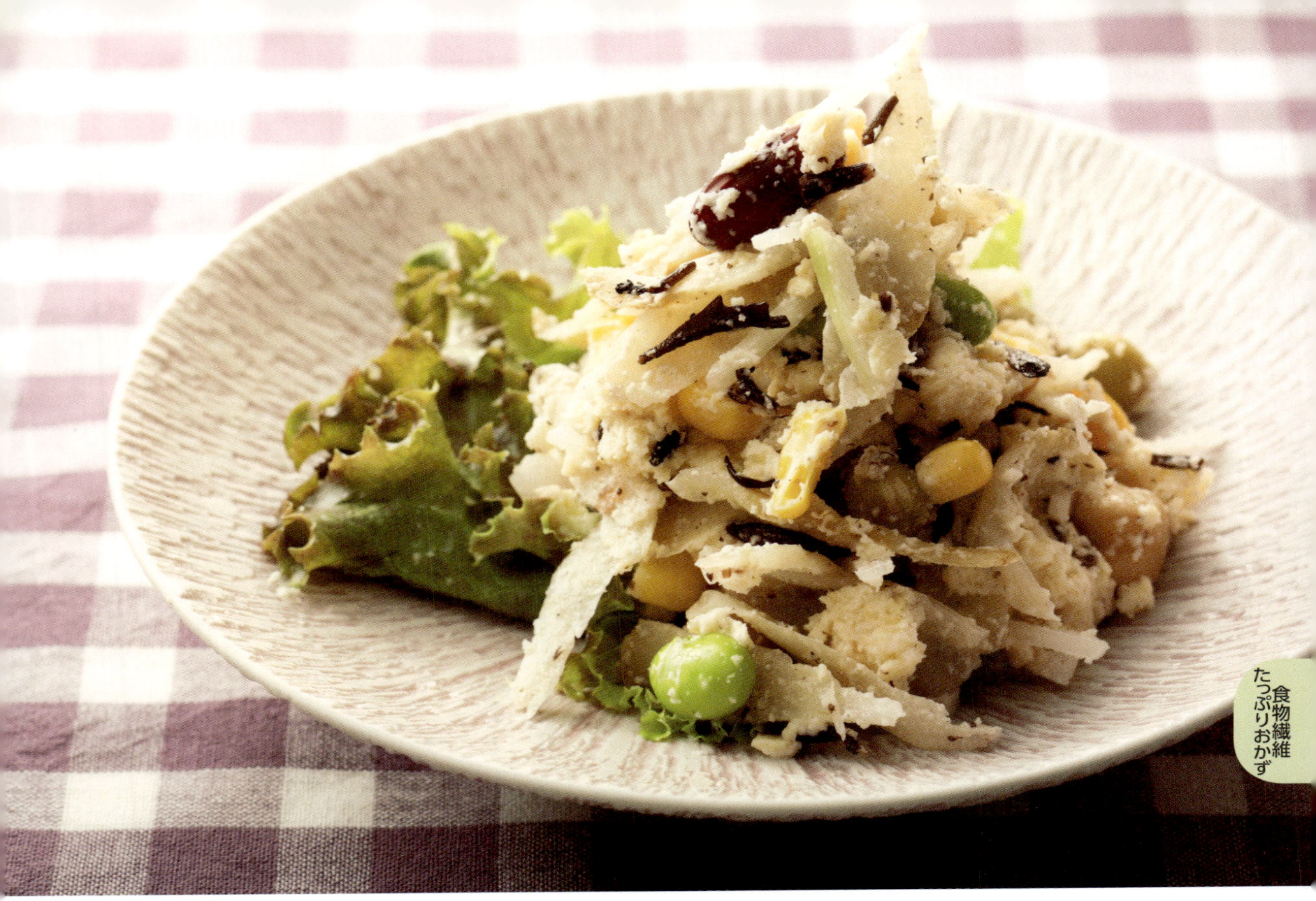

マヨネーズのコクで食べごたえも満点

豆とおからのサラダ

1人分

エネルギー	93kcal
食物繊維	5.2g
塩分	0.4g

材料（1人分）

ミックスビーンズ……10g
おから（生）……20g
ごぼう……10g
玉ねぎ……5g
冷凍むき枝豆……5g
コーン缶（ホール状）……5g
ゆでひじき……3g
カロリーハーフマヨネーズ……大さじ1弱（10g）
フレンチドレッシング……小さじ1弱（5g）
サニーレタス……1枚（5g）

作り方

1 ごぼうはささがきにして、熱湯でやわらかくなるまでゆで、ざるにあげる。玉ねぎはみじん切りにする。冷凍むき枝豆は解凍する。コーン缶は水けをきる。
2 ボールにすべての材料を入れて混ぜる。

アドバイス

おからパウダーを利用する場合、おからパウダー大さじ1に水大さじ1強を加えると、生おから20gと同じ量になります。

先生、教えて！痔の悩み なんでもQ&A

痔になって、なかなか人に聞けない悩みにお答えします

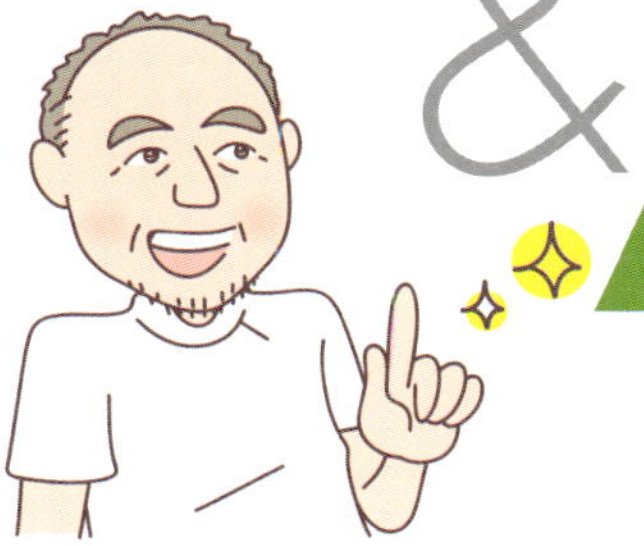

Q1 通院していた病院で、「排便後は清潔にするように」といわれました。わが家のトイレは洗浄機能がないのですが……。

A 肛門の周りの皮膚は非常に薄くてデリケートです。排便後に紙でごしごし拭くと、傷つけたり炎症を起こすことがありますし、洗い流すのに比べると拭き残しがあるともいえます。シャワーつきトイレを使うほうが清潔に保ちやすいですが、洗いすぎや送風による乾燥は皮膚が荒れる原因になるので使い方には注意が必要です（13ページ参照）。最近は、携帯できる洗浄器などがいろいろ販売されています。洗浄機能がないトイレや外出先で利用されるとよいと思います。水分を含ませたコットンやガーゼで軽く叩くように汚れを落とすのもよい方法です。

Q2 この数年、いぼ痔（外痔核）で悩んでいます。市販薬を試してみたいのですが、使っても大丈夫でしょうか？

A 痔ろうの場合は、病院での治療が必要です。内痔核、外痔核、裂肛の場合は、症状が軽い場合は市販薬を使ってもかまいません。使用して4〜5日たっても症状がよくならない場合は、病院で診療を受けてください。市販薬はいろいろなものが出ているので、症状と使いやすさで選びましょう。外用薬は、炎症を抑えたり、痛みやかゆみを鎮める成分、殺菌作用のある成分などが含まれています。

軟膏と座薬があり、軟膏は裂肛や外痔核などの肛門付近または肛門外側の痔に使います。座薬は、内痔核のような肛門内部の痔に。注入軟膏は、裂肛、内痔核、外痔核など、肛門外側と内側、両方の痔に使えます。

内服薬は、鎮痛や止血作用、炎症を抑える作用のある成分が配合されています。

Q3

痔の薬を処方されましたが、軟膏がうまく患部に塗れません。どうやったらうまく使えるでしょうか？

A

病院の場合は、看護師にたずねればアドバイスがもらえるはずです。基本的な使い方を紹介します。

軟膏 **〈肛門外に使う場合〉** ❶キャップを外してガーゼに軟膏を出す。❷痔の部分にガーゼの軟膏を押し当てる。

〈肛門内に使う場合〉 ❶キャップを外して軟膏をチューブから少し押し出す。❷チューブ挿入管のつけ根まで、肛門内に差し込む。きちんと差し込んでから軟膏を押し出す。

座薬 ❶座薬を1個切り離す。❷袋から取り出し、先端に軟膏をつけてすべりをよくする。❸先の尖ったほうを肛門内に挿入し、奥まで入れてしばらく押さえる。

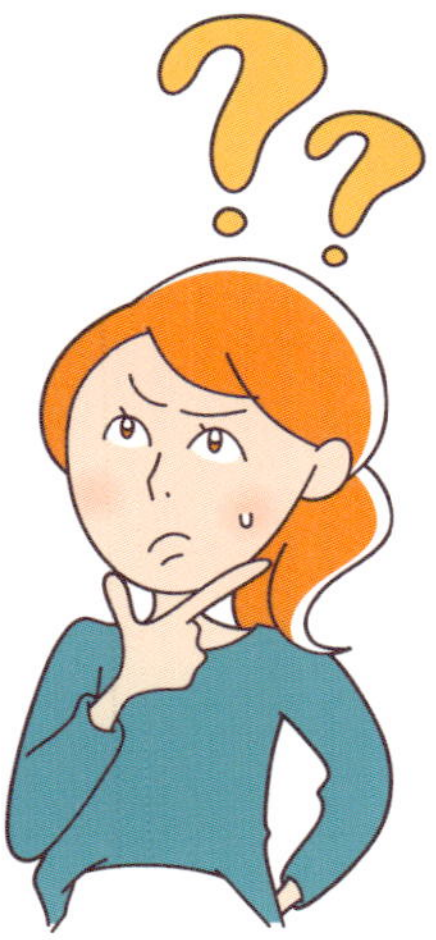

Q4

トイレでいきむと、肛門あたりに出っ張りが出るようになりました。痔かなと思い、病院に行きたいのですが何科を受診したらよいのでしょうか？

A

痔の治療は肛門科または肛門外科で行います。近くに肛門科・肛門外科の病院がない場合は、外科または消化器外科を受診してください。それもむずかしい場合は、かかりつけのお医者さんに相談するのもよいでしょう。

Q5

一人目の子どもを出産した際に痔になりました。現在2人目を妊娠しています。痔が悪化しているようなのですが、妊娠中でも治療できますか？

A

妊娠後期になると、子宮が大きくなるにつれて下半身に負担がかかるため、便秘や血行不良になりやすくなり、痔になる方が少なくありません。また、もともと痔を患っている人が、妊娠中から出産後に痔を悪化させることもあります。

妊娠3か月未満は、胎児がまだ安定していないため、治療はなるべく避けたほうがよいでしょう。血行がよくなるようにおなかとおしりを冷やさないようにし、食べ物などに工夫して便秘をしないようにしてください。安定期の場合は、医師の処方による薬物治療が行われることもありますが、手術は麻酔の影響がありますので妊娠中は避けたほうがよいでしょう。

妊娠中は、産婦人科で相談すると痔の治療を行ってくれます。

Q6 初めて痔の診察に行くことになり、緊張しています。どのような診察なのでしょうか？

A まず問診があります。症状などを問診票に記入します。痛み、出血、脱出、不快感やかゆみなど、妊娠の有無などの項目があります。

　診察は目で肛門周囲の状態をみる視診、直接患部にさわって痔の状態を調べる触診、肛門鏡という器具を使って肛門内の状態を診察するのが一般的です。

　診察室はパーテーションで仕切られており、診察時は穴あきシーツやタオルで覆うなど配慮します。

Q7 手術後はすぐに普通に生活できるのでしょうか？術後の経過が知りたいです。

A 痔核の結紮《けっさつ》切除術（19ページ参照）の場合で、一般的には手術後1週間～10日前後で退院できます。退院後は数回通院が必要です。傷口が完全に治るまでには1か月ほどかかります。

　手術後2～3日に最初の排便があります。傷口が治るまでは、多少の痛みと出血があるかもしれません。傷口を早く治すためにも、また痔の再発を防ぐためにも便秘の改善は絶対に必要です。肛門に負担をかけない適度なやわらかさの便になるよう食生活、生活習慣を改善しましょう（15ページ参照）。

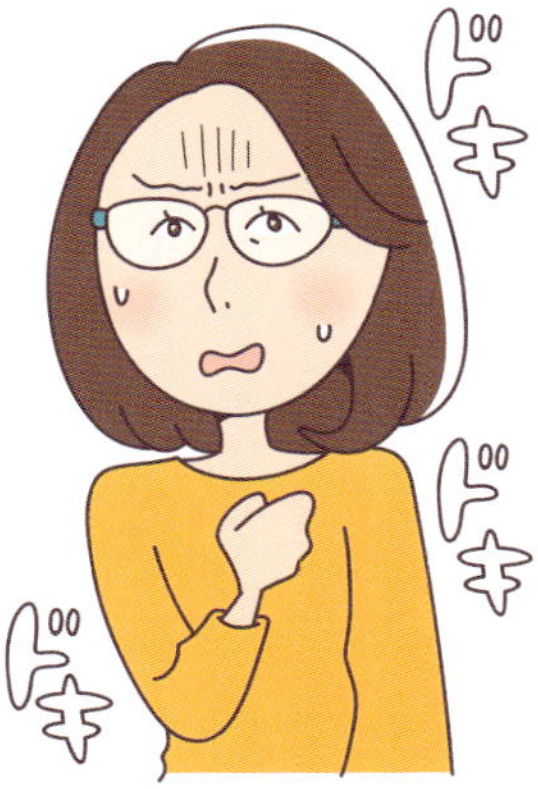

Q8 痔の治療後、便秘を解消するために食物繊維をしっかりとるようにいわれましたが、食が細いため量が食べられません。どうしたらよいでしょうか？

A 高齢の患者さんに多い悩みです。食物繊維は1日に20gを目安にとっていただきたいのですが、そのためには野菜や海藻などを３００～３５０ｇほど必要です。野菜は煮たりゆでたりしてかさを減らし、やわらかくすることで食の細い方でもかなり食べやすくなります。食事の妨げにならない程度に、寒天など食物繊維の多い食材を使ったデザートなどで補ってもかまいません。また、どうしても無理な場合は医師や栄養士に相談して、飲み物などに溶かして摂取できるファイバー食品を利用するのもよいでしょう。

外食・総菜の食物繊維量早わかり

外食や総菜の食物繊維量を知って、毎日の食事に活用しましょう。

※データは、いずれも『外食・コンビニ・惣菜のカロリーガイド』(女子栄養大学出版部刊)を参照し、
食物繊維量はとくに指定がないかぎりすべて１食当たりに含まれる数値です。

ローストビーフ	2.3g
チキンソテー	2.7g
メンチカツ	3.6g
ハンバーグデミグラスソース	2.8g
和風ハンバーグ	3.0g
ポテトコロッケ	3.2g
フライドポテト(M)	5.0g

●中華

菜

エビチリ(150g)	0.6g
八宝菜(150g)	3.0g
チンジャオロース(150g)	1.8g
バンバンジー	1.7g
春雨サラダ(100g)	0.9g
麻婆豆腐(150g)	1.4g

点心

肉シューマイ(5個)	1.7g
小籠包(4個)	1.3g
春巻き(2本)	2.1g
焼きギョーザ(8個)	3.4g

●韓国・エスニック

石焼きビビンバ	6.1g
チャプチェ	1.4g
冷麺	3.6g
プルコギ	2.5g
チゲ	5.1g
チヂミ	1.6g

●和食

※アジフライ、とんかつ、刺身盛り合わせはつけ合わせつきの数値

主菜

アジフライ(2尾)	3.0g
刺身盛り合わせ	0.9g
サバみそ煮(120g)	0.7g
とんかつ(ロース)	2.3g
鶏のから揚げ	0.2g
焼き鳥(ねぎま・2本)	0.8g
焼き鳥(レバー・2本)	0g
筑前煮(100g)	6.3g
だし巻き卵(100g)	0.1g
揚げ出し豆腐	0.6g
おでん盛り合わせ(練り物2種、厚揚げ、大根)	3.0g

副菜・汁

かぼちゃの煮物(100g)	3.5g
きんぴらゴボウ(100g)	3.0g
肉じゃが	4.6g
ひじき煮(100g)	6.8g
冷やっこ	0.8g
ほうれん草のごまあえ(85g)	3.5g
ポテトサラダ(100g)	1.2g
わかめカップみそ汁	0.7g

●洋食

※フライドポテト以外はつけ合わせつきの数値

エビフライ	2.1g
エビグラタン	3.9g
サーロインステーキ	2.6g

ソース焼きそば	4.3g
あんかけかた焼きそば	7.2g
冷やし中華	4.3g

●パスタ

トマトソーススパゲティ	6.4g
ナポリタンスパゲティ	6.7g
ペペロンチーノスパゲティ	4.4g
ペスカトーレスパゲティ	5.9g
ボンゴレスパゲティ	4.4g
タラコスパゲティ	4.5g
きのこスパゲティ	7.8g
ミートソーススパゲティ	5.7g
カルボナーラスパゲティ	5.2g

●パン・粉もの

ミックスサンドイッチ	1.4g
クリームパン	1.3g
粒あんぱん	3.6g
カレーパン	1.6g
肉まん	3.2g
ピザまん	0.8g
ハンバーガー	1.6g
お好み焼き	3.2g
たこ焼き	2.1g
ピザ(マルゲリータ)	0.8g

●お菓子

大福	1.5g
どら焼き	2.7g
みつ豆	3.9g
わらびもち(130g)	1.2g
シュークリーム	0.3g
ショートケーキ	1.4g
チーズケーキ	0.1g
バウムクーヘン(60g)	0.9g

ナムル(4種盛り合わせ)	4.8g
白菜キムチ	1.1g
トムヤムクン	2.2g
生春巻き(2本)	0.6g
フォー	2.0g
タンドリーチキン	0.6g

●ご飯もの

サケおにぎり	1.0g
握りずし(1人前)	1.4g
ねぎとろ丼	1.0g
うな重	0.8g
牛丼	1.4g
天丼	1.3g
かつ丼	1.7g
中華丼	4.2g
チャーハン	1.1g
オムライス	2.7g
ドリア	3.1g
チキンカレー	1.5g
タイカレー	11.2g

●めん

ざるそば	3.7g
山菜そば	5.8g
とろろそば	4.4g
きつねうどん	2.6g
肉南蛮うどん	2.3g
カレーうどん	3.4g
鍋焼きうどん	4.0g
塩ラーメン	4.9g
しょうゆラーメン	3.7g
とんこつラーメン	4.7g
チャーシューメン	3.7g
天津麺	4.2g
五目ラーメン	7.4g

栄養成分値一覧

●文部科学省『日本食品標準成分表2015年版（七訂）』に基づいて算出しています。
同書に記載のない食品は、それに近い食品（代用品）の数値で算出しました。
●栄養成分値は1人分（1回分）あたりの値です。　●市販品はメーカーから公表された成分値のみ合計しています。

エネルギー	たんぱく質	脂質	炭水化物	食物繊維			カリウム	カルシウム	マグネシウム	鉄	ビタミンE	ビタミンC	食塩相当量
				水溶性	不溶性	総量							
(kcal)	(g)	(g)	(g)	(g)	(g)	(g)	(mg)	(mg)	(mg)	(μg)	(mg)	(mg)	(g)
●鶏肉のおかず													
鶏肉の南部焼き … 52ページ													
223	14.7	14.6	6.3	0.1	0.5	0.6	268	54	35	1.0	0.7	2	0.7
松風焼き … 53ページ													
174	13.4	11.2	3.8	0.2	0.5	0.7	236	36	28	0.9	0.7	3	0.6
鶏手羽の煮物 … 54ページ													
343	25.5	18.7	15.6	1.1	2.9	3.9	563	58	67	1.4	1.4	13	1.3
鶏肉の野菜とチーズのせ焼き … 56ページ													
218	15.2	15.6	3.9	0.2	2.1	2.2	385	105	25	0.8	1.1	16	0.7
もずく入りつくね … 56ページ													
224	16.0	14.8	4.7	0.0	0.1	0.7	244	17	28	1.0	0.8	1	0.5
●豚肉のおかず													
酢豚 … 57ページ													
213	15.7	9.4	15.8	0.7	2.4	2.9	453	21	28	1.1	1.9	15	1.1
豚肉のプルコギ風 … 58ページ													
214	12.8	13.1	9.0	0.4	1.1	1.5	336	22	24	0.8	0.8	25	1.0
豚肉となすのみそ炒め … 59ページ													
189	14.8	8.6	11.6	0.3	1.5	1.8	409	22	31	0.9	1.5	37	1.0
豚肉のアスパラ巻き … 59ページ													
164	19.1	6.3	6.4	0.2	0.6	0.8	426	12	27	1.1	1.1	7	1.0
●牛肉のおかず													
チンジャオロース … 60ページ													
138	14.7	4.7	8.2	0.4	1.1	1.6	314	15	22	1.8	1.5	33	1.2
牛肉のすき焼き風煮 … 61ページ													
147	16.3	4.1	11.1	0.3	2.3	2.6	364	55	30	2.4	0.5	6	1.3

	エネルギー	たんぱく質	脂質	炭水化物	食物繊維 水溶性	食物繊維 不溶性	食物繊維 総量	カリウム	カルシウム	マグネシウム	鉄	ビタミンE	ビタミンC	食塩相当量
	(kcal)	(g)	(g)	(g)	(g)	(g)	(g)	(mg)	(mg)	(mg)	(μg)	(mg)	(mg)	(g)

●魚介のおかず

	エネルギー	たんぱく質	脂質	炭水化物	水溶性	不溶性	総量	カリウム	カルシウム	マグネシウム	鉄	ビタミンE	ビタミンC	食塩相当量
あじの野菜あんかけ … 62ページ	181	16.7	7.3	11.2	0.3	1.8	1.9	425	25	34	1.4	1.5	14	1.3
さばみそこんにゃく … 63ページ	272	18.9	16.0	11.4	0.0	2.9	2.9	300	317	37	2.8	2.2	0	1.3
いかのオイスターソース炒め … 64ページ	158	16.1	7.1	8.9	0.6	2.4	3.0	468	141	64	1.5	1.8	31	2.1
さば缶のトマトビーンズ煮 … 65ページ	421	30.8	17.1	34.6	1.8	8.8	10.6	941	363	82	3.4	5.0	23	1.0
はんぺんフライ … 66ページ	228	12.6	12.6	15.1	0.1	1.5	1.6	186	117	20	0.5	1.2	5	1.6
八宝菜 … 67ページ	209	8.9	15.1	8.8	0.5	1.7	2.2	367	50	25	0.7	1.0	20	1.4
かじきのみそマヨ焼き … 68ページ	228	14.2	15.8	6.3	0.3	1.3	1.5	433	20	27	0.9	4.6	4	0.9
白身魚のホイル焼き … 69ページ	149	13.5	7.7	6.7	0.5	1.9	2.3	447	54	33	0.4	1.1	42	0.3

●卵&豆腐のおかず

	エネルギー	たんぱく質	脂質	炭水化物	水溶性	不溶性	総量	カリウム	カルシウム	マグネシウム	鉄	ビタミンE	ビタミンC	食塩相当量
切り干し大根の卵とじ … 70ページ	139	9.3	6.4	11.3	0.6	2.5	3.0	520	84	30	1.6	0.6	3	0.8
五目卵焼き … 71ページ	134	8.9	7.4	7.9	0.7	1.8	2.4	348	66	24	1.4	1.2	24	0.5
わかめ入り茶碗蒸し … 72ページ	76	7.9	4.4	1.3	0.0	0.4	0.8	134	28	15	0.8	0.5	0	0.4
揚げ豆腐の五目あんかけ … 73ページ	296	15.6	16.0	21.5	0.6	2.1	2.7	422	146	217	2.3	1.8	3	1.5
厚揚げと豚肉の炒め物 … 74ページ	330	13.1	26.8	8.2	0.5	2.3	2.8	378	130	43	1.8	0.9	27	1.5
いなり納豆 … 75ページ	182	13.0	11.2	8.1	1.4	2.7	4.1	393	109	81	2.4	0.5	3	0.3
焼き厚揚げのおろしポン酢かけ … 76ページ	174	11.7	11.4	6.2	0.7	1.4	2.1	388	268	70	3.0	0.8	15	1.0
豆腐の中華炒め煮 … 77ページ	209	15.0	12.1	10.2	0.4	2.6	2.9	484	198	187	2.8	1.1	15	1.8

	エネルギー (kcal)	たんぱく質 (g)	脂質 (g)	炭水化物 (g)	食物繊維 水溶性 (g)	食物繊維 不溶性 (g)	食物繊維 総量 (g)	カリウム (mg)	カルシウム (mg)	マグネシウム (mg)	鉄 (μg)	ビタミンE (mg)	ビタミンC (mg)	食塩相当量 (g)

●ごはん&めん

	エネルギー (kcal)	たんぱく質 (g)	脂質 (g)	炭水化物 (g)	食物繊維 水溶性 (g)	食物繊維 不溶性 (g)	食物繊維 総量 (g)	カリウム (mg)	カルシウム (mg)	マグネシウム (mg)	鉄 (μg)	ビタミンE (mg)	ビタミンC (mg)	食塩相当量 (g)
ねばねば丼 … 78ページ	464	20.9	10.7	68.9	1.7	3.9	7.2	605	120	107	3.8	1.3	8	0.9
3色いなりずし … 79ページ	447	10.7	9.3	78.4	1.6	1.8	3.3	199	34	28	0.7	0.1	1	1.6
中華おこわ … 80ページ	258	6.7	3.0	48.1	0.1	0.9	1.1	181	13	23	0.5	0.1	4	1.7
親子丼 … 81ページ	498	22.6	13.2	69.7	0.5	2.2	3.8	470	67	61	3.0	1.4	7	1.5
山菜おこわ … 82ページ	286	7.3	1.1	59.4	0.1	0.8	1.8	120	51	30	3.4	0.2	0	1.1
肉みそうどん … 83ページ	477	22.3	17.3	56.0	0.8	4.1	4.8	486	53	49	1.8	1.0	14	1.8
サラダめん … 84ページ	339	24.1	2.4	55.1	1.1	3.2	5.5	434	40	87	1.9	0.3	29	3.9
野菜たっぷりソース焼きそば … 85ページ	537	20.5	18.4	68.7	1.4	3.4	4.9	551	52	45	1.4	2.2	32	1.6

●汁物

	エネルギー (kcal)	たんぱく質 (g)	脂質 (g)	炭水化物 (g)	食物繊維 水溶性 (g)	食物繊維 不溶性 (g)	食物繊維 総量 (g)	カリウム (mg)	カルシウム (mg)	マグネシウム (mg)	鉄 (μg)	ビタミンE (mg)	ビタミンC (mg)	食塩相当量 (g)
大根とあさりののっぺい汁風 … 86ページ	29	3.2	0.3	3.0	0.1	0.6	0.7	70	30	10	4.6	0.4	2	0.9
ずいきのみそ汁 … 87ページ	34	1.9	1.5	3.7	0.1	0.9	1.2	333	53	15	0.7	0.0	0	1.0
もずくとえのきのみそ汁 … 87ページ	18	1.4	0.5	3.0	0.0	0.7	1.2	65	15	12	0.6	0.0	0	1.1
とうがんとオクラの雑穀スープ … 88ページ	32	1.4	0.1	6.6	0.6	1.4	2.0	157	31	21	0.3	0.3	14	0.8
モロヘイヤのスープ … 89ページ	15	1.4	0.1	2.8	0.5	1.4	1.9	138	55	13	0.3	1.3	13	1.0
切り干し大根のみそ汁 … 89ページ	25	1.5	0.5	4.3	0.2	0.8	1.4	139	31	15	0.5	0.0	1	1.0

●食物繊維たっぷりおかず

	エネルギー (kcal)	たんぱく質 (g)	脂質 (g)	炭水化物 (g)	食物繊維 水溶性 (g)	食物繊維 不溶性 (g)	食物繊維 総量 (g)	カリウム (mg)	カルシウム (mg)	マグネシウム (mg)	鉄 (μg)	ビタミンE (mg)	ビタミンC (mg)	食塩相当量 (g)
きのこのオイル漬け … 90ページ	125	1.9	12.4	3.9	0.3	2.5	2.7	239	0	9	0.3	0.9	0	0.6

	エネルギー (kcal)	たんぱく質 (g)	脂質 (g)	炭水化物 (g)	食物繊維 水溶性 (g)	食物繊維 不溶性 (g)	食物繊維 総量 (g)	カリウム (mg)	カルシウム (mg)	マグネシウム (mg)	鉄 (μg)	ビタミンE (mg)	ビタミンC (mg)	食塩相当量 (g)
にんじんしりしり … 91ページ	297	17.2	21.3	10.0	0.8	2.4	3.2	519	68	44	1.0	2.9	6	0.8
里芋の肉じゃが … 92ページ	92	4.4	1.6	15.4	0.7	1.3	2.0	327	21	22	0.7	0.5	7	0.8
かぼちゃのはちみつ煮 … 93ページ	65	1.2	0.2	14.9	0.5	1.6	2.1	275	9	16	0.3	2.9	26	0.1
ピクルス … 93ページ	99	0.7	0.0	23.5	0.2	0.8	1.0	172	14	10	0.2	0.7	41	2.5
れんこんの梅あえ … 94ページ	33	0.9	0.0	7.4	0.2	0.6	0.7	141	7	6	0.3	0.2	14	0.4
山芋入りもずく酢 … 95ページ	22	1.1	0.1	5.5	0.1	0.3	1.5	101	22	16	0.0	0.0	2	0.5
コーンとそら豆のかき揚げ … 95ページ	115	3.9	3.6	16.8	0.4	1.6	1.9	172	19	17	0.6	0.4	5	0.1
大根のごま酢あえ … 96ページ	34	0.7	1.1	5.4	0.3	0.6	0.9	102	33	12	0.3	0.0	5	0.3
ほうれん草のなます … 96ページ	33	1.9	0.2	6.4	0.4	1.4	1.7	405	28	42	1.1	1.1	18	1.2
Ⓐ なめたけあえ(オクラ) … 97ページ	19	1.0	0.0	4.0	0.6	1.4	2.0	116	28	18	0.3	0.4	2	0.4
Ⓑ なめたけあえ(ほうれん草) … 97ページ	15	1.1	0.1	2.6	0.3	0.9	1.2	239	16	24	0.7	0.6	11	0.4
Ⓒ なめたけあえ(大根おろし) … 97ページ	29	1.1	0.2	6.0	0.5	1.2	1.7	217	18	12	0.4	0.0	8	0.9
切り干し大根と小松菜のナムル … 98ページ	27	1.5	0.6	4.4	0.4	1.4	1.9	406	106	15	1.6	0.5	21	0.6
かんぴょうのごま炒め … 99ページ	76	4.9	3.0	8.5	0.5	2.1	2.7	245	41	23	0.7	0.1	0	0.6
切り干し大根のマリネ … 99ページ	56	1.4	1.1	11.1	0.5	2.1	2.7	410	50	20	0.4	0.4	23	0.4
ずいきのおかか煮 … 100ページ	53	3.1	1.8	7.0	0.5	2.0	2.5	649	97	19	0.9	0.5	0	0.4
切り昆布と大豆の煮物 … 101ページ	73	4.1	3.2	8.3	0.1	1.0	3.5	611	86	70	1.1	0.3	0	0.7
豆とおからのサラダ … 102ページ	93	3.6	4.7	9.3	0.6	4.3	5.2	229	38	25	0.8	0.4	2	0.4

STAFF

本文デザイン／門松清香
カバーデザイン／鈴木住枝（Concent,inc）
写真／青山紀子
イラスト／熊野友紀子（1章）
　　　　　門松清香（2章、食材イラスト）
料理アシスタント／宮本正子
校閲／くすのき舎
編集・スタイリング／こいずみきなこ

食事療法はじめの一歩シリーズ

痔で悩む人の毎日ごはん

2018年10月20日　初版第1刷発行

著　者　松島誠・新妻京子
発行者　香川明夫
発行所　女子栄養大学出版部
　　　　〒170-8481　東京都豊島区駒込3-24-3
　　　　電話　03-3918-5411（営業）
　　　　　　　03-3918-5301（編集）
　　　　ホームページ　http://www.eiyo21.com
振　替　00160-3-84647
印刷所　凸版印刷株式会社

ISBN978-4-7895-1883-3

著者プロフィール

●病態監修
松島 誠（まつしま まこと）

1978年北里大学医学部を卒業後、横浜市立大学医学部、横浜済生会病院を経て、1990年に博士号を取得。2003年、医療法人恵仁会松島病院院長に就任。横浜市立大学医学部消化器・腫瘍外科学臨床教授。神奈川県病院協会常任理事。日本大腸肛門病学会学術集会会長。

●栄養指導・献立・栄養価計算
新妻京子（にいづま きょうこ）

1993年東京農業大学短期大学部栄養学科卒業後、総合病院での栄養士を経て、2003年から松島病院栄養科に勤務。管理栄養士。食事療法のヒントが満載の「松島病院の栄養科のブログ」も更新中。
http://www.matsushima-hp.or.jp/mt/eiyoka/

●料理
今井久美子（いまい くみこ）

料理研究家・栄養士